U0295231

本书为教育部人文社会科学研究项目（17YJC890012）、浙江省哲学社会科学规划课题（18NDJC209YB）以及浙江工业大学人文社科预研基金项目资助成果，特此致谢！

肌肉衰减症的
历时演进与共时阐释

Diachronic Evolution &
Synchronic Interpretation of Sarcopenia

李海鹏 著

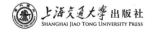
上海交通大学出版社
SHANGHAI JIAO TONG UNIVERSITY PRESS

内容提要

本书跨学科借鉴索绪尔结构主义语言学研究中的"历时性"和"共时性"两个术语对肌肉衰减症研究进行梳理。以历时性视角看待肌肉衰减症系统发展的历史性变化，既回顾过去、总结现状，又展望未来，全面解读肌肉衰减症概念的演进、内涵的变化、诊断方法的革新、公众知晓度的提升以及国内外研究的前沿动态等；同时以共时性视角强调在某一特定历史阶段肌肉衰减症表现出的特点及内部各因素之间的关系，探讨肌肉衰减症的发生率、健康维护成本、动物模型、影响因素、国际国内共识、快速诊断工具、生活质量评估、干预策略等因素的特点及循证应用实践。

本书可为运动医学专业人员、社区老年护理医护人员，以及相关专业研究人员全面了解肌肉衰减症提供参考。

图书在版编目(CIP)数据

肌肉衰减症的历时演进与共时阐释/ 李海鹏著. ——
上海：上海交通大学出版社，2023.9
ISBN 978 - 7 - 313 - 28718 - 2

Ⅰ.①肌… Ⅱ.①李… Ⅲ.①肌萎缩-综合征-研究
Ⅳ.①R746.4

中国国家版本馆 CIP 数据核字(2023)第 085533 号

肌肉衰减症的历时演进与共时阐释
JIROU SHUAIJIANZHENG DE LISHI YANJIN YU GONGSHI CHANSHI

著　　者：李海鹏			
出版发行：上海交通大学出版社	地　　址：上海市番禺路 951 号
邮政编码：200030	电　　话：021 - 64071208
印　　制：苏州市古得堡数码印刷有限公司	经　　销：全国新华书店
开　　本：710 mm×1000 mm　1/16	印　　张：16
字　　数：274 千字	
版　　次：2023 年 9 月第 1 版	印　　次：2023 年 9 月第 1 次印刷
书　　号：ISBN 978 - 7 - 313 - 28718 - 2	
定　　价：68.00 元	

前　言

"向晚意不适，驱车登古原。夕阳无限好，只是近黄昏。"

——《乐游原》

　　唐代诗人李商隐的这首诗道出了千百年来人们对生命的留恋，对美好大自然的向往。然而，时光易逝，岁月难留，当两鬓斑白之时，有谁不曾想过追回逝去的年华，乞求重获青春活力？然而，衰老是逃不过的规律，当你在工作和生活中渐感体力不支、精神疲惫时，可能已经"老之将至也"！尽管千百年来，人们都曾不间断地试图抵御衰老，并千方百计尝试"长生不老"的各种办法，但没有一个人最后得以实现。现代科学发展到今天，人们对"衰老是生命过程中的一个正常阶段"逐渐有了理智而又清醒的认识，但当衰老真正开始降临在自己身上，人们又不免感到些许遗憾，甚至会感到莫名其妙的恐慌。到底应该怎样面对衰老呢？恐怕唯有"坦然"。

　　1982 年在维也纳举行的联合国老龄问题世界大会提出了 60 岁为老年期的开始年龄。随着近年来我国人口生育水平的迅速下降，人口老龄化的进程也在加快。人口老龄化给我国的经济、社会、政治等方面的发展带来了深刻影响，庞大的老年群体在养老、医疗、社会服务等方面产生的需求对社会造成的压力也越来越大。2006 年 2 月 23 日，中国老龄办发布的《中国人口老龄化发展趋势预测研究报告》表明，1999 年中国已进入老龄社会，21 世纪的中国将经历一个不可逆的老龄化进程。报告中详细指出：2001—2020 年是快速老龄化阶段，老龄化水平将达到 17％；2021—2050 年是加速老龄阶段，老龄化水平将达到 30％以上；2051—2100 年则将是稳定的重度老龄化阶段，老龄化水平基本稳定在 31％左右。国家统计局发布的数据显示,2022年底,全国60岁及以上人口2.8亿人,占全国人口的19.8%,其中65岁及以上人口2.09亿人,占全国人口的14.9%。与2021年相比,2022年60岁及以上老年人口增加1 268万,增加0.9%,65岁及以上老年人口增加922万,增加0.7%。和此前预计的一样,2022年开始,我国人口进入负增长时期,同时进入老年人口高速增长时期,老年人口快速增加已成为今后一段时间的新常态,老年人群的体质健康日益成为社会关注的热点和焦点。

众所周知,健康不仅是人类永恒的话题之一,更是人类生存的第一需要。如今人们的健康观正在经受着巨大的冲击,人们逐渐意识到"生命的质量比生命的长度更重要",由此人们对生命质量的追求也正潜移默化地从"预期寿命(life expectancy)"向"预期健康(health expectancy)"转变。对于老年人而言,骨质疏松、糖尿病、高血压等许多增龄性疾病以及功能衰退都会极大地影响老年人的预期健康。

老年人的预期健康因素中,身体成分是一个重要指标。自古以来,人们普遍认为"千金难买老来瘦"。人们用这句话形容人到老年身体瘦一些象征着健康。然而,老年人身体瘦是不是就好呢? 事实上,老年人过于消瘦对健康是不利的。过瘦就可能意味着营养不良、抵抗力下降甚至感染疾病的概率增加,所以老年人瘦也并不完全等同于健康。对"瘦"字的理解应是老年人要保持理想的体重与充沛的精力。常言道:"人老腿先老。"虽然这句话是经验之谈,但我们不得不承认步态蹒跚的确是老态龙钟的标志。人进入老年,腿部的运动功能会较手臂等运动器官早衰。人到中年后,腿部肌肉开始老化,骨质逐渐疏松,肌肉和韧带的弹性韧性降低。腿部肌肉结实与否逐渐成为评估健康长寿的重要标志之一,因此现今人们已普遍认可"腿的衰老是人老的先兆"这一说法。有鉴于此,有专家提出"人老先从腿上始,增寿需从脚下行"。

1989年,美国塔夫茨大学的Rosenberg教授首次将"sarcopenia(肌肉衰减症)"一词用于描述"衰老相关的肌肉质量减少"现象。如今肌肉衰减症已成为公共卫生领域的焦点之一。尽管此前肌肉衰减症已被世界四大著名综合性医学期刊中的《美国医学会杂志》(*The Journal of the American Medical Association*,*JAMA*)和《英国医学杂志》(*The British Medical Journal*,*BMJ*)的正刊所关注,但均为篇幅较短的社论。2019年,《柳叶刀》(*The Lancet*)正刊发表了Cruz-

Jentoft 与 Sayer 两位学者联名发表的一篇综述,将肌肉衰减症研究正式推向顶级医学期刊的新高度。

　　三十多年来,肌肉衰减症的定义描述、内涵解读、诊断方法、诊断指标、诊断阈值以及诊断流程等均一直处于动态演进状态,其发生机制及相关干预研究进展受限。鉴于肌肉衰减症不仅是导致老年人跌倒、骨折、残疾、失能、住院乃至死亡等的风险因素,而且还可作为糖尿病、心血管病,以及癌症等的合并症导致病情恶化,因此非常有必要在捋清其发展历程的基础上,从历时演进的方式动态分析肌肉衰减症自提出以来的研究历程及热点变化,与此同时,以共时阐释的视角分别开展动物实验研究和人群应用研究。既为今后从运动科学的视角对肌肉衰减症进行追因溯源提供切入点,又可为延缓、治疗肌肉衰减症提供体医融合新思路,从而更好地落实健康中国国家战略下积极老龄化和健康老龄化的美好愿景。

目　录

上篇　肌肉衰减症的历时演进

下篇　肌肉衰减症的共时阐释

上　篇

肌肉衰减症的历时演进

1. 肌肉衰减症概述

1.1 Sarcopenia 的由来

骨骼肌是人体重要的运动器官。肌肉围度（muscle circumference）不仅是肌肉质量（muscle mass）的表象属性，而且也在一定程度上反映了肌肉的健康程度。肌肉围度因衰老而下降的现象称为衰老性肌肉萎缩（age-related muscle atrophy）。尽管学术界对衰老是生理过程，还是属于疾病范畴尚难定论，但衰老性肌肉萎缩作为一种生理学现象或医学临床表现，却常被视为病态的典型预兆或伴因。与 20 岁相比，70 岁时人体肌肉面积会减少 40%，肌肉力量会下降 30%（Rogers，1993）。因此，随着年龄的增长，肌肉质量的流失似乎成为肌肉力量损失的主要因素，其中肌肉质量下降的部分原因是Ⅰ型和Ⅱ型肌纤维数量显著减少，肌细胞变小，Ⅱ型肌纤维优先萎缩，这种衰老性肌肉萎缩就是肌肉衰减症（sarcopenia）。如今肌肉衰减症已成为老年医学、营养学以及运动科学中一个热点议题，但有关该词的由来却并非广为人知。

有关 sarcopenia 一词首次出现的年份，学术界观点不一，1988 年、1989 年、1997 年这 3 个年份在不同文献中均有提及。通过对英文文献原文溯源发现，sarcopenia 一词来源于希腊语，美国塔夫茨大学老年营养研究中心的 Irwin H Rosenberg 教授 1989 年在《美国临床营养学杂志》（*The American Journal of Clinical Nutrition*）发表的关于 1988 年在新墨西哥州阿尔伯克基举办的衰老流行病学会议的总结意见中首次提出"sarcopenia"一词，目的在于促使学术界和美国国立卫生研究院（National Institutes of Health，NIH）重视与衰老相关的瘦体重减少现象（Rosenberg，1989），因此，1989 年可视为该词首次出现的年份。

年龄的增长总是伴随身体成分的复杂变化。该文在谈及身体成分相关内容时强调："随着年龄的增长，在人体诸多功能性下降表现中，瘦体重的下降最为显著"（见图 1-1）。瘦体重的减少不仅会影响老年人的身体行为，而且还会影响老年人的能量摄入、营养摄入、营养状态、自理能力等。与骨质疏松（osteoporosis）

反映的骨量下降相比,瘦体重下降不仅关注度比较低,而且尚未得到科学命名。该文倡议:"既然越来越多的证据表明,肌肉质量和肌肉力量的流失同样是导致老年人残疾的重要原因,但为什么仍将注意力集中在骨骼系统呢? 是不是也应像骨质疏松那样,从希腊语中给这种现象一个明确的词汇称呼?"

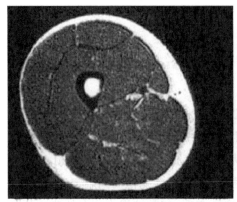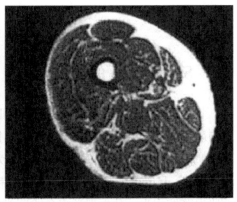

图 1-1　25 岁青年男性(左)与 65 岁老年男性(右)大腿横截面 MRI 对比图

有鉴于此,Rosenberg 教授当时建议以"sarcomalacia"或"sarcopenia"这两个希腊语合成词中任选其一命名瘦体重下降。前缀"sarco-"即希腊语中"sarx-"代表"肌肉",后缀"-malacia"意味着"软化",后缀"-penia"则意味着"减少或流失"。顾名思义,sarcomalacia 合意为"肌肉软化",sarcopenia 合意为"肌肉减少或肌肉流失"。相较而言,sarcopenia 一词的含义更为贴切,学术界认可度也较高。

1997 年,Rosenberg 教授在《营养学杂志》(*Journal of Nutrition*)以 *Sarcopenia: origins and clinical relevance* 为题发表文章,对肌肉衰减症的起源与临床相关性进行了明确解析并指出,现代老年学之父 Nathan W. Shock 的经典研究曾表明,在人类的生命周期中,与年龄相关的生理功能基本都会呈现明显且规律的下降。纵观整个生命周期进程,没有任何结构的改变和功能的衰退比肌肉质量下降更显著(Rosenberg, 1997)。Tzankoff 等研究证实,由于基础代谢与肌肉质量密切相关,增龄过程中能够反映肌肉质量的肌酐含量指标与基础代谢率一同呈现下降趋势。

Rosenberg 教授在文中发出"何为 sarcopenia"之问,仅是单纯的增龄性肌肉质量流失现象? 还是一种疾病? 他在将一位 20 岁女运动员和 64 岁久坐女性的大腿部位磁共振图像进行对比后提出,若引入时间变量来看待肌肉质量和功能的改变,那么到底何时会达到一种疾病状态呢? 不妨以骨量流失来类比,当骨密度下降达到某一临界值(T<－2.5)时,才称得上是骨质疏松。由此可见,提出该词的初衷就是用于描述身体成分和功能的重要变化,形容增龄性肌肉质量流失和功能减退现象。

那么,使用 sarcopenia 这个名字好在哪里呢? 虽然在未定名之前,就有研究者关注过此种现象,但 sarcopenia 一词的提出着实加速了学术界对该现象的认知。1994 年 9 月 19 日至 21 日,美国国家衰老研究所(National Institute on Aging, NIA)在弗吉尼亚举办了首届肌肉衰减症研讨会,并提出了许多亟待研究的重要问题,会议论文集于 1995 年刊登于《老年学杂志》(*J Gerontol A Biol Sci Med Sci*)。美国国立卫生研究院也发布了针对肌肉衰减症的课题征集公告,以期早日阐明其重要性和机制。不仅如此,美国国会也对肌肉衰减症予以重视,明确指出肌肉衰减症是一个值得予以更多关注并投入更多经费资助的研究领域。由此可见,肌肉衰减症的定名确实激起了学术界对其认知的渴望,而围绕肌肉衰减症的科学研究也必将为延长老年人寿命及提高他们的生活质量做出重要贡献。

此后,Rosenberg 教授于 2011 年再次以同一题目 *Sarcopenia: origins and clinical relevance* 在《老年医学临床杂志》(*Clinics IN Geriatric Medicine*)发表文章(Rosenberg, 2011),他指出,早在 1931 年,Critchley 教授就曾关注肌肉力量乃至肌肉质量随衰老而呈现流失的现象。肌肉活检研究显示,随时间推移,人体骨骼肌特定肌纤维存在流失。60 岁运动员与 30 岁运动员相比,其举重纪录随增龄骤降的原因就在于肌肉力量和肌肉爆发力的下降,且此种情况可能从 35 岁即已开始。

虽然肌肉衰减症的提法较新,但自其被正式命名为 sarcopenia 以来,学术界对这一现象的接受度非常快,相关科学研究也迅速跟进。此后不久,Rosenberg 教授不仅在主报告中首次使用了 sarcopenia 一词,而且美国 NIH 与 NIA 两大机构均发布了关于肌肉衰减症的研究计划。第一个致力于肌肉衰减症的研究项目就在塔夫茨大学衰老营养研究中心(即营养、运动、体力活动和肌肉衰减症实验室)立项。

然而遗憾的是,由于缺少可操作性定义以及病因定义,截至 2009 年,肌肉衰减症的诊断与治疗并不是美国老年护理体系的标准内容。相比之下,欧洲对其定义并未予以限制,也正因为如此,2009 年一个国际共识组织迈出了重要的一步,不仅将肌肉衰减症视为一种疾病,而且给出了具有可操作性的定义,使其具备了临床诊断与健康管理的可能。建议我国在今后开展老年人致残相关因素的研究时能够将肌肉衰减症纳入考量，毕竟它对老年人生活质量和医疗照护需求具有重要影响。

除 Rosenberg 教授外，许多学者也对肌肉衰减症的重要意义进行了阐释。Roche 认为肌肉衰减症会影响健康，导致身体质量指数（body mass index，BMI）和上臂肌肉周长（或面积）下降，而这两项指标的数值下降又会导致死亡率增加（Roche，1995）。Dutta 认为由于缺乏流行病学数据，对与年龄相关的肌肉质量和肌肉力量下降的病理生理学后果评估不到位，以及导致下降的潜在机制了解不深等原因，人们对老年人肌肉衰减症的重要性认识不足，从而在一定程度上阻碍了人们对肌肉衰减症可能造成的公共健康负担形成充分认识，影响了肌肉衰减症预防或逆转策略的探析（Dutta，1995）。

基于此，在 NIA 组织的肌肉衰减症学术研讨会上，学者们重点指出了未来研究的主要问题：① 肌肉衰减症临床和功能意义研究；② 病因研究；③ 防止或延缓肌肉衰减症发展的有效干预研究。与会专家建议，不同领域（如内分泌学、运动生理学、骨生物学）的研究人员需要加强交流与对话，从而促进多学科研究方法紧密融合，以加深对肌肉衰减症的了解（Dutta et al.，1995）。

鉴于肌肉组织的蛋白质含量是由合成与分解的动态平衡决定的，有研究认为肌肉衰减症研究应该重点围绕肌肉合成与分解进行，毕竟通常情况下，只有肌肉蛋白质合成减少时，肌肉质量才会下降。肌球蛋白（myosin）和肌动蛋白（actin）两种蛋白作为关键的收缩蛋白，测量其周转水平至关重要。有关肌肉蛋白质合成的下降是由基因决定的，还是由于缺乏体力活动、营养、激素或其他与年龄有关的身体功能改变引起的，该过程又是否可逆？这些都不为人知。此外，有研究者认为肌肉衰减症与氧化应激之间也存在着重要关联。

1.2 Sarcopenia 的中文译法

我国对于肌肉衰减症的关注与研究起步较晚。虽然 1997 年《世界科学》杂志率先发表了一篇题目为《肌肉减少症：新认识的疾病》的科普译文（王福彭，1997），但直到 2007 年《体育科学》杂志 2 篇题目为《老年人肌力流失与肌肉疲劳的肌动图研究》与《Sarcopenia 机制研究进展》的学术论文发表方才揭开国内肌肉衰减症学术研究的序幕（刘宇，2007；李海鹏，2007），运动科学研究者也因此成为该领域的先觉者与先行者。国内对 sarcopenia 一词存在多种多样的中文译称,如"肌力流失""衰老性肌肉丢失""增龄性骨骼肌减少症""衰老性肌萎缩"以及"肌肉减少症(又称肌少症)"等。以上中文译称多局限于直译层面,容易造成词汇不对等现象,不利于公众对肌肉衰减症认知的快速普及。目前,虽然"肌少症"这一译称广为采用,但笔者认为该词作为 sarcopenia 一词的俗称较为合适,建议以"肌肉衰减症"作为国内统一学术名称,以"衰"和"减"依次体现国际共识中肌肉功能和肌肉质量的变化特征,动态展现其深刻内涵,在彰显 2019 年欧洲新共识中突出肌肉功能首要地位的同时,避免长期以来"肌少症"等译称引起的单维度归因误导及其在未正式收入疾病分类表(ICD - 10 - CM)之前即已称"症"的不严谨性。

1.3　肌肉衰减症的公众知晓度

谷歌搜索趋势能够即时反映某一搜索关键词不同时间段在谷歌被搜索的频率和相关的统计数据,汇总即得该关键词的搜索变化趋势,从而找出搜索者的搜索兴趣等众多潜在需求与未来行为。Gilliot 等通过谷歌搜索趋势使用全球相对搜索量(relative search volume,RSV)就肌肉衰减症的公众知晓度(public awareness)进行了调查,结果显示,尽管相关的临床及研究热情高涨,但有关肌肉衰减症的搜索点击量相当有限(2020 年 1 月至 3 月间),其 RSV(1.22 ± 0.36)远低于骨质疏松(32.77 ± 8.18)(Gilliot et al.,2021)。不难看出,对于公众而言,肌肉衰减症仍是一个陌生词汇,普通老百姓对其关注尚待加强。谷歌搜索趋势虽不是公开出版物发表的科学文献,但其对于全面了解肌肉衰减症公众知晓度概况具有重要意义;它虽然无法提供绝对数据,但却能够帮助政策制定方收集、分析健康数据。由于肌肉衰减症具有一定的内隐性特征,通常情况下老百姓都是"不显病,不就医"。考虑到公众参与是今后肌肉衰减症预防及治疗过程中不可或缺的重要环节,因此,加强肌肉衰减症医学知识科普宣传,提升公众知晓度很有必要。

1.4　肌肉衰减症与骨质疏松

2009 年之前,肌肉衰减症除了偶尔在专业性学术刊物上零零散散有所提及之外,在日常生活中并不为公众所知晓。每每提及肌肉衰减症都免不了以骨质疏松作比拟(Brotto,2012)。之所以如此,主要原因就在于不论是在操作性定义、诊断方法和健康危害方面,还是在发病机制、预防和治疗手段方面,两者均存在着高度的相似性(Ferrucci,2002;Joseph,2005;Sirola,2011),肌肉衰减症就好似骨质疏松的"孪生兄弟"一般,又恰似一枚硬币的两面,长期处于骨质疏松的"遮蔽"之下不为人们所熟知(Tarantino,2013;Kaji,2013)。

"骨质疏松"(osteoporosis,OP)一词最早来源于希腊语(其中 osteon 代表着"骨",-poros 则意味着"小孔"),1830 年由法国病理学家 Lobstein 首次提出。随后很长一段时间,骨质疏松被公众认为是一种不可避免的自然衰老现象,学者们并未从临床医学的视角进行研究与探讨。直到 20 世纪 40 年代,Albright 给出明确的骨质疏松症定义,指出骨质疏松并非不可避免的衰老现象,而是一种因骨钙化不足所引发的代谢失调征,它可以通过医学手段治愈(Albright,1941)。随后 Harrison 等又以年龄为参考将骨质疏松划分成两种:一种为衰老性骨质疏松(senile osteoporosis,SOP),65 岁以上老年人为高发人群;另一种是绝经性骨质疏松(postmenopausal osteoporosis,POP),65 岁以下绝经妇女为高发人群(Harrison,1950)。这种分类方法此后一度持续主导着人们对骨质疏松的认识,直到 1970 年,Harrison 和 Wintrobe 共同提出骨质疏松不应是简单的增龄性或绝经性骨流失现象,而应被视为一种疾病。随后从病因学角度将骨质疏松分为仅由衰老因素导致的原发性骨质疏松(primary osteoporosis)和由某种疾病或药物等诱因导致的继发性骨质疏松(secondary osteoporosis)。1987 年之前,骨质疏松的检测、鉴定可谓五花八门,早期筛查几乎无从谈起,检测手段只能依赖X 线片,往往是病人骨折之后方才知道患有骨质疏松。由于缺乏有效的骨密度早期检测方法,未骨折之前如何防患于未然存在较大困难。

20 世纪 80 年代后,在制药巨头们的支持下,美国发起了一项骨质疏松知识普及活动。有调查表明,1982 年时仅有 15%的美国人知晓骨质疏松这一病症,然而到 1987 年时已有 85%的美国人清楚地了解何为骨质疏松,短短 5 年时间内,公众对骨质疏松的科学认识明显提高(Wylie,2010)。随后双能 X 线吸收测量仪(dual energy X-ray absorptiometry,DEXA)的引入为骨密度的早期检测及监控提供了极大的技术支持,一定程度上也加速了骨质疏松定量参照标准的制订。尽管如此,在采用 DEXA 对骨质疏松进行检测时,仍难以排除性别、年龄、种族等因素的干扰(Nordin,2009)。

1990 年,在丹麦哥本哈根召开的第三届国际骨质疏松研讨会上,学者们将骨质疏松定义为以骨量减少、骨的微观结构退化为特征的,致使骨的脆性增加以及易于发生骨折的一种全身性骨骼疾病。随着公众认识的深化和科学研究的深入,1994 年 WHO 建立了一套具有可操作性的骨质疏松定义：即以 DEXA 法检测骨密度(bone mineral density, BMD)时,当受试人群 BMD 低于青年对照人群 BMD 平均值 2.5 倍的 SD(T 值<−2.5)即可判定为骨质疏松,测试部位以髋部和腰椎为主。

人们研发了多种可以测定不同部位骨组织 BMD 的外周双能 X 线、定量超声、定量断层扫描等技术,尽管各种方法所得 T 值可能相同,但在评估骨质疏松发生率及骨折风险方面反映出来的信息却大相径庭(Kanis,2008)。与此同时,研究者们意识到在对不同种族的人群进行骨质疏松评定时,采取同样的参考阈值并不可取,诸如创伤情况、风湿性关节炎等因素也需要纳入考虑(Fujiwara,2008)。此后,一种称为 FRAX(fracture risk assessment tool)的评估工具在临床广泛应用,医生可以借助髋部 FRAX 扫描结果并结合病人各方面的风险因素现状,综合预测 10 年内骨折的可能性。

与骨质疏松类似,自肌肉衰减症概念提出以来,医学界对它的关注不断上升。Crepaldi 认为肌肉衰减症与骨量流失、骨质疏松两者息息相关,它们不仅可能引发老年人反复跌倒,使老人们产生心理压力和经济负担,而且还进一步使得老年人残疾现象日益增多,因此他曾将肌肉衰减症与骨质疏松比作一曲危险的"二重奏"(Crepaldi,2005)。2011 年,Matthews 等在《纽约科学院年刊》(*Ann. N. Y. Acad. Sci*)杂志撰文提出肌肉衰减症极有可能成为肌骨转化医学(Translational Musculoskeletal Science)领域中继骨质疏松症之后临床研究的"新宠儿"(Matthews,2011)。该文指出,截至 2010 年,Medline 数据库中含"肌肉衰减症"一词的科学文献与 50 年前含"骨质疏松"一词的文献数相当(见图 1-2)。

翻阅关于肌肉衰减症的学术文献不难发现,早期相关研究除了寻求或制订诊断方法外,更多是有关它与骨质疏松、虚弱等这些临床热点问题的关系。Miyakoshi 等对日本 2400 位年龄介于 40～88 岁之间的骨质疏松女性人群中肌肉衰减症的发生率进行了研究,结果发现,当以腰椎 BMD 来判定骨量时,正常组、骨量减少组、骨质疏松组妇女肌肉衰减症的发生率分别为 10.4%、16.8% 和 20.4%;若以髋部 BMD 来判定骨量,三组对应的肌肉衰减症发生率则分别为 9.0%、17.8% 和 29.7%。由此得出结论:对日本女性而言,肌肉衰减症与骨量减少和骨质疏松之间存在显著相关关系(Miyakoshi,2013)。不仅如此,另有研究针对 313 位髋部骨折的意大利女性群体中肌肉衰减症的发生率进行探索,所有受试者均在骨折后短期内(约 20 天)进行 DEXA 检测,结果显示,受试女性中骨质疏松和肌肉衰减症之间具有显著性相关关系($P=0.026$),两者的发生率分别

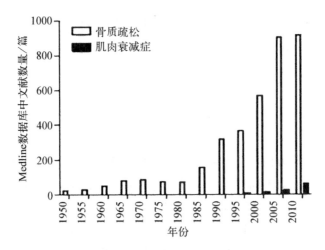

图1-2　Medline数据库中题目含有"骨质疏松"或"肌肉
衰减症"的论文数对比图(Bijlsma,2012)

高达74.0%和58.0%(Di Monaco,2011)。

　　Frisoli对美国马里兰州250位平均年龄为79.6岁的老年妇女中骨质疏松和肌肉衰减症的发病率进行了研究,将受试者依据虚弱程度分为虚弱组、虚弱早期组和健康组,三组中骨质疏松的发病率分别为42.1%、28.0%和25.2%,三组中肌肉衰减症的发病率分别为52.9%、42.0%和41.2%。不仅如此,有近16%的受试者同时患有骨质疏松和肌肉衰减症两种病症。骨质疏松、肌肉衰减症同老年虚弱症之间优势比分别达到2.1和3.1。因此,该学者推断骨质疏松与肌肉衰减症对于老年妇女虚弱症具有协同效应(OR值高达6.4)。

　　Walsh等研究发现,对骨量减少的妇女而言,绝经前期和绝经期肌肉衰减症的发生率分别为12.5%和25.0%,但绝经期骨质疏松妇女的肌肉衰减症的发生率则高达50.0%(Walsh,2006)。Sjöblom亦曾以芬兰590位平均年龄67.9岁的绝经后妇女为研究对象,就绝经后骨质疏松与肌肉衰减症之间的关系进行了研究,结果显示,肌肉衰减症患者呈现骨质疏松、发生骨折及随后1年当中跌倒的概率分别是健康妇女的12.9倍、2.7倍和2.1倍。由此可见,骨质疏松与肌肉衰减症之间存在着较为密切的联系(Sjöblom,2013)。毫无疑问,绝经妇女处于肌骨系统损伤的高风险状态,肌肉衰减症与骨质疏松的双重作用极有可能造成绝经妇女过早地出现老年虚弱综合征,导致健康维护成本骤增(Sirola,2011)。

　　生物电阻抗(bioelectrical impedance analysis,BIA)、DEXA等为测定肌肉质量提供了很大的方便,然而由于肌肉衰减症临床表现并不明显,以上这些检测手段都或多或少地缺乏针对性应用。Baumgartner、Janssen、Newman 纷纷提出各自定量判定肌肉衰减症的公式或方法(Baumgartner,1998;Janssen,2002,2004;Newman,2003),这些诊断标准的提出对于了解肌肉质量不足的后果具有积极意义。大量研究证实,肌肉质量与自我陈述的身体残疾、功能障碍等密切相关(Delmonico,2007)。此外,也有不少研究者以由等长伸膝力矩、握力、下肢肌肉做功、步速等身体功能所反映出的肌肉力量或者将以上标准综合来判定肌肉衰减症(Lauretani,2003,Cruz-Jentoft,2010;Fielding,2011)。肌肉衰减症判定方法的多样性造成了相关研究结果之间的可比性不足。

Bijlsma 等曾以年表的方式将肌肉衰减症与骨质疏松的研究历程进行了对比,其中按照不同要素定义了骨质疏松研究过程中出现的 9 个里程碑事件以供参考(见图 1-3)。肌肉衰减症与骨质疏松一样都主要是随增龄而呈现的疾病,且都从对某种现象的认识开始,只是难就难在对于骨量或肌肉量衰减到什么程度才能确诊为患病。现有文献中"Disease""Disorder""Condition"三个英文词曾作为同义词,在描述骨质疏松或肌肉衰减症时出现,但是事实上三者的准确含义并非完全相同。"Disease"指代具有明确症状的疾病;"Disorder"主要指代功能异常;"Condition"则主要指代状态或模式,尤其针对健康而言。在临床实践中需要依据病情及发展状况来确定哪一个英文词更加准确,就肌肉衰减症而言,鉴于其所产生的不良后果,应将其定义为疾病。

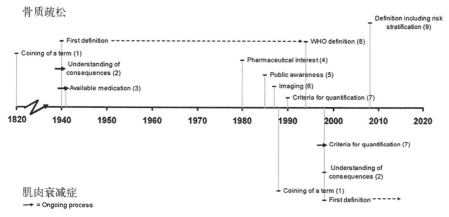

(1)命名新词;(2)明确后果;(3)可用药物;(4)制药意愿;(5)公众知晓度;
(6)图像显示;(7)量化标准;(8)世界卫生组织定义;(9)风险分层定义。

图 1-3 骨质疏松和肌肉衰减症研究里程碑式年表(Bijlsma,2012)

　　由于不完全确定用作对照人群的骨量或肌肉量是否正常，肌肉衰减症与骨质疏松的诊断阈值均较难确定，尤其肌肉衰减症还需考虑性别、种族等因素。事实上，在临床中，肌肉衰减症与骨质疏松就临床后果而言存在较大差异，骨折常被视为骨质疏松的主要临床后果，但对于肌肉衰减症而言，尚缺乏明确的临床后果。通过身体功能、肌肉力量等来评定肌肉的质量（muscle quality，MQ）并不可取，因为这些因素还往往依赖于神经控制、心肺适能和关节功能等的水平。虽然 Baumgartner 等提出肌肉质量与肌肉力量密切相关，但是已有研究证实，肌肉质量和肌肉力量完全是两个不同的独立维度（Clark，2008）。肌肉不仅是产生力量的组织，更是一个内脏器官，因而肌肉质量不足往往影响蛋白质储存、糖代谢调控、激素分泌以及其他细胞机制等生理事件。Englesbe 等认为肌肉质量的多少对于患者是否适合接受肝脏移植或者化疗等高风险治疗方案以及治疗后能否充分恢复有着很大关系，因为患有肌肉衰减症的肝脏移植或化疗患者往往呈现出更高的死亡率（Englesbe，2010）。从肌肉衰减症和骨质疏松的年代对比中不难看出，它的研究历程缺少了几个关键的里程碑，如公众对该疾病的知晓度普遍提升以及治疗药物的出现。因此，从某种意义上讲，肌肉衰减症的研究尚属起步阶段，其首要任务就是"摆脱遮蔽"。

2. 肌肉衰减症诊断标准的发展历程

2.1 新概念初成阶段(1989—1997 年)

如果说肌肉衰减症概念的提出是摆脱骨质疏松"遮蔽"的第一步,那么要想迈出第二步就一定离不开对肌肉衰减症诊断方法与诊断标准的探讨。通常情况下,老年人跌倒骨折常归因于骨质疏松。事实上,肌肉衰减症虽不像骨质疏松症那样家喻户晓,但二者实为"硬币的两面",共同上演着"危险的二重奏"。肌肉衰减症的存在使得老年人跌倒骨折的风险倍增(Crepaldi et al.,2005)。Janssen等指出肌肉衰减症产生的医疗成本不容小觑,会给个人、家庭及社会带来沉重的负担(Janssen et al.,2004)。因此,肌肉衰减症已成为肌骨转化医学领域中继骨质疏松症之后的"新靶标"。

表面上看,肌肉衰减症似乎仅仅是肌肉质量层面发生变化的一种老年病(geriatric syndrome),事实上它与骨质疏松、骨折、冠心病、非酒精性脂肪肝、肝脏恶性肿瘤、肝硬化、节段性回肠炎、糖尿病、卒中甚至死亡等密切相关。

据不完全统计,自 1989 年 Rosenberg 提出肌肉衰减症概念之后的近十年间,先后共计有 26 篇以"肌肉衰减症"为主题的科研论文发表,其中要么是有关肌肉衰减症重要性的争辩(Evans,1993,1997;Dutta,1995,1997;Roche,1995),要么是探讨肌肉衰减症对老年人身体功能到底产生怎样的影响,并且绝大多数文章均发表于 *Journals of gerontology series a-biological sciences and medical sciences*、*Journal of nutrition* 和 *Muscle & Nerve（Suppl）* 3 种期刊,这些论文的主要目的就是希望这种疾病能够形成独立概念,并凸显其"随增龄或衰老而呈现出的肌肉减少"的生理内涵。由此可见,当时人们对于肌肉衰减症的接受程度有限,研究切入点也就无从谈起。有鉴于此,Rosenberg 于 1995年和 1997 年分别发表了题为"Stalking sarcopenia"和"Sarcopenia：origins and clinical relevance"的两篇评论,进一步明确了肌肉衰减症研究的重要性及其对老年人身体功能的影响。随后两篇将肌肉质量测量方法作为研究焦点的科研论文相继发表(McCully,1997;Lukaski,1997),方才引导肌肉衰减症的研究走向正轨,然而 1989—1997 年间有关肌肉衰减症的诊断标准的探讨并未展开,仅停留在新概念初成阶段,"摆脱遮蔽"也就成为肌肉衰减症研究的第一个目标。

2.2 单维度诊断阶段(1998—2008 年)

1998 年起,肌肉衰减症研究的焦点逐步转向肌肉质量维度的诊断方法与诊断标准,有不少研究者提出了各种可供临床应用的定义,其中具有影响力的主要有 3 种判定视角:第一,通过 DEXA 或 BIA 法测定肌肉质量后,结合身高、体重或者身高和体脂等因素,将青年人作为对照组进行对比来判定;第二,从肌肉功能入手,通过与青年对照组比较来进行判定(Lauretani et al.,2003);第三,将肌肉质量和肌肉功能相结合共同判定(Cruz-Jentoft et al.,2010;Muscaritoli et al.,2010)。

1998 年,Baumgartner 率先针对肌肉衰减症的判定方法进行了实证研究。他通过借助 1993—1995 年新墨西哥州老年人健康调查,对该州 883 位老年男女四肢骨骼肌的肌肉质量(appendicular skeletal muscle mass, ASM)进行了检测,并首次提出了一种肌肉衰减症判定方法来了解其在老年人群中的发生率。他由随机子样本($n=199$)构建了一个人体四肢骨骼肌肌肉质量测量方程。以方程为依据提出四肢骨骼肌质量除以身高的平方(ASM/ht^2, kg/m^2)这一指标在青年对照组 $2 \times SD$ 以下时,即可判定为肌肉衰减症。该研究中 70 岁以下人群肌肉衰减症的发生率基本介于 $13.0\% \sim 24.0\%$ 之间,80 岁及以上老年人有50%以上罹患肌肉衰减症,其中西班牙裔白人居多(Baumgartner,1998)。

2002 年,Janssen 基于《美国第三次全国健康与营养调查》(*The Third National Health & Nutrition Examination Survey*, *NHANES III*)中 14 818 名受试者的调查数据开展了一项横向对比研究,以期在了解 4 504 名 60 岁以上老年人中肌肉衰减症发生率的同时,验证它是否与老年人功能障碍和肢体残疾相关。通过采用 BIA 法来测量骨骼肌质量,然后引入骨骼肌质量指数(skeletal muscle mass index, SMI)这一派生指标来评估老年人骨骼肌水平,其中 SMI = 骨骼肌质量/体重×100。青年对照组选取 18~39 岁的同性别青年人进行,当 SMI 大于青年对照组 $1 \times SD$ 时即可视为正常,当 SMI 介于 $1 \times SD$ 和 $2 \times SD$ 之间时即可判定为Ⅰ型肌肉衰减症,当 SMI 低于青年对照组 2×SD 时则判定为Ⅱ型肌肉衰减症。依据上述标准发现,从 30 岁到 60 岁,美国人肌肉衰减症的发生率呈上升趋势,60 岁以后相对稳定。60 岁以上老年女性人群中Ⅰ型和Ⅱ型肌肉衰减症的发生率(59.0%和 10.0%)均高于老年男性(45.0%和 7.0%)。罹患Ⅱ型肌肉衰减症的老年男女发生功能障碍及残疾的可能性分别是 SMI 值正常的老年男女的 2 倍和 3 倍。由此,Janssen 认为骨骼肌相对质量(relative skeletal muscle mass,RSMI)下降在美国老年人群中是一个非常普遍的现象,它与老年人功能障碍及残疾显著相关,尤其对于老年妇女而言,此种现象更为突出(Janssen,2002)。

2003 年,Newman 为了在比较两种判定方法的同时,了解两种方法与下肢功能之间的关系,依托 *Health Aging and Body Composition*(*Health ABC*)*Study* 中 2 984 位 70~79 岁老年人(其中女性占 52%,黑人占 41%)的数据开展了一项观察性队列研究。在这项研究中,骨骼肌的肌肉质量由 DEXA 测得,分别用四肢骨骼肌质量/身高的平方(ASM/ht^2)的方法和经身高、体脂校正的骨骼肌质量残差法来判定肌肉衰减症[①]。结果发现,两种方法在判定肌肉衰减症时会出现一些本质上的差异。Baumgartner 提出的方法与身体质量指数高度相关,但是该方法很少将超重或肥胖男女个体纳入肌肉衰减症范畴,然而用残差法判定时,肥胖男性和肥胖女性中分别有 11.5%和 21.0%的人患有肌肉衰减症。对于老年男性而言,吸烟、健康不良、活动量较低以及下肢功能受限等因素均与肌肉衰减症相关,且不存在判定方法层面的特异性。而对于老年女性而言,残差法所反映的肌肉衰减症状况与下肢功能受限具有较强的相关性。这提示我们,在对老年女性、超重或肥胖人群进行肌肉衰减症判定时,需要将体脂质量纳入考虑(Newman,2003)。

与此同时,Lauretani 等考虑到临床检测中关于肌肉功能受损尚缺少明确的诊断标准,就增龄变化进程中肌肉功能和小腿肌肉面积的改变对运动功能的影响进行了探索性研究。他们遵循肌肉衰减症概念的阐释,选取了握力、等长伸膝力矩、下肢肌肉做功、小腿肌肉横截面积 4 个公认的指标进行测定。当每一单个指标低于对照组该指标 2×SD 时,即可判定为肌肉衰减症。结果显示,4 个指标中每一个指标均随增龄而表现出肌肉衰减症发生率上升趋势。

---

① 男:ASM(kg)=−22.48+24.14×身高(m)+0.21×体脂肪(kg) 女:ASM(kg)=−13.19+14.75×身高(m)+0.23×体脂肪(kg)。

其中肌肉做功这一指标表现出来的上升梯度最大,小腿肌肉横截面积这一指标表现出来的上升梯度最小。尽管如此,下肢肌肉做功这一指标与等长伸膝力矩或握力相比,在运动功能受限[①]的早期诊断中并没有太大的优势(Lauretani et al.,2003)。他们根据研究结果提出了从握力、等长伸膝力矩、下肢肌肉做功、小腿肌肉横截面积这 4 个指标判定老年人肌肉衰减症的诊断阈值(见表 2-1)。

表 2-1　Lauretani 研究中肌肉衰减症的诊断阈值

		步速低于 0.8 m/s 的人群		运动功能受限人群	
		最佳阈值	年龄校正后优势比	最佳阈值	年龄校正后优势比
男	伸膝力矩(N/dm)	390.9	11.7(3.1～44.5)	435.0	7.83(3.62～16.94)
	握力(kg)	30.3	6.9(2.1～23.3)	32.8	5.93(2.77～12.67)
	肌肉做功(W)	101.0	11.9(3.1～45.9)	119.9	5.13(2.39～11.02)
	小腿横截面积(mm²)	6 304.6	4.8(1.4～16.8)	6 881.9	1.42(0.66～3.04)
女	伸膝力矩(N/dm)	266.4	3.7(1.9～7.1)	287.0	2.95(1.76～4.93)
	握力(kg)	19.3	2.7(1.4～5.0)	20.5	1.79(1.08～2.97)
	肌肉做功(W)	59.1	7.7(3.9～15.5)	70.03	2.43(1.45～4.05)
	小腿横截面积(mm²)	5 497.0	1.5(0.8～2.8)	5 666.6	0.93(0.57～1.53)

2004 年,Janssen 与 Baumgartner 为了进一步确定残疾高风险老年人骨骼肌质量的诊断阈值,二人携手对 4 449 位 60 岁以上老年人残疾风险进行了评估。他们通过问卷调查身体残疾状况及 BIA 法测定研究对象的骨骼肌质量后,绘制 ROC 曲线(receiver operating characteristic curve)来寻找处于残疾高风险老年人的骨骼肌质量诊断阈值。结果发现,老年女性罹患中等风险和高风险残疾的诊断阈值分别为:6.75 kg/m² 和 5.75 kg/m²,老年男性对应的诊断阈值分别为:10.75 kg/m² 和 8.50 kg/m²(Janssen et al.,2004)。

2007 年,Delmonico 等在 Newman 等人前期研究的基础上,对田纳西州的

---

① 步速低于 0.8 m/s 或无法轻轻松松行走至少 1 km。

孟菲斯市和宾夕法尼亚州的匹兹堡市 2 976 名 70～79 岁老年男女进行了 5 年的随访研究,以期比较两种不同方法在判定肌肉衰减症时的异同及对下肢功能受限(persistent lower extremity limitation,PLL)的影响。在该研究中,研究对象的四肢骨骼肌质量均由 DEXA 法测得,并引入 Baumgartner 和 Newman 分别提出的 ASM/ht² 法和残差法来判定肌肉衰减症。结果发现,由残差法所判定的肌肉衰减症妇女出现 PLL 的风险比无肌肉衰减症症状妇女高。由 ASM/ht² 法所判定的肌肉衰减症老年男女出现 PLL 的风险比无肌肉衰减症症状的老年男女却要低。与 ASM/ht² 法相比,残差法所判定的肌肉衰减症老年人 5 年间下肢功能得分降幅较大。因而,Delmonico 认为将身高、体脂等因素纳入考虑的残差法在判定肌肉衰减症及预测残疾准确度方面优于 ASM/ht² 法(Delmonico et al.,2007)。

从以上这些研究中,不难看出不同的研究者对于肌肉衰减症的判定标准及判定方法各有不同。就其本意而言,这些研究对于推动肌肉衰减症的后续研究均起到了积极作用,然而与此同时,判定方法的多样性也使得今后在从事肌肉衰减症研究时选取哪一种判定方法成了需要着重考虑的问题。有鉴于此,结合已有大量关于肌肉衰减症发生率的研究结果,Bijlsma 指出老年人群体中肌肉衰减症的发生率从 7%～50% 之间波动较大,这是因为肌肉衰减症的判定标准各自独成一派,难以达成共识。随后 Bijlsma 等基于文献报道的骨骼肌质量和握力等指标就多种不同肌肉衰减症诊断标准之间的一致性进行了初探(见表 2-2)。该研究以荷兰 Leiden Longevity Study 中 325 名男性和 329 名女性为受试对象,对握力以及体成分(BIA 法)各指标等进行测定,并将性别、年龄等因素的潜在影响纳入考量。分析结果表明,在老年男性中,参照不同标准得出的肌肉衰减症的发生率为:60 岁以下约为 20.8%,60～69 岁约为 31.2%,70 岁以上约为 45.2%;在老年女性中,60 岁以下约为 15.6%,60～69 岁约为 21.8%,70 岁以上约为 25.8%。非常值得关注的是,仅有 1 位受试者(约占总人数的 0.2%)无论根据哪种判定标准,均被诊断为肌肉衰减症,从而使得这种疾病的发生率必然在 0% 之上(见图 2-1)。通过以上数据,不难看出,肌肉衰减症发生率的评估与所采用的诊断标准密切相关。Bijlsma 建议为了能够更准确地了解肌肉衰减症,同时为不同研究之间提供可比性,非常有必要在肌肉衰减症的判定方法及判定标准方面尽快达成一个共识,只有如此才能有力地推动肌肉衰减症诊断实现临床化。

表 2-2　单维度诊断阶段的不同诊断标准汇总（Bijlsma et al., 2013）

代码	研究者	诊断指标	诊断阈值			青年对照人群
			诊断方法	男　性	女　性	
A	Baumgartner (1998)	ASM/ht² (DEXA+测量)	低于青年对照 2×SD	7.26 kg/m²	5.45 kg/m²	Rosetta 人群研究 229 位 18～40 岁白人男女
B	Delmonico (2007)	ASM/ht² (DEXA)	第 20 百分位以下	7.25 kg/m²	5.67 kg/m²	Health ABC 人群研究 2 976 位 70～79 岁男女
C	Kelly (2009)	ASM/ht²	低于青年对照 2×SD	6.19 kg/m²	4.73 kg/m²	NHANES 调查 (1999—2004) 20 岁男女白种人
D	Newman (2003)	残差 (Residual) (DEXA)	以身高、体脂建立 ALM 线性回归方程，第 20 百分位残差数值以下	残差为负值	残差为负值	无青年对照 2 984 位 Health ABC 人群研究平均年龄 73.6 岁老年男女
E	Janssen (2002)	瘦体重/体重×100 (BIA)	Ⅰ型：对照 1SD～2SD Ⅱ型：低于对照 2×SD	37％ 31％	28％ 22％	NHANES 调查 (1988—1994) 6 414 位 18～39 岁男女
F	Janssen (2004)	ASM/ht² (BIA)	ROC 曲线分析 中度 重度	10.75 kg/m² 8.50 kg/m²	6.75 kg/m² 5.75 kg/m²	NHANES 调查 (1988—1994) 4 502 位 60 岁及以上老年男女
G	Lauretani (2003)	以 ROC 曲线定最佳阈值步速<0.8 m/s	低于最佳阈值	30.3 kg	19.3 kg	InCHANTI (1998—2000) 研究 1 030 位 20～102 岁男女

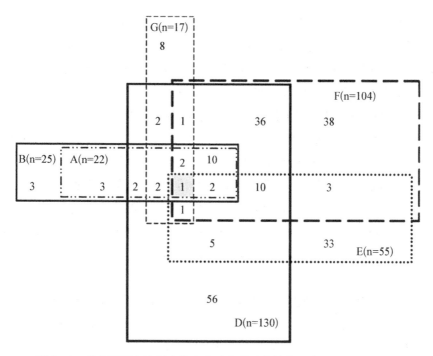

图 2-1　采取不同方法判定肌肉衰减症受试人数交叉表(Bijlsma，2013)

2.3　三维度共识阶段(2009—2018 年)

2.3.1　EWGSOP 共识

肌肉衰减症的发生可谓是多因素造成的结果,它不仅与衰老本身有关,而且还与早期的生长发育、不良的饮食习惯、久坐的生活方式、某些慢性疾病甚至某种药物治疗等存在很大关系。肌肉衰减症往往会导致老年人行动障碍、易于跌倒骨折、日常生活难以自理、残疾甚至死亡(Rosenberg，1997)。如果肌肉衰减症迟迟缺乏公认的临床定义、诊断方法及标准以及治疗措施,那么它将会继续给个人和社会带来巨大的健康维护花费。为了彻底解决这些问题,欧盟老年医学学会(European Union Geriatric Medicine Society，EUGMS)于2009 年联合欧洲临床营养和代谢学会(European Society of Clinical Nutrition and Metabolism，ESCNM)、国际营养和衰老学会(International Academy of Nutrition and Aging，IANA)以及国际老年学和老年医学协会—欧洲地区(International Association of Gerontology and Geriatrics—European Region，

IAGG‐ER)等专业学会和组织共同倡议并建立了欧洲老年人肌肉衰减症工作小组(European Working Group on Sarcopenia in Older People，EWGSOP)。建立 EWGSOP 的首要任务就是尽快在肌肉衰减症定义、诊断方法及标准等方面达成共识，以便临床和科研工作尽快开展起来。

EWGSOP 组织从宏观上提出了迫切需要解决的四个问题：① 什么是肌肉衰减症？② 哪些指标能够较为真实准确地反映肌肉衰减症？③ 肌肉衰减症的检测仪器、手段及判定标准分别是什么？④ 肌肉衰减症与其他一些相关疾病之间的关系到底如何？只有将这四个问题阐释清楚了，肌肉衰减症研究才能有效地达成共识。几经磋商之后，EWGSOP 就肌肉衰减症给出如下定义：

Sarcopenia is a syndrome characterised by progressive and generalised loss of skeletal muscle mass and strength with a risk of adverse outcomes such as physical disability, poor quality of life and death.

考虑到肌肉力量与肌肉质量之间并非简单的线性关系，那么仅仅依靠肌肉质量这一指标难免存在片面性，因此，学者们在上述定义的基础上建议引入 3 个前提条件：第一，肌肉质量下降；第二，肌肉力量下降；第三，身体活动能力不足。如果某人同时满足第一个和第二个条件，或者同时满足第一个和第三个条件，即可判定此人患有肌肉衰减症。

EWGSOP 组织还提出，由于肌肉衰减症的发生机制至今尚未彻底阐明，相关因素也较为复杂，不仅涉及衰老本身的原因，而且还可能与内分泌系统、神经系统、免疫系统等疾病存在某种关联，因此该组织建议将仅有衰老本身引起的肌肉衰减症称为原发性肌肉衰减症(primary sarcopenia)，将由衰老以外其他因素引起的肌肉衰减症称为继发性肌肉衰减症(secondary sarcopenia)，便于今后在临床研究中具体情况具体对待。不仅如此，EWGSOP 还认为应将肌肉衰减症按照病情严重程度分成 3 个阶段，即"轻度或早期(pre-sarcopenia)""中度(sarcopenia)"和"重度(severe Sarcopenia)"(见表 2‐3)，以便医护人员今后在肌肉衰减症的临床治疗中根据患者病情严重程度采取针对性措施。

表 2‐3　EWGSOP 提出的肌肉衰减症三阶段(Cruz-Jentoft, 2010)

阶段	肌肉衰减症	肌肉质量	肌肉力量		身体活动能力
阶段 1	轻度或早期 pre-sarcopenia	↓			

(续表)

阶段	肌肉衰减症	肌肉质量	肌肉力量		身体活动能力
阶段2	中度 sarcopenia	↓	↓	或	↓
阶段3	重度 severe sarcopenia	↓	↓	和	↓

既然肌肉质量、肌肉力量和身体活动能力构成了肌肉衰减症定义中3个重要的前提条件,那么肌肉衰减症的判定自然而然地取决于3个维度的测量,然而要想将这些维度测量得非常准确,并且能够测得可重复性的结果并非易事。现有的测量手段(见表2-4)按照维度不同主要包含以下几种:

表2-4　科研领域和临床实践中三维度的测量手段

维　　度	科研领域	临床实践
肌肉质量	CT MRI DEXA BIA $[K^+]_{肌肉}$	BIA DEXA 形态测量学
肌肉力量	握力 膝关节伸屈肌力 呼气峰值流量	握力
身体活动能力	SPPB量表 正常步速测试 计时座椅起立 爬梯功率试验	SPPB量表 正常步速测试 计时起立行走

2.3.1.1　肌肉质量维度

现有可以测得肌肉质量的手段或技术非常多,但它们的精度、费用、实用性、简便性等各有差异。目前应用较为普遍的肌肉质量测量方法主要有计算机断层扫描法(computed tomography,CT)、磁共振成像法(magnetic resonance imaging,MRI)、双能X线吸收法(dual energy X-ray absorptiometry,DEXA)、生物电阻抗法(bioimpedance analysis,BIA)、全身或局部钾含量测定法(total or partial body potassium)、超声波法(ultrasound)、尿肌酸酐测定法(urine creatine determination)以及最基本的形态测量法(anthropometric measures)等。其中虽然 CT 和 MRI 可以将脂肪同其他软组织精准地区别开,从而精确地测量肌肉质量,但是由于这两种方法花费较高、仪器分布在医院等机构,加之受试者担心辐射危害,使得它们在临床和科学研究中受到了一定的限制。与 CT 和 MRI 相比,DEXA 不失为一种不错的替代选择,它不仅可以将脂肪、肌肉和骨等组织区别开从而精准地测量肌肉质量,而且它的辐射危害微乎其微,只是由于所用仪器不便携带,使得它在大样本量的人群测试时略显不足(Evans,2010)。与上述三种成像技术检测方法不同,BIA 法通过身体不同成分的生物电阻抗值不同,对脂肪和肌肉质量加以测定,它不仅花费低、使用简单,而且所用仪器携带方便,技术也比较成熟,因而目前应用较为广泛(Bosaeus,2013)。Janssen 等人的研究证实,在标准状态下,BIA 法与 MRI 法测得的结果相关度较高(Janssen et al.,2000),因此,从某种意义上讲,不同测量手段之间存在着各自的优势与不足。此外,虽然形态测量等方法也能够用来间接测量肌肉质量,但是误差较大、随机影响因素较多等原因限制了这些方法在临床及科研中的应用。

2.3.1.2　肌肉力量维度

与肌肉质量维度的检测手段相比,肌肉力量维度可供选择的检测手段并不多。在临床及科研中有握力测试法、膝关节伸/屈测定法、最大呼气流量法等。其中,握力测试简便,与下肢肌肉肌力、伸膝力矩、小腿横截面积、身体功能等的相关性也较高,因而长期以来一直是肌肉力量测试一个主要的参考指标。有研究表明,握力在预测运动功能受限等临床后果方面比肌肉质量更为可靠。

肌肉力量测定往往围绕等张肌力进行。等张肌力检测通常包括最大等张肌力、肌耐力和肌肉功率三种不同类型。对于老年人而言,肌肉功率比越大,等张肌力的流失越快,且与日常生活中很多身体功能的关联更为密切。考虑到老年人力量测试的特殊性,等动肌力测试也常常会引入相关研究中。最大呼气流量法主要用于测定呼吸肌的肌肉力量,只是由于其缺乏代表性而在肌肉力量测试中应用较少。

2.3.1.3　身体活动能力维度

身体活动能力维度的检测需要通过很多种机能测试才能完成。例如,正常行走步速测试、6 分钟步行测试、爬楼梯功率测试、简易身体功能量表、计时起立行走测试、功能性伸展测试、Berg 平衡量表、单脚站立测试等。通过以上测试可以了解受试者在身体平衡、移动能力、步态、力量以及耐力等方面的综合表现。

　　EWGSOP 组织认为，肌肉衰减症各维度的检测方法明确之后，接下来最为重要的就是如何应用这些方法来有效地、定性定量地判定肌肉衰减症，即寻找各种判定方法的诊断阈值。这需要进一步统一或明确健康青年对照组的参考值。EWGSOP 共识在综合 Baumgartner、Janssen 和 Newman 等人提出的判定方法的基础上，将有关肌肉衰减症判定诊断阈值的实证研究结果进行了汇总并提出了规范的诊断流程（见表 2-5 和图 2-2），继而建议将肌肉质量、肌肉力量和身体活动能力这三者作为肌肉衰减症今后在临床检查中的首要目标，将日常生活能力、生活质量、跌倒、生化代谢、炎症、是否需要居家或住院看护、死亡等作为肌肉衰减症临床检查的次要目标。

　　EWGSOP 援引 WHO 数据称，截至 2000 年，全世界范围内 60 岁以上老年人总数已达 6 亿，预计到 2025 年和 2050 年，这一数字将骤升至 12 亿和 20 亿。如果按照 60～70 岁老年人肌肉衰减症发生率为 5％～13％，80 岁以上老年人肌肉衰减症发生率为 11％～50％估算（Morley，2008），目前至少有 5 000 万人正遭受肌肉衰减症的困扰，再过 40 年后这一病症至少将影响 2 亿人的生活。

表 2-5　诊断肌肉衰减症时各个维度的判定诊断阈值

① 肌肉质量（MM）	肌肉功能		诊断标准（含顺序）
	② 肌肉力量（MS）	③ 身体活动能力（PP）	
ASM/ht² (DXA) ≤7.23～7.26 kg/m²（男） ≤5.50～5.67 kg/m²（女） 残差（DXA） <−2.29（男） <−1.73（女） ASM/ht² (BIA) ≤10.75 kg/m²（男） ≤6.75 kg/m²（女）	握力 <30 kg（男） <20 kg（女）	步速<0.8 m/s 或 SPPB 量表 得分≤8 分	轻度 SAR（Pre-SAR）： ① 中度 SAR： ①+② 或①+③ 重度 SAR： ①+②+③

　　Patel 等人参照 EWGSOP 组织提出的肌肉衰减症共识概念，在英国首次对赫特福德郡社区居民开展了一项有关肌肉衰减症发生率的人群研究（Patel et al.，2013）。该研究囊括了 HSS（Hertfordshire Sarcopenia Study）子研究中的 103 位社区男性居民和 HCS（Hertfordshire Cohort Study）子研究中的 765 位男

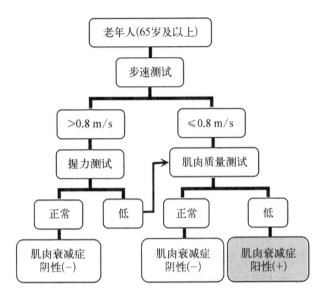

图 2-2 EWGSOP 共识推荐的肌肉衰减症诊断流程

性和1022位女性社区居民,分别以 DEXA 法测得瘦体重(LM)和皮褶厚度法测去脂体重(FFM)并在此基础上进行了肌肉质量的测定,同时辅以体型、身体活动能力和健康自我评估状况等测量与评价指标。结果显示,肌肉衰减症的发生率在 HSS 男性(平均年龄约 73 岁)中分别为 6.8%(DEXA LM 法)和 7.8%(FFM 法),且两种测量指标间具有高度的相关性(相关系数达 0.91,$P<0.001$)。而在 HCS 中,男性和女性(平均年龄约为 67 岁)的肌肉衰减症发生率分别为 4.6%和 7.9%。当学者们对患有肌肉衰减症的人群和健康人群进行比较时发现,患有肌肉衰减症的受试者不仅更多地呈现出身高偏矮、体重偏轻以及身体活动能力偏差的特点,而且伴有整体健康与身体功能的自我评估得分相对降低的现象(HCS 研究)。因此,该研究很好地验证了 EWGSOP 共识概念的可行性(Patel et al.,)。

此后,国际肌肉衰减症工作组(International Working Group on Sarcopenia, IWGS)、美国国立卫生研究院基金会肌肉衰减症项目组(The Foundation for the National Institutes of Health Sarcopenia Project,FNIHSP)、亚洲肌肉衰减症工作组(Asia Working Group for Sarcopenia,AWGS)、欧洲临床营养与代谢学会(European Society for Clinical Nutrition and Metabolism-Special Interest Groups, ESCNM - SIG)和肌肉衰减症—恶病质—衰竭紊乱症学会(Society of Sarcopenia, Cachexia and Wasting Disorders Workshop,SSCWD)等国际学术组织也纷纷提出了各自的共识诊断标准(见表 2-6)。

表 2-6　其他肌肉衰减症三维度判定标准

共识组织	① 肌肉质量(MM)	肌肉功能		诊断标准(含顺序)
		② 肌肉力量(MS)	③ 身体活动能力(PP)	
ESCNM SIG (2010) Muscaritoli et al.	低于 18~39 岁成年人 2SD 以上(NHANES Ⅲ 人群研究)	N/A	步速<0.8 m/s	①+③
IWGS(2011) Fielding et al.	ASM/ht^2(DXA) ≤7.23 kg/m^2(男) ≤5.67 kg/m^2(女)	N/A	步速<1.0 m/s	③+①
SSCWD (2011) Morley et al.	ASM/ht^2 低于 20~30 岁成年人 2SD 以上	N/A	步速≤1.0 m/s 或 6 min 步行< 400 m	③+①
FNIHSP (2014) Studenski et al.	ASM/BMI <0.789(男) <0.512(女) 或 ASM <19.75 kg(男) <15.02 kg(女)	握力<26 kg (男) <16 kg(女) 握力/BMI <1.00(男) <0.56(女)	步速<0.8 m/s	①+② 或 ① + ②+③
AWGS (2014) Chen et al.	ASM/ht^2 ≤7.0 kg/m^2(男) (DXA/BIA) ≤5.4 kg/m^2(女)(DXA) ≤5.7 kg/m^2(女)(BIA)	握力<26 kg (男) <18 kg(女)	步速<0.8 m/s	①+② 或①+③ 或①+ ②+③

注：MM：Muscle Mass；MS：Muscle Strength；PP：Physical Performance。

2.3.2　IWGS 共识

2009 年 11 月 18 日,为了早日实现肌肉衰减症定义统一规范,众多国际知名老年医学专家在意大利罗马齐聚一堂,一致同意成立肌肉衰减症国际工作委员会(International Working Group on Sarcopenia,IWGS),委员会成员们经反复修订,将肌肉衰减定义如下：

Sarcopenia is the age-associated loss of skeletal muscle mass and function. Sarcopenia is a complex syndrome that is associated with muscle mass loss alone or in conjunction with increased fat mass. The causes of sarcopenia are multifactorial and can include disuse, changing endocrine function, chronic diseases, inflammation, insulin resistance, and nutritional deficiencies.

IWGS 成员们认为肌肉衰减症最常出现在那些身体功能、肌肉力量或健康状态不佳、日常生活不能自理甚至经常跌倒的老年人群中,不仅如此,Ⅱ型糖尿病、慢性心力衰竭、慢性阻塞性肺疾病、慢性肾病、风湿性关节炎和恶性肿瘤等疾病的患者也常常会出现肌肉衰减症病征。IWGS 提出只有在患者全身或四肢瘦体重比例降低并且身体活动能力减弱时才可判定其患有肌肉衰减症。其中评价身体活动能力最简单、最直接的办法就是以正常步速是否低于 1 m/s 来判断,瘦体重则以是否低于健康青年人瘦体重 20% 以下来判断,具体诊断阈值参照 2003 年 Newman 研究的结果,即男性 aLM/ht^2≤7.23 kg/m^2,女性 aLM/ht^2≤5.67 kg/m^2。

有研究指出,通常情况下,下肢比上肢衰老进程快,伸肌力量比屈肌力量流失严重,肌肉力量较肌肉质量随衰老进程减退更为显著,尤其等长伸肌力量下降幅度可高达 55%～76%。IWGS 认为,虽然不同的研究所得出的肌肉衰减症发生率不同(见表 2-7),但是总体来看都反映出这样一个事实:肌肉衰减症在老年人中发生率较高,且随着年龄增长发生率呈上升趋势。

表 2-7　不同研究者测得的肌肉衰减症的发生率(Fielding RA, 2011)

研究者	研究方法	研究指标	性别	样本量	年龄	发生率
Baumgartner, 1998	形态测量法	四肢肌肉质量/身高^2 男 ≤ 7.26 kg/m^2 女≤5.45 kg/m^2	男女均有	883	61～70 岁 71～80 岁 80 岁及以上	13% 24% 50%
Melton, 2000	DEXA	四肢肌肉质量/身高^2 男 ≤ 7.26 kg/m^2 女≤5.45 kg/m^2	男 女	100 99	70 岁及以上	28% 52%
Morley, 2001	DEXA	四肢肌肉质量/身高^2 男 ≤ 7.26 kg/m^2 女≤5.45 kg/m^2	男女均有	199	70 岁以下 80 岁及以上	12% 30%
Janssen, 2002	BIA	肌肉质量/体重 男≤31.5% 女≤22.1%	男 女	2 224 2 278	60 岁及以上	7% 10%

（续表）

研究者	研究方法	研究指标	性别	样本量	年龄	发生率
Tanko，2002	DEXA	四肢肌肉质量/身高^2 女≤5.45 kg/m^2	女	67	70 岁及以上	12%
Ianuzzi-Sacich，2002	DEXA	四肢肌肉质量/身高^2 男≤7.26 kg/m^2 女≤5.45 kg/m^2	男 女	142 195	65 岁及以上	27% 23%
Gillette-Guyonnet，2003	/	四肢肌肉质量/身高^2 女≤5.45 kg/m^2	女	1 321	75 岁及以上	10%
Castillo，2004	BIA	去脂体重 男≤47.9 kg 女≤34.7 kg	男 女	694 1 006	70～75 岁 85 岁及以上	4%,16% 3%,13%
Jansson，2004	BIA	肌肉质量/身高^2 男≤8.50 kg/m^2 女≤5.75 kg/m^2	男 女	2 223 2 276	60 岁及以上	11% 9%
Jansson，2004	BIA	瘦体重/身高^2 男≤8.50 kg/m^2 女≤5.75 kg/m^2	男 女	2 196 2 840	65 岁及以上	17% 11%
Schaap，2006	DEXA	四肢肌肉质量 流失>3%	男 女	328	/	15%

2013 年，中国台湾阳明大学老龄健康研究中心 Lee 等以宜兰县 100 位健康青年志愿者和 408 位老年人为主要受试对象，将 IWGS 与 EWGSOP 两种共识描述的肌肉衰减症的临床表现、特点及诊断标准进行了比较，分别测定了人体形态学指标、DEXA 法测得的骨骼肌质量、四肢相对肌肉质量指数、骨骼肌质量百分比指数、6 m 步速和握力等。结果显示，通过分别参照 IWGS 和 EWGSOP 的标准，以 RASM 和 SMI 来衡量肌肉质量后，肌肉衰减症的发生率在男性中分别为 5.8%～14.9%，在女性中分别为 4.1%～16.6%。一致性检验（kappa 检验）结果表明，IWGS 和 EWGSOP 两种共识的诊断标准只在仅用 RSAM 或仅用 SMI 指标时才略微相当（RASM kappa＝0.448，SMI kappa＝0.471）。参照 IWGS 定义判定的肌肉衰减症发生率较 EWGSOP 定义所得发生率低，但当两种判定标准均采用 RASM 指标时所得肌肉衰减症的发生率较采用 SMI 指标所

得发生率总体偏低(见表 2-8)。整体而言,与健康人群相比,以 SMI 指标判定的肌肉衰减症个体往往表现出年龄较高,BMI 指标也较高,骨骼肌的总质量基本相当,而肌肉力量和身体活动能力均较低的特点;但是以 RASM 指标判定的肌肉衰减症个体却呈现出骨骼肌的总质量较低,而 BMI 指标却相差无几的特点。多元逻辑回归分析结果表明,无论采用哪种判定标准,年龄因素与肌肉衰减症的相关程度均为最高,而肥胖虽然在根据 RASM 指标判定肌肉衰减症时未发挥效应,但当采用 SMI 指标在两种共识下判定肌肉衰减症时却明显构成了正向风险因子。由此该研究得出结论,IWGS 和 EWGSOP 就肌肉衰减症定义所达成的共识基本一致,只是所得发生率因选取的指标不同而呈现些许差异(Lee et al., 2013)。相比而言,综合考虑性别、种族差异的情况下,适当地选取握力、步速以及骨骼肌指标的诊断阈值对于统一国际学术界肌肉衰减症诊断标准至关重要。

两种标准存在差异的原因可能在于当初 IWGS 对肌肉衰减症下定义时主要是针对那些功能受限、行动困难、有过反复跌倒经历、体重急剧下降、刚刚出院以及罹患慢性疾病的老年病人,EWGSOP 提出的定义主要是针对那些年龄在 65 岁及以上的老年人。同之前众多研究中仅仅测试肌肉质量这一单一维度不同,IWGS 和 EWGSOP 对身体活动能力都非常重视,EWGSOP 较 IWGS 还多纳入肌肉力量测试这一维度。此外,Domiciano 等曾指出,由于超重与肥胖人群的存在,RASM 法极有可能低估了肌肉衰减症的发生率(Domiciano,2007)。从理论上讲,EWGSOP 标准下测得的肌肉衰减症发生率比 IWGS 标准下测得的值要高也属正常,因为肌肉质量和肌肉力量两种因素较低而身体活动能力未见下降的人群在 EWGSOP 标准下可判定为肌肉衰减症,而在 IWGS 标准下却不属于肌肉衰减症。如果受试者多为清瘦体型,EWGSOP 和 IWGS 之间就会出现更大的不一致。

表 2-8　IWGS 和 EWGSOP 共识下不同诊断方法所得
肌肉衰减症发生率的比较(Lee et al., 2013)

年龄/岁		RASM, kg/m²		SMI, %	
		IWGS, $n(\%)$	EWGSOP, $n(\%)$	IWGS, $n(\%)$	EWGSOP, $n(\%)$
男	65~74 岁	3(2.3)	5(3.9)	6(4.7)	8(6.3)
	75~84 岁	10(11.9)	17(20.2)	15(17.9)	23(27.7)

年龄/岁		RASM，kg/m²		SMI，%	
		IWGS，n(%)	EWGSOP，n(%)	IWGS，n(%)	EWGSOP，n(%)
男	85岁及以上	0(0)	2(18.2)	3(27.3)	2(18.2)
	小　计	13(5.8)	24(10.8)	24(10.8)	33(14.9)
女	65～74岁	1(0.9)	2(1.8)	9(8.0)	13(11.6)
	75～84岁	2(4.1)	4(8.2)	9(18.4)	17(34.7)
	85岁及以上	0(0)	0(0)	1(50)	1(50)
	小　计	3(1.8)	6(3.7)	19(11.7)	31(19)
总　计		16(4.1)	30(7.8)	43(11.1)	64(16.6)

2.3.3　FNIH 共识

2012年，由美国国立卫生研究院基金会(Foundation of National Institutes of Health，FNIH)、衰老研究所(National Institutes of Aging，NIA)和食品药品监督管理局(Federal Drug Administration，FDA)三方共同发起主办，并由雅培(Abbott)、安进(Amgen)、礼来(Eli Lilly)、默克(Merck)和诺华(Novartis)5家知名医药公司赞助协办，组织了100余位相关科学家齐聚美国巴尔的摩研讨会就肌肉衰减症的工作定义进行研讨。

FNIH 首席专家 Stephanie Studenski 博士在众多纵向研究的基础上，积极推动学术界、医药制造、FDA、NIH以及相关专业协会达成共识(Brotto[①]，2012)。Studenski 博士强调制定肌肉衰减症诊断金标准的迫切性，而且在制订标准时应该从临床医生的角度入手才算恰当，并且现有的研究都需要为临床医生诊断、预防和治疗肌肉衰减症提供帮助。NIH 和 NIA 的 Luigi Ferruci 博士提出肌肉衰减症不应仅仅只是传统意义上解剖学层面的肌肉流失，并指出24‑h 尿肌氨酸成分的增多应该作为肌肉衰减症的一个生物标志物。FDA 的 Dragos

---

① "Sarcopenia is the loss of muscle quality during aging characterized by a decline in muscle strength that if untreated can lead to weakness, disability, an increased risk of falls and loss of independence."

Roman 博士强调 FDA 尚未将肌肉衰减症纳入官方政策,因为会议召开时还没有用于治疗肌肉衰减症的药品问世,建议各药品研发团队进一步开展临床医学实验。圣路易斯大学的 John Morley 博士明确指出肌肉衰减症、恶病质和衰弱三者之间存在较大差别,而蛋白质补充至少在一定程度上对于抵抗增龄性肌肉流失具有良好的效果。塔夫茨大学的 Roger Fielding 博士强调几乎所有正在研制的应对肌肉衰减症的新药物都是针对肌肉质量研发的,同时指出当前共识概念所基于的步速低于 1.0 m/s,并且四肢骨骼肌质量在男性低于 7.23 kg/m²,女性低于 5.67 kg/m² 的肌肉衰减症判定方法是可行的。Cruz-Jentoft 认为,个案调查法对于今后实施肌肉衰减症最终诊断和应对策略是大有裨益的。肌肉质量和运动功能之间的不一致可能是由于肌细胞内发生了某些不同的适应过程。例如,在某些个体中,肌肉质量的流失导致了兴奋-收缩耦联过程产生一种代偿变化,进而强化了横桥作用,使得力量有所增强,反之当肌肉适应不良时,则可能出现运动功能的下降。事实证明,同样程度的肌肉质量流失对于女性的影响比男性要大很多,因此,今后鼓励女性在年轻时即开始积极参与体育运动显得非常重要。综上所述,FNIH、NIA、FDA 成员之间的联合会晤是继 EWGSOP 和 IWGS 共识之后,又一次对肌肉衰减症研究的共鸣。

虽然六种共识提出的诊断指标与诊断阈值不同,但诊断过程中将肌肉质量连同肌肉功能(肌肉力量或/和身体活动能力)进行综合分析的观点却不谋而合。至此,肌肉衰减症研究正式步入了"三维度共识时代",其内涵也不再局限于单纯增龄性的生理现象,而是涵盖了在生命周期早期即可出现且存在多种归因的病理特征。

2.3.4 AWGS 共识

2013 年 3 月,考虑到亚洲老龄化问题日益凸显,中国、日本、韩国、马来西亚、泰国等国家的研究者们专门成立了亚洲老年人肌肉衰减症工作组(Asia Working Group on Sarcopenia,AWGS)。AWGS 提出亚洲人与西方人在种族、体型大小、生活方式和文化背景等方面存在着较大的差异,亚洲人群肌肉衰减症的诊断应基于亚洲人群的数据。AWGS 组织在遵循 EWGSOP 共识总体原则的基础上,结合亚洲已有研究对肌肉衰减症的诊断标准进行了调整,建议将反映肌肉力量的握力指标的诊断阈值设定为男性 26 kg,女性 18 kg;将反映身体活动能力的步速指标诊断阈值设定为 0.8 m/s;当以 DEXA 法进行测量时,反映肌肉质量的 RASM 指标诊断阈值应设定为 7.0 kg/m² 和 5.4 kg/m²,如果以 BIA 法进行测量,则 RASM 指标诊断阈值应设定为 7.0 kg/m² 和 5.7 kg/m²。

根据亚洲不同国家的研究报道,亚洲人群肌肉衰减症的发生率为 7.8%～35.3%,较西方人群低。究其原因,除了研究方法的影响外,可能还与下列因素有关:亚洲人肌肉的脂肪含量较高,而 DEXA 不能完全区分软组织的不同成分,所以亚洲老年人的肌肉质量可能被过高估测;社会经济因素的影响,因为亚洲的经济起步时间较晚,目前的老年人仍保留着较为健康的生活方式,日常生活活动锻炼较多;人体测量对比方面,现在的年轻人多崇尚控制体重,尤其是年轻女性,活动锻炼又不足,以现在的年轻人数据为标准也会导致老年人肌肉衰减症发生率的降低。

2.3.5　2010—2018 年共识应用比较

2010—2018 年,各项研究主要将 EWGSOP 共识作为"金标准"进行共识比较(见表 2-9)。Lee 等的研究显示,IWGS 共识和 EWGSOP 共识诊断一致性一般(Lee et al.,2013)。Locquet 等将 IWGS、SSCWD、AWGS 和 FNIH 4 种共识同 EWGSOP 共识进行比较,结果显示 5 种共识的阴性预测率(negative predictive value,NPV)均较高(>87.0%),而阳性预测率(positive predictive value,PPV)却相对较低(<51.0%);除 IWGS 共识(Cohen's κ 系数为 0.71)外,其余共识同"金标准"间的一致性基本处于弱到一般水平(Locquet et al.,2018)。然而,Zeng 等将 AWGS、IWGS 和 FNIH 3 种共识同 EWGSOP 共识相比较却意外发现,4 种共识下 80 岁及以上高龄老年人肌肉衰减症发生率均较高,各种共识间的一致性有所提升(Zeng et al.,2018)。

表 2-9　2010—2018 年共识间应用比较

研究者	国家/地区	研究人群	比较共识	发生率	诊断指标	结论要点
Lee et al. (2013)	中国台湾宜兰县 ILAS	386 位平均年龄 73.7 岁社区老年人	IWGS EWGSOP1	4.1% 7.8%	ASM/ht² (DXA) HGS GS(6 m)	两种共识一致性一般
Dam et al. (2014)	美国 FNIH9 项研究	65 岁及以上 7 113 位老年男性 2 950 位老年女性	FNIH IWGS EWGSOP1	男女 1.8% 4.1% 5.1% 11.8% 6.0% 16.2%	ASM/ht² (DXA) ASM$_{BMI}$ HGS GS (4m/6m)	FNIH 共识标准略显"保守"诊断发生率低

（续表）

研究者	国家/地区	研究人群	比较共识	发生率	诊断指标	结论要点
Zeng et al. (2018)	中国成都	277 位平均年龄 81.6 岁养老院老年人	EWGSOP1 AWGS IWGS FNIH	32.5% 34.3% 38.3% 31.4%	ASM/ht² (BIA) ASM_BMI HGS GS(4 m)	中国人群中发生率较高 20.9% 为四重阳性 1 次以上跌倒经历同 AWGS 相关
Locquet et al. (2018)	比利时 Sarco PhAge	306 位平均年龄 74.8 岁社区老年人	EWGSOP1 IWGS SSCWD AWGS FNIH	16.7% 12.1% 5.9% 5.6% 7.2%	ASM/ht² (DXA) ASM_BMI HGS SPPB/ GS(4 m)	EWGSOP 诊断流程特异性高 所有共识标准 NPVs 均 87.0% 以上 PPVs 均 51.0% 以下 "排除诊断"效果较好

注：HGS：Hand Grip Strength，握力；GS：Gait Speed，步速。

2.4 升级新共识阶段(2019 年至今)

2.4.1 EWGSOP 2 共识

2016 年，肌肉衰减症被 WHO 国际疾病分类表(ICD-10-CM)收录，代码 M62.84(Cao et al.，2016)，其定义在前一阶段的基础上，由"病征"向"病症"转变，为今后纳入临床建立了良好的开端。与此同时，鉴于肌肉力量维度指标下降导致老年人丧失自理能力的风险比肌肉质量维度更高，有研究认为肌肉力量维度才是肌肉衰减症诊断的关键切入点(Dos Santos et al.，2017)。2019 年 EWGSOP 和 AWGS 两大组织分别发布了 EWGSOP2 共识和 AWGS 共识(2019 版)(Chen et al.，2020；Cruz-Jentoft et al.，2019)。

不同于 2009 年的 EWGSOP 共识中突出肌肉质量的核心地位以及"步速→握力→肌肉质量"的逆向诊断逻辑，EWGSOP2 共识以肌肉力量代替肌肉质量作为肌肉衰减症诊断的首要考量因素，提出了"发现病例→评估→确诊→严重程度评价"的筛查诊断流程(见图2-3)。其中"发现病例"阶段引入SARC-F量表作为简易初筛工具,以提高大样本量人群研究的效率(杨则宜等,2019;Malmstrom et al.,2016)。此后,又有研究在此基础上引入小腿围(calf circumference, CC)评估肌肉质量维度,形成新的SARC-CalF量表,以增强同肌肉功能关联度(李海鹏等,2018;Barbosa-Silva et al.,2016)。AWGS共识(2019版)支持EWGSOP2共识将肌肉力量维度"前置"以及将SARC-F量表引入初筛环节的同时,也以"肌肉衰减症可能阳性"替代了临床预后意义不足的"轻度肌肉衰减症",对肌肉衰减症的肌肉力量和身体活动能力两个维度的诊断阈值和诊断指标进行了修订与补充(见表2-10),并将社区人群与临床住院人群的诊断区分开来。

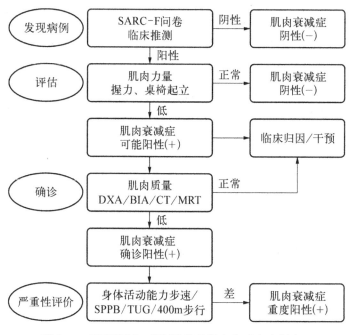

图2-3 EWGSOP2共识推荐的肌肉衰减症诊断流程

2.4.2 AWGS 共识(2019 版)

鉴于东西方人种、饮食习惯、生活方式以及运动偏好等差异,2014年亚洲肌肉衰减症工作组参照欧洲共识提出了亚洲共识,重点对亚洲人群肌肉衰减症的诊断阈值进行了修订。此后,2019年又更新形成AWGS共识(2019版)。

表 2 - 10　新旧共识三维度判定标准比较

共识组织	① 肌肉质量(MM)	肌肉功能		诊断标准(含顺序)
		② 肌肉力量(MS)	③ 身体活动能力(PP)	
EWGSOP (2010) Cruz-Jentoft et al.	ASM/ht² (DXA) ≤7.23~7.26 kg/m² (男) ≤5.50~5.67 kg/m² (女) 残差(DXA) <-2.29(男) <-1.73(女) ASM/ht² (BIA) ≤10.75 kg/m²(男) ≤6.75 kg/m²(女)	握力 <30 kg(男) <20 kg(女)	步速<0.8 m/s 或 SPPB 量表得分 ≤8 分	轻度 SAR (Pre-SAR): ① 中度 SAR: ①+② 或①+③ 重度 SAR: ①+②+③
AWGS (2014) Chen et al.	ASM/ht² ≤7.0 kg/m²(男) (DXA/BIA) ≤5.4 kg/m²(女)(DXA) ≤5.7 kg/m²(女)(BIA)	握力 <26 kg(男) <18 kg(女)	步速<0.8 m/s	①+② 或①+③ 或 ①+②+③
EWGSOP2 (2019) Cruz-Jentoft et al.	ASM <20 kg(男) <15 kg(女) 或 ASM/ht² <7.0 kg/m²(男) <5.5 kg/m²(女)	握力 <27 kg(男) <16 kg(女) 或 座椅起立△ >15 s	步速≤0.8 m/s 或 SPPB 量表得分 ≤8 分 或 TUG≥20 s 或 400 m 行走≥ 6 min 甚至无法完成	SAR 阳性 可能: ②△ 确认: ②△+① 严重: ②△+①+③
AWGS (2019) Chen et al.	ASM/ht² ≤7.0 kg/m²(男) (DXA/BIA) ≤5.4 kg/m²(女)(DXA) ≤5.7 kg/m²(女)(BIA)	握力 <28 kg(男)△ <18 kg(女)	6m 行走步速 <1.0 m/s△ 或 SPPB 量表得分 ≤9 分△ 或座椅起立△> 12 s	②△+① 或 ②△+①+③

注: △为升级版更新点。

AWGS共识(2019版)推荐对所有60岁及以上的老年人使用简便有效的"筛查—评估—诊断—干预"诊疗路径(见图2-4)。对于缺乏诊断仪器的社区医疗机构,应尽早识别肌肉衰减症或其风险人群。当老年人出现肌肉力量下降和(或)躯体功能下降时,即可考虑为"肌肉衰减症可能",应建议转诊至上级医院。对于具备诊断仪器,主要是有生物电阻抗检测仪器的基层医疗机构,可在社区进行快速诊断,以尽早进行肌肉衰减症的健康教育和积极的行为干预。当老年人出现肌肉质量减少合并肌肉力量下降,或合并躯体功能下降时,可诊断为肌肉衰减症;若肌肉质量减少合并肌肉力量和躯体功能同时下降时,则诊断为严重肌肉衰减症。

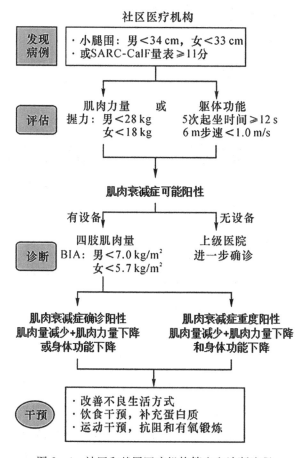

图2-4 社区和基层医疗机构筛查和诊断流程

大型综合医院或专科医院的筛查和诊断流程(见图2-5)如下。

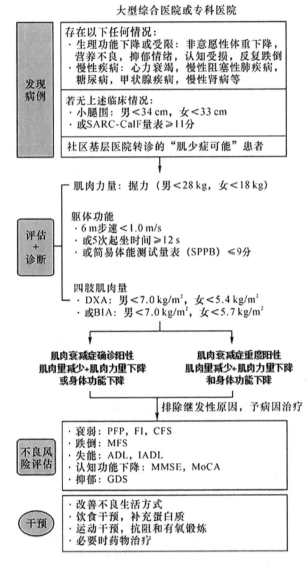

图 2-5　大型综合医院或专科医院筛查和诊断流程

在大型综合医院或专科医院,医疗人员在评估和诊断肌肉衰减症的同时,应进一步分析可能存在的继发性肌肉衰减症的病因。目前已知多种慢性疾病与肌肉衰减症的发生密切相关:① 可能引起营养不良的基础疾病,包括心力衰竭、慢性阻塞性肺部疾病、慢性肾衰竭等,这些疾病可导致老年人食欲减退和消化不良,心理障碍和认知功能减退也会导致老年人摄食量下降;② 导致机体活动能力受限的基础疾病,如严重肥胖、跌倒、卧床、慢性关节炎等;③ 导致肌肉耗损的基础疾病,如糖尿病、代谢综合征、甲状腺功能紊乱等。对于已明确诊断肌肉衰减症的老年人,应进一步行不良事件的风险评估,包括衰弱、跌倒、失能风险等,从而提供恰当的干预方案,以阻止和逆转肌肉衰减症的发展,有效预防肌肉衰减症不良事件的发生。

2.4.3 2019年至今的各项共识应用比较

2019 年 EWGSOP2 共识提出后,又有研究者将其与 EWGSOP1 和 AWGS 共识进行了对比研究(见表 2-11)。总体来看,由于肌肉质量维度和肌肉力量维度诊断阈值下调等原因,使得 EWGSOP2 共识的诊断发生率比 EWGSOP 共识普遍偏低(De Freitas et al.,2020;Hajaoui et al.,2019;Locquet et al.,2019;Petermann-Rocha et al.,2020;Saeki et al.,2019)。与此同时,由于 EWGSOP2 共识不仅将座椅起立和计时起立行走(timed upango,TUG)分别纳入了肌肉力量维度和身体活动能力维度,而且提供了明确的诊断阈值,所以即使研究人群相同,新旧共识双重阳性率也不高,存在错配现象。Kim 等和 Yang 等分别以韩国和中国社区老年人为研究对象,发现 EWGSOP2 共识与 EWGSOP1、IWGS、AWGS 和 FNIH 4 种共识间均存在差异(Kim et al.,2019;Yang et al.,2020)。

表 2-11 2019 年至今共识应用比较

研究者	国家/地区	研究人群	比较共识	发生率	诊断指标	结论要点
Hajaoui et al. (2019)	比利时 Sarco PhAge	306 位平均年龄 74.8 岁的社区老年人	EWGSOP1 EWGSOP2	16.7% 10.5%	ASM/ht^2 (DXA) HGS SPPB	SARC-F 量表应用于 EWGSOP2 共识比应用于 EWGSOP 共识的灵敏度高
Locquet et al. (2019)	比利时 Sarco PhAge	501 位平均年龄 73.5 岁的社区老年人	EWGSOP1 EWGSOP2	13.6% 7.4%	ASM/ht^2 (DXA) HGS SPPB	EWGSOP2 共识诊断的发生率相对低
Petermann-Rocha et al. (2019)	英国 Biobank	N/A	EWGSOP1 EWGSOP2	8.14% 0.36%	N/A	EWGSOP2 共识诊断发生率较 EWGSOP 共识诊断发生率低

（续表）

研究者	国家/地区	研究人群	比较共识	发生率	诊断指标	结论要点
De Freitas et al. (2020)	巴西	242 位平均年龄 68.3 岁的 Ⅱ 型糖尿病患者	EWGSOP1 EWGSOP2	16.9% 7.0%	ASM/ht² (BIA) HGS TUG	EWGSOP2 共识诊断发生率较 EWGSOP 共识诊断发生率低 3% 为双重阳性 每天步行 5 401 步以上有积极作用
Reiss et al. (2019)	奥地利 SAGE	144 位平均年龄 80.7 岁的老年病住院患者	EWGSOP1 EWGSOP2	27.7% 18.1%	ASM/ht² (DXA) HGS GS(5 m)	EWGSOP2 总发生率及男性阳性诊断比显著低于 EWGSOP1 双重阳性率低 EWGSOP2 可以减少 DXA 使用人群，因而适于临床应用
Zhuang et al. (2019)	中国	883 位 65 岁左右的胃癌患者	EWGSOP1 EWGSOP2	17.0% 18.9%	CSA_{L3}/ht² (腰椎 CT) HGS GS(6 m)	12.7% 为双重阳性 EWGSOP2 比 EWGSOP1 的 HR 高，临床后果预测效果较好 OS，1.667 vs. 1.449 DFS，1.603 vs. 1.563
Bianchi et al. (2019)	意大利 GLISTEN	610 位平均年龄 80.7 岁的住院老年人	EWGSOP2 FNIH	22.8% 23.9%	ASM/ht² (BIA) ASM_{BMI} HGS	一致性较低，Cohen's κ 系数为 0.29 10.7% 双重阳性 EWGSOP2 共识标准对 3 年死亡率预测价值高

（续表）

研究者	国家/地区	研究人群	比较共识	发生率	诊断指标	结论要点
Saeki et al. (2019)	日本	142 位年龄 58.8～76.0 岁的患者肝硬化患者	AWGS EWGSOP2	33.8% 28.2%	ASM/ht^2 (BIA) HGS GS(6 m)	N/A
Kim et al. (2019)	韩国 KFACS	2 099 位平均 75.9 岁的社区老年人	EWGSOP1 EWGSOP2 IWGS AWGS FNIH	23.4% 11.1% 15.5% 9.1% 6.5%	ASM/ht^2 (DXA) HGS GS(4 m)/ STS/ TUG/ SPPB	EWGSOP2 共识诊断发生率较 EWGSOP 共识诊断发生率低 EWGSOP2 共识结果易受所选诊断指标的影响
Yang et al. (2020)	中国新疆乌鲁木齐	483 位 66.8 岁的社区老年人(97.7% 为汉族)	EWGSOP1 EWGSOP2 IWGS AWGS FNIH	15.7% 4.6% 16.1% 9.1% 3.3%	ASM/ht^2 (BIA) ASM$_{BMI}$ HGS GS(4 m)	EWGSOP2 与其他标准均不一致

注：HGS：握力；GS：步速；HR：危险比；OS：总体生存率；DFS：无病生存率；STS：座椅起立测试。

总体看来，虽然 EWGSOP2 共识标准"拉低"了肌肉衰减症的发生率，且同各种共识间的一致性并不理想，但这并非 EWGSOP2 共识所特有的情况，鉴于 EWGSOP 共识同其他共识间的一致性也并不高，所以不能仅凭一致性低就降低对 EWGSOP2 共识的效果评价。相反，有研究显示，EWGSOP2 共识对肌肉衰减症临床后果及 3 年内死亡率等预测效果优于 EWGSOP1 等共识，有利于将肌肉衰减症进一步推向临床以及肌肉衰减症相关干预研究的有效开展(Bianchi et al.，2019；Reiss et al.，2019；Zhuang et al.，2019)。

3. 肌肉衰减症的发生率

3.1 全球肌肉衰减症的发生率

"发生率"是开展肌肉衰减症研究的首要环节。随着全球人口老龄化问题日益凸显,肌肉衰减症已逐渐成为世界性公共卫生问题。现有研究因采用的诊断标准、诊断指标、诊断方法、诊断阈值以及受试人群不同,得出的肌肉衰减症发生率存在较大差异,研究者们所具备的检测仪器在很大程度上影响着发生率的计算,因此有研究者将其称为"tool-based approach dependent"。

3.1.1 Petermann-Rocha 关于全球肌肉衰减症发生率的研究

Petermann-Rocha 为了评估全球肌肉衰减症的发生率,对 263 项研究的数据[1]进行了系统评价,发现肌肉衰减症的总体发生率在 0.2%~86.5%之间,呈现较大幅度波动(男性 0.4%~87.7%,女性 0.3%~91.2%),其中即使应用较广的 EWGSOP 共识下发生率波动范围也介于 0.4%~57.4%之间,AWGS 共识下发生率波动范围介于 0.3%~53.0%;有关重度肌肉衰减症的研究仅有 34 项,所的发生率介于 0.2%~34.4%之间(男性 0.2%~17.1%,女性 0.2%~45.0%之间)。当对肌肉质量维度进行诊断时,BIA 法和 DEXA 法应用最为广泛(137 项和 121 项),且以身高进行校正较为普遍(240 项)。此后,该研究又进一步对 263 项研究中适于 Meta 分析的 151 项研究[2](平均年龄 71.5 岁)进行了深入研究,总体而言,60 岁及以上人群肌肉衰减症的发生率通常介于 10%~27%之间,且有关肌肉衰减症发生率的研究在一定程度上受到地域、年龄段以及性别特征等因素的影响(Petermann-Rocha,2021)。

肌肉衰减症在不同国际共识下的发生率(见图 3-1)由低到高依次为:

---

[1] 截至 2019 年 8 月,累计达 692 056 人(其中男性 319 184,女性 317 578,平均年龄 68.5 岁)。

[2] 60 岁以下、80 以上人群占比均未超 10%,即 80%人群年龄介于 60~80 岁之间。

EWGSOP2 共识 10%(95%CI：2%～17%)，FNIH 共识 11%(95% *CI*：9%～14%)，IWGS 共识 14%(95% *CI*：9%～18%)，AWGS 共识 15%(95% *CI*：13%～17%)，EWGSOP 共识 22%(95% *CI*：20%～25%)以及肌肉质量单维度27%(95% *CI*：23%～31%)。

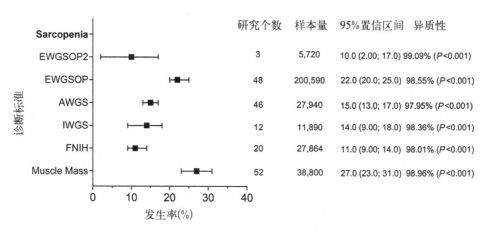

图 3-1 各种诊断标准下肌肉衰减症的发生率

3.1.1.1 地域特征

从全球地域分布看,EWGSOP 共识下大洋洲的肌肉衰减症发生率(40%)最高,肌肉质量单维度诊断时南美洲的发生率(35%)第二;而 FNIH 共识下大洋洲的发生率(5%)和 EWGSOP2 共识下欧洲的发生率(1%)则分别位于最后两位。此外,263 项研究系统评价结果显示,欧洲和亚洲开展肌肉衰减症发生率的研究相对较多,各种诊断共识标准均有应用,而非洲相对较少,且仅有 1 项基于FNIH 诊断共识标准的研究(发生率 13%)。

3.1.1.2 年龄段特征

以 60 岁为作为年龄段的分界点,基于各诊断标准的 60 岁及以上年龄段老年人肌肉衰减症的发生率介于 10.0%～27.0%之间(见图 3-2);相比之下,基于各诊断标准的 60 岁以下年龄段人群研究非常有限,其发生率介于 8%～36%之间。尽管总体发生率随增龄呈上升趋势,但并不具备显著性($P=0.718$)。

3.1.1.3 性别特征

EWGSOP、AWGS 和 FNIH 三种诊断标准下男女发生率非常相近(见图3-3)。EWGSOP2 和肌肉质量单维度诊断标准下,男性发生率高于女性(分别为 11.0%：2.0%和 35.0%：27.0%);而 IWGS 诊断标准下女性发生率则高于男性(17.0%：12.0%)。

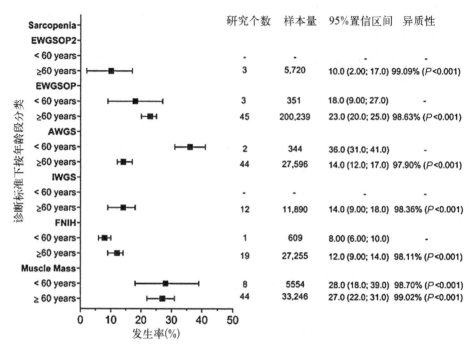

图 3-2 肌肉衰减症发生率的年龄段特征

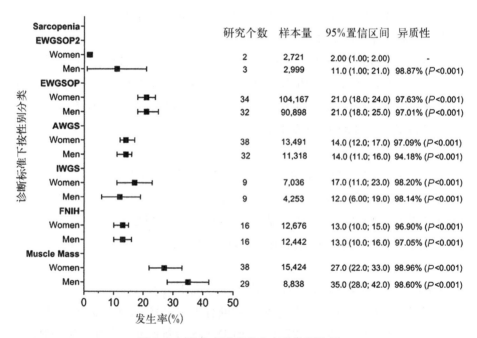

图 3-3 肌肉衰减症发生率的性别特征

3.1.1.4　重度肌肉衰减症的发生率

重度肌肉衰减症的发生率基本介于 2.0%～9.0% 之间（见图 3-4）。相关发生率呈现以下特点：第一，在 EWGSOP 共识下，欧洲人发生率最高（12.0%），在 AWGS、FNIH、EWGSOP 共识下，亚洲和大洋洲的发生率均为最低（3.0%）；第二，在 EWGSOP 共识和肌肉质量单维度诊断标准下，女性发生率高于男性；而在 AWGS 和 EWGSOP2 共识标准下，男女发生率几乎相当。

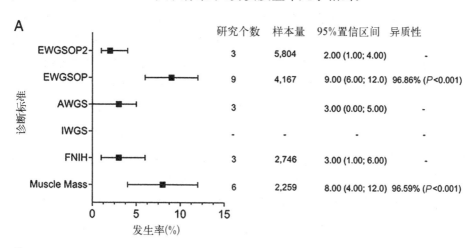

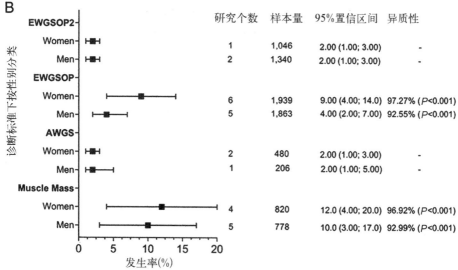

图 3-4　重度肌肉衰减症发生率（A）及其性别特征（B）

尽管 Petermann-Rocha 的研究详尽地呈现了肌肉衰减症的地域、年龄段、性别等特征，但肌肉衰减症的发生发展仍是一个非常隐匿的过程，可能在中年时期即已存在,只是当前有关 40～60 岁这个年龄段人群肌肉衰减症发生率的相关研究并不充分。该研究还指出,非洲相关研究进程迟缓,非洲人口占世界总人口的16%,且非洲营养和卫生条件相对较差,开展非洲人群肌肉衰减症发生率的研究具有重要意义。

3.1.2 Shafiee 关于全球普通人群肌肉衰减症发生率的研究

Shafiee 于 2017 年也曾对全球普通人群肌肉衰减症的发生率进行过研究。当时该研究主要基于 EWGSOP、IWGS 和 AWGS 三种国际共识标准,研究人群也仅限于 60 岁及以上的健康老年人。经过筛选有 35 项研究达到纳入标准(见表 3-1),样本量为 58 404 人。结果显示,无论是男性(95%CI:8.0%～12.0%)还是女性(95%CI:8.0%～13.0%),总发生率均为 10.0%。总体人群特征表现为非亚裔肌肉衰减症发生率(男性 19.0%,女性 20.0%)高于亚裔人群(男性10.0%,女性 11.0%),即使在健康人群中,也有相当比例的老年人患有肌肉衰减症。其原因涉及人种特征、身材体型、文化背景、饮食习惯、生活方式以及生活质量等方方面面,更何况亚洲青年对照人群的四肢肌肉质量至少比非亚裔人群低15%左右。尽管如此,相比其他研究而言,接近 20%的发生率仍然虚高。

表 3-1 符合 Shafiee 纳入标准研究

研究文献	地 域	样本量 总体-男-女	评估方法	发生率(%)		
				总体	男性	女性
Htun N. C, et al. 2016[27]	Asia	1 921-976-945	DXA	248 (13.3)	101 (10.34)	147 (16.56)
Borg S. T, et al. 2016[28]	Non Asia	227-110-117	BIA	53 (23.0)	25 (22.73)	28 (23.93)
Brown J. C, et al. 2016[29]	Non Asia	4 425-1 925-2 500	BIA	1 618 (36.0)	862 (44.8)	756 (30.24)
Chan R, et al. 2016 [30]	Aisa	3 957-1 979-1 978	DXA	290 (7.30)	185 (9.30)	105 (5.30)
Jung H. W, et al. 2016[31]	Asia	382-167-215	BIA	105 (27.80)	46 (28.10)	59 (27.44)
Han D. S, et al. 2016[32]	Asia	878-402-476	BIA	29 (3.3)	27 (6.7)	2 (0.4)

研究文献	地 域	样本量 总体-男-女	评估 方法	发生率(%)		
				总体	男性	女性
Spira D, et al. 2016 [33]	Non Asia	1 405 - 622 - 783	DXA	58 (4.10)	40 (6.40)	18 (2.30)
Bianchi L, et al. 2015[34]	Non Asia	538 - 250 - 288	BIA	55 (10.20)	19 (7.60)	36 (12.50)
Han, P, et al. 2016 [35]	Asia	657 - 216 - 441	DXA	64 (9.70)	21 (9.7)	43 (9.8)
Huang C. Y, et al. 2016[36]	Asia	731 - 386 - 345	DXA	50 (6.80)	36 (9.30)	14 (4.10)
Siva Neto LS, et al. 2016[37]	Non Asia	70 - 31 - 39	DXA	7 (10.0)	5 (16.10)	2 (5.10)
Han P, et al. 2016 [38]	Asia	1 069 - 470 - 606	BIA	99 (9.30)	30 (6.40)	69 (11.50)
Velazquez-Alva M. C, et al. 2015[39]	Non Asia	—, —, 137	DXA	—	—	20 (14.60)
Wang Y. J, et al. 2015[40]	Asia	316 - 164 - 152	DXA	94 (29.75)	43 (26.20)	51 (33.55)
Pereira F. B, et al. 2015[41]	Non Asia	—, 198, —	DXA	—	20 (10.10)	—
Cawthon P. M, et al. 2015[42]	Non Asia	—, 5 934, —	DXA	—	277 (4.70)	—
Meng N. H, et al. 2015[43]	Asia	771 - 412 - 359	DXA	44 (5.70)	35 (8.40)	9 (2.60)
Wen X, et al. 2015 [44][a]	Asia	286 - 136 - 150	DXA			
1				17 (5.90)	10 (7.40)	7 (4.70)
2				9 (3.14)	8 (5.90)	1 (0.70)
3				1 (0.35)	1 (0.80)	0 (0.00)

（续表）

研究文献	地 域	样本量 总体-男-女	评估 方法	发生率（%）		
				总体	男性	女性
Bischoff Ferrari H. A，et al. 2015[10][a]	Non Asia	445－199－246	DXA			
1				31 (7.10)	13 (6.60)	18 (7.40)
2				22 (5.00)	7 (3.60)	15 (6.20)
3				12 (2.70)	6 (3.10)	6 (2.50)
Nishiguchi S，et al. 2015[45]	Asia	－，－，273	BIA	—	—	22 (8.06)
Beaudart C，et al. 2014[46][a]	Non Asia	400－157－243	DXA			
1				61 (15.20)	23 (14.65)	38 (15.63)
2				72 (18.00)	23 (14.65)	49 (20.16)
Yoshida D，et al. 2014[47]	Asia	4 811－2 343－2 468	BIA	360 (7.50)	192 (8.20)	168 (6.80)
Tanimoto Y，et al. 2014[48]	Asia	1 110－372－738	BIA	160 (14.41)	50 (13.40)	110 (14.90)
Wu C. H，et al. 2014[49]	Asia	549－285－264	BIA	39 (7.10)	11 (3.86)	28 (10.61)
Yu R，et al. 2014[50]	Asia	4 000－2 000－2 000	DXA	293 (7.32)	187 (9.35)	106 (5.30)
Akune T，et al. 2014[51]	Asia	1 000－349－651	BIA	129 (12.90)	48 (13.80)	81 (12.40)
Dam T. T，et al. 2014[52][a]	Non Asia	10 063－7 113－2 950	DXA			
1				710 (7.0)	362 (5.10)	348 (11.80)

研究文献	地 域	样本量 总体-男-女	评估 方法	发生率(%)		
				总体	男性	女性
2				768 (7.63)	376 (5.30)	392 (13.30)
Wu I. C, et al. 2014 [11][a]	Asia	2 867－1 431－ 1 436	BIA			
1				50 (1.74)	33 (2.30)	17 (1.18)
2				105 (3.70)	55 (3.84)	50 (3.50)
Ishii S, et al. 2014 [53]	Asia	1 971－977－994	BIA	359 (18.21)	139 (14.20)	220 (22.10)
Pagotto V, et al. 2014[13][a]	Non Asia	132－52－81				
1			DXA	17 (13.00)	8 (15.40)	9 (11.40)
2			DXA	22 (16.80)	8 (15.40)	14 (17.28)
3			DXA	48 (36.60)	12 (23.10)	36 (44.44)
4			BIA	40 (30.50)	13 (25.00)	27 (33.33)
5			BIA	23 (17.60)	8 (15.40)	15 (19.0)
Yu S, et al. 2014 [54][a]	Non Asia	986－611－375	DXA			
1				16 (1.6)	15 (2.5)	1 (0.3)
2				73 (7.4)	38 (6.2)	35 (9.3)
Volpato S, et al. 2014[55]	Non Asia	730－345－385	BIA	55 (7.50)	19 (5.51)	36 (9.35)

（续表）

研究文献	地 域	样本量 总体-男-女	评估 方法	发生率（%）		
				总体	男性	女性
Lee W. J, et al. 2013[56][a]	Asia	386-223-163	DXA			
1				30 (7.80)	24 (10.80)	6 (3.70)
2				16 (4.10)	13 (5.80)	3 (1.80)
Yamada M, et al. 2013[57]	Asia	1 882-568-1 314	BIA	414 (22.0)	124 (21.80)	290 (22.10)
Tanimoto Y, et al. 2012[58]	Asia	1 158-364-794	BIA	126 (10.90)	41 (11.30)	85 (10.70)

该研究之所以没有显示出性别差异，主要原因可能在于：第一，年龄段并未分组，女性绝经期后激素水平急剧下降，而男性通常 80 岁以后雄性激素才会呈现骤降，这会导致同一年龄段（低于 80 岁）的男性和女性肌肉量产生显著差异。第二，通常情况下，康复中心老年人肌肉衰减症的发生率要高于养老院老年人和住院老年人。

3.1.3 其他关于全球发生率的研究

Papadopoulou 等虽也曾基于 EWGSOP、IWGS、AWGS 三种共识标准对肌肉衰减症的全球发生率进行了研究，但研究的焦点在于以所处环境来对老年人进行分组。纳入该研究的 41 项研究显示，相比于社区居家老年人，养老院老年人和住院老年人更易罹患肌肉衰减症（Papadopoulou et al., 2020）。此外，Mayhew 等仅以社区老年人为研究对象进行肌肉衰减症发生率研究，通过对 109 项研究进行综述后指出，社区老年人肌肉衰减症的发生率介于 9.9%～40.4% 之间（Mayhew et al., 2019）。

众所周知，EWGSOP 共识和 AWGS 共识均对其诊断标准进行了升级，升级后的 EWGSOP2 共识"拉低"了肌肉衰减症的发生率，而恰恰相反，AWGS（2019版）共识则"提升"了肌肉衰减症的发生率。关于诊断标准升级或更新的充分性仍有待进一步研究，不断更新诊断标准，可以避免错估肌肉衰减症的真实情况，有利于尽早预防或治疗肌肉衰减症。

3.2 亚洲肌肉衰减症的发生率

3.2.1 日本肌肉衰减症发生率

Yamada 研究曾指出,日本社区低龄老年女性肌肉衰减症的发生率高于低龄老年男性,但 85 岁以上人群的结果却正好相反(Yamada,2013)。Makizako 等通过纳入 9 项基于 AWGS 共识标准的研究,对日本社区老年人肌肉衰减症发生率进行了系统评价与 Meta 分析。系统评价结果显示,日本社区老年人肌肉衰减症总体发生率介于 4.7%～25.7%之间,男性发生率介于 4.9%～25.0%之间,女性发生率介于 4.5%～26.1%之间,异质性较高(I^2=92.6%～97.0%,$P<$0.01)。Meta 分析的结果表明,日本社区老年人肌肉衰减症的总发生率为 9.9%(95 CI:6.2%～15.4%),其中男性发生率为 9.8%(95% CI:6.2%～15.2%),女性发生率为 10.1%(95 CI:6.4%～15.5%)。该研究结果与 Shafiee 研究基本一致(Makizako,2019)。与此同时,该研究也存在一定的局限性,如未采用最新的 AWGS(2019 版)共识,且仅仅关注社区老年人会低估肌肉衰减症的整体发生率。

3.2.2 韩国肌肉衰减症发生率

Choo 等对韩国 65 岁及以上老年人肌肉衰减症的发生率进行了 Meta 分析,符合纳入标准的仅有基于 EWGSOP 共识标准的 3 项研究(共计 2 922 人),研究结果显示,韩国老年人肌肉衰减症的总发生率为 13.1%,其中男性为 14.9%,女性为 11.4%。男性发生率高于女性的原因可能在于:第一,男性糖尿病发生率高于女性,而糖尿病患者肌肉衰减症发生率高于普通人群;第二,男性吸烟比例较高,而吸烟会影响血液循环,肌肉的氧供应有所下降进而抑制了肌肉的增长;第三,男性饮酒也会减少肌肉蛋白合成(Choo et al.,2021)。尽管如此,Choo 认为韩国肌肉衰减症发生率仍相对性地低于其他国家。

此外,韩国的 Chung 等基于 AWGS 共识标准,对亚洲社区糖尿病老年人进行了 Meta 分析[①],其中糖尿病老年人 1 537 人,普通老年人 5 485 人。结果显示,

---

① 共纳入 6 项研究,截至 2021 年 2 月,女性占比 53.4%。

糖尿病老年人肌肉衰减症发生率为 15.9%,高于普通老年人的 10.8%,前者相对后者的风险比为 1.518(Chung et al.,2021)。

表 3 - 2　符合 Choo 纳入标准研究

文　献	研究类型	研究对象(样本量,年龄,男：女)	诊断标准	肌肉含量评估	肌肉功能评估	研究对象来源
Jung, 2019	横断面研究	521,71.6 岁,263：258	EWGSOP	BIA	握力	韩国全国2014—2015 年
Kim, 2016	横断面研究	302,75.0 岁,139：163	EWGSOP	DEXA	握力	春川市2016 年
Kim, 2019	横断面研究	2 099,75.9 岁,1 053：1 046	EWGSOP	DEXA,BIA	握力座椅起立测试	韩国全国2016—2017 年

3.2.3　中国肌肉衰减症发生率

据 WHO 预测,2050 年 60 岁及以上老年人在世界总人口中的占比将达到22.0%。中国作为已经步入老龄化的发展中国家,国家统计局数据预测,2050 年65 岁及以上老年人将由 2018 年的 1.66 亿(占中国总人口的 11.9%)增至3.66亿。

3.2.3.1　总体发生率

香港大学 Chen 等对 58 项已有研究进行 Meta 分析的结果显示,社区老年男女肌肉衰减症的总发生率分别为 18.0%和 16.4%。当以不同居住类型进行区分时,社区老年男性肌肉衰减的发生率为 12.9%(95% CI：10.7%～15.1%),女性为 11.2%(95% CI：8.9%～13.4%);住院老年男性肌肉衰减症的发生率为29.7%(95% CI：18.4%～41.1%),女性为 23.0%(95% CI：17.1%～28.8%);养老院老年男性肌肉衰减症的发生率为 26.3%(95% CI：19.1%～33.4%),女性为 33.7%(95% CI：27.2%～40.1%)。可以看出,社区老年男性肌肉衰减症发生率高于女性;养老院和住院老年人肌肉衰减症的发生率均高于社区老年人(Chen et al.,2021)。

此外,中国的香港和台湾的肌肉衰减症的发生率低于内地,且老年男性罹患肌肉衰减症的风险约为内地老年人的 47%。Wu 研究中的香港和台湾的发生率为 6%，而内地发生率为 17% 的结果也与该研究基本一致（Wu，2019）。Chen 等认为一方面经济因素、医疗卫生水平、饮食习惯等是主要原因之一，另一方面中国地域辽阔，地域不同发生率也会有较大差异。同欧洲住院老年人肌肉衰减症的发生率（男性为 23.0%，女性为 24.0%）相比，中国男性住院老年人发生率相对较高，而中国女性住院老年人发生率基本相当。Meta 分析结果显示，老年人居住类型会造成发生率差异，与社区老年人相比，住院老年人发生肌肉衰减症的风险为 1.69～2.10 倍，养老院老年人发生肌肉衰减症的风险为 2.50～2.73 倍（Chen et al.，2021）。然而，该研究的局限在于没能进行年龄分组，未能获得门诊老年人肌肉衰减症的发生率，也没有对肌肉力量维度、身体功能维度测试手段等加以区分。鉴于以上研究均存在中度偏倚风险且异质性具有显著差异，所以其结果的参考价值需要谨慎对待。

Xin 也对我国社区老年人肌肉衰减症的发生率进行了系统评价和 Meta 分析，共有 23 项研究（共计 21 564 人），研究结果显示，基于 AWGS 共识标准，我国老年人肌肉衰减症的总体发生率为 14.0%（95% CI：11.0%～18.0%），其中男性为 14.0%，女性为 15.0%。基于 IWGS 共识标准和 EWGSOP 共识标准的总发生率分别为 18.0%（95% CI：11.0%～25.0%）和 10.0%（95% CI：7.0%～14.0%）（Xin，2021）。由此可见，我国有大量的老年人受到肌肉衰减症的影响。这可能与我国饮食习惯中碳水化合物摄入较多，而蛋白质摄入较少密切相关。在 AWGS 和 IWGS 共识标准下，BIA 法测得的肌肉衰减症发生率高于 DEXA 法。该研究的局限性在于其选取的研究中，大城市、经济发达城市研究多，农村研究少，且不包含对低龄老年人和中龄老年人发生率差异的研究。

江涛基于 29 项研究结果开展的 Meta 分析显示，中国老年人肌肉衰减症的总发生率为 17.0%（95% CI：14.0%～21.0%），不同居住类型发生率分别为社区 11.0%（95% CI：9.0%～12.0%），住院 30.0%（95% CI：18.0%～45.0%），养老院 31.0%（95% CI：28.0%～35.0%），且性别间不存在显著差异。对部分省市社区老年人群的发生率研究表明，北京 19.0%（95% CI：16.0%～21.0%），深圳 12.0%（95% CI：12.0%～12.3.0%），四川 12.0%（95% CI：7.0%～17.0%），天津 9%（95% CI：8.0%～10.0%），上海 7%（95% CI：7.0%～7.5%），浙江 7.0%（95% CI：7.0%～8.0%）。北京最高，上海、浙江最低。住院和养老院老年人发生率四川省均为最高，分别为 32.0%（95% CI：13.0%～59.0%）和 34.0%（95% CI：33.8%～34.6%）（江涛，2022）。

吴琳瑾等研究认为中国社区老年人肌肉衰减症发生率为 12.0%（95% CI：10.0%～15.0%），亚组分析显示，中国、中国香港、中国台湾社区老年人的肌肉衰减症发生率分别为 17.0%（95% CI：13.0%～21.0%）和 6.0%（95% CI：4.0%～7.0%），差异具有显著性（$P=0.019$），对性别、肌肉质量评估方法、共识诊断标准等亚组分析并无统计学差异（吴琳瑾等，2019）。Tian 对 17 项研究进行 Meta 分析后提出，中国老年人肌肉衰减症的发生率为 11.0%（95% CI：7.8%～14.6%），其中男性为 14.0%（95% CI：9.7%～19.1%），约为女性 9.1%（6.5%～12.7%）的 1.5 倍左右。不仅如此，在 AWGS 共识下，中国老年人发生率 8.0%（7.0%～9.8%），略低于 EWGSOP 共识标准下的 10.0%（6.5%～14.1%），IWGS 共识下的中国老年人发生率为 20.0%（15.9%～25.7%）（Tian，2017）。

3.2.3.2　城乡差异

Gao 对 612 位 60～91 岁老年人肌肉衰减症发生率的研究表明，在 AWGS 共识标准下，我国西南地区老年人群的肌肉衰减症发生率为 9.8%（男性为 6.7%，女性为 12.0%），农村老年人的发生率为 13.1%，高于城市社区老年人的 7.0%。年龄、女性、营养不良、农村、用药种类五项指标的 OR 分别为 1.22、1.71、3.53、2.15、1.23。西南地区农村老年人比城市老年人更易罹患肌肉衰减症（Gao，2015）。

表 3 - 3　肌肉衰减症的城乡差异

	60～69 岁 $n=295$	70～79 岁 $n=253$	80 岁及以上 $n=64$	P
农村				
男性(%)$n=117$	0(0)	6(11.3)	5(33.3)	0.002
女性(%)$n=166$	5(6.3)	12(18.2)	9(52.9)	<0.001
总计(%)$n=283$	5(3.8)	18(15.3)	14(43.8)	<0.001
城市				
男性(%)$n=137$	0(0)	4(6.5)	2(11.8)	0.038
女性(%)$n=192$	4(3.9)	7(9.3)	6(40.0)	<0.001
总计(%)$n=329$	4(2.5)	11(8.1)	8(25.0)	<0.001

4. 肌肉衰减症的健康维护成本研究

4.1 Janssen 的早期研究

2001 年,美国联邦政府医疗保险财政管理委员会(Health Care Finance Administration,HCFA)的统计结果显示,当年用于居家护理方面的成本已达 1 030 亿美元,预计到 2010 年,这一数字将高达 1 830 亿美元,增幅将达 77%,而其中生活不能自理的老年人产生的居家护理成本占有较高比例。肌肉衰减症的发生会导致老年人生活不能自理、卧床、跌倒、骨折甚至死亡等。尽管肌肉衰减症在增加医疗保健成本中的威胁正在为人们所初识,但是目前对肌肉衰减症产生的医疗保健成本并没有相关的定量分析和研究。因为老年人患有肌肉衰减症并因此致残的风险较高,所以肌肉衰减症健康护理成本主要通过对由其增加残疾的风险评估来预算。人群归因危险度(population attributable risk,PAR)这一指标可以在肌肉衰减症有所缓解后计算理论上相关的残疾比例。所谓 PAR 是指某个独立因素对某一疾病影响作用的估算(由该风险因子所导致的疾病发生比例)(Katzmarzyk,et al.,2004)。PAR 的公式计算如下。

$$PAR = [P(RR-1)]/[1+P(RR-1)]$$

公式中 P 为肌肉衰减症的发生率(prevalence),RR 为相对风险度(relative risk),即患有肌肉衰减症的个体残疾的相对风险度。Janssen 等基于 NHANES Ⅲ数据进行了相关研究(Janssen et al.,2004),将中度肌肉衰减症和重度肌肉衰减症二者 PAR 求和可得 $PAR_总$。由表 4-1 可以看出,肌肉衰减症导致的老年男性残疾的 PAR 为 85.5%(56.8%+28.7%),导致老年女性残疾的 PAR 为 26.0%(9.2%+16.8%),这意味着如果肌肉衰减症得以治愈的话,那么将有 85.5% 的老年残疾男性和 26.0% 的老年残疾女性的身体状况得到改善。

表 4-1 肌肉衰减症相关的发生率、相对风险度以及 PAR 值

性别	肌肉衰减症	RSMI（kg/m²）	发生率 P	相对风险度 RR	人群归因危险度 PAR
男性	中度	8.51～10.75	53.1%	3.48	56.8%
	重度	≤8.50	11.2%	4.60	28.7%
女性	中度	5.76～6.75	21.9%	1.46	9.2%
	重度	≤5.75	9.4%	3.15	16.8%

引自 Janssen et al., 2004。

　　该研究还显示,2000 年美国在肌肉衰减症方面的医疗成本达到了 185 亿美元,其中老年男性为 108 亿美元,老年女性为 77 亿美元。其中关于不同程度肌肉衰减症以及不同性别之间的健康维护成本统计显示,每位患有肌肉衰减症的男性需花费 860 美元,每位女性需要花费 933 美元。由于 2000 年美国全部医疗保健花费为 1.299 万亿美元(Levit K, et al., 2003),因此花在肌肉衰减症上的健康维护成本占到了美国当年医疗保健总成本的 1.5%。如果能将肌肉衰减症的发生率降低 10%,每年至少可以节省 11 亿美元的医疗保健成本。即使仅有 10% 的老年人由重度肌肉衰减症转变为中度肌肉衰减症,都将至少可以节省近一半(46.6%)的花费,而要想节约剩下的 53.4% 的成本,则需要至少有 10% 的中度肌肉衰减症患者能够恢复到正常的肌肉水平。因此保持骨骼肌的健康对于老年人个人乃至整个社会而言都至关重要。目前,西方国家一个普遍认可的健康成本核算理念认为,在健康管理方面投资 1 元钱,将来在医疗费用上可减少 8～9 元钱。那么,按此推论,如果人们能够及时将健康管理理念用于预防老年人肌肉衰减症,则可能节约的由肌肉衰减症所带来的巨大的健康护理成本远远不止如此。

　　然而,目前虽然可以采用 DEXA、CT 和 MRI 等检测手段对肌肉衰减症进行检测,但是由于肌肉衰减症的医学鉴定标准还不够完善,加之 DEXA 等手段的高额费用以及难以用于大样本鉴定,极大地限制了公众对肌肉衰减症的认识。此外,由于在成本计算过程中的时间和地域的跨度较大,不得不考虑意外死亡等的影响。所以,对于肌肉衰减症相关的具体成本只能反映总体的趋势。但总的来说,无论发生机制还是预防肌肉衰减症手段领域取得的研究进展,都将会极大节约健康护理成本(Léger B, et al., 2008)。

4.2 Goates 等的近期研究

2019 年, Goates 等基于流行病学调查对 4 011 名年龄为 40 岁及以上的研究对象进行回顾性经济负担研究。该研究借助 1999—2004 年间的《美国国家健康和营养调查》(*National Health and Nutrition Examination Survey*)、2014 年的《美国住院患者医疗保健成本项目》(*Healthcare Cost and Utilization Project — National Inpatient Sample*)和美国人口普查项目,分别获取相关发生率、医疗费用以及人口数据,通过多元逻辑回归和负二项回归模型估算住院概率和医疗费用。研究结果显示,美国肌肉衰减症患者的住院总费用约为 404 亿美元,人均费用为 260 美元。按年龄、性别和种族分类后,拉美裔女性的人均成本最高(548 美元),非拉美裔黑人女性的人均费用最低(25 美元);65 岁及以上老年肌肉衰减症的人均医疗费用(375 美元)高于 40～64 岁肌肉衰减症患者的人均医疗费用(204 美元)。65 岁及以上肌肉衰减症患者的住院总费用高达 191.2 亿美元。此外,与普通人群相比,肌肉衰减症患者住院的概率更大(OR 值为 1.95, P<0.001),每人每年边际医疗费用增加 2 315.7 美元。由此可见,肌肉衰减症确实给美国医疗系统带来了巨大的经济负担(Goates et al., 2019)。

表4-2　不同分类下肌肉衰减症人群的医疗费用

性别/人种	40岁以上(n=4011)		40~64岁(n=1545)			65岁及以上(n=2466)		
	总成本	人均成本		总成本	人均成本		总成本	人均成本
男(n=1993)	40.4(31.6~52.6)	260(203~339)	男(n=746)	21.3(17.2~29.7)	204(165~285)	男(n=1247)	19.1(13.6~22.7)	357(267~445)
白人(n=1311)	18.7(14.2~24.6)	253(192~334)	白人(n=1311)	10.4(8.2~14.5)	203(161~284)	白人(n=763)	8.4(5.9~10.2)	368(259~449)
黑人(n=327)	12.4(9.5~16.8)	242(185~327)	黑人(n=327)	6.6(5.1~19.6)	197(152~285)	黑人(n=172)	5.8(4.1~7.2)	327(229~404)
西班牙裔(n=486)	0.6(0.3~0.7)	72(45~89)	西班牙裔(n=486)	0.04(0~0.06)	7(0~10)	西班牙裔(n=287)	0.5(0.3~0.6)	277(167~344)
其他(n=49)	3.7(2.7~4.8)	383(277~493)	其他(n=49)	2.4(1.7~3.2)	299(217~409)	其他(n=25)	1.4(.09~1.6)	752(483~874)
	2.0(0.8~2.8)	397(169~561)		1.3(0.4~2.0)	355(117~537)		0.7(0.2~0.9)	523(208~690)
女(n=2018)	21.7(16.7~28.0)	266(204~343)	女(n=799)	10.9(8.6~15.4)	205(162~289)	女(n=1219)	10.8(7.5~12.7)	380(264~449)
白人(n=1105)	13.7(10.2~18.2)	246(183~324)	白人(n=1105)	6.3(4.9~9.2)	184(141~268)	白人(n=734)	7.4(5.2~8.9)	342(242~413)
黑人(n=333)	0.2(0.1~0.3)	25(12~32)	黑人(n=333)	0.08(0~0.14)	12(0~20)	黑人(n=169)	0.2(0.1~0.2)	54(22~68)
西班牙裔(n=531)	5.6(4.1~7.2)	548(398~699)	西班牙裔(n=531)	3.8(2.7~5.0)	467(343~627)	西班牙裔(n=293)	1.9(1.2~2.2)	817(525~938)
其他(n=49)	2.1(1.0~2.8)	356(172~480)	其他(n=49)	0.8(0.3~1.3)	194(64~295)	其他(n=23)	1.3(0.5~1.6)	787(336~1021)

5. 肌肉衰减症的动物模型

5.1 啮齿类动物模型

啮齿类动物具有体形大小适中、繁殖快、产仔多、易饲养、给药方便、采样量合适且容易、畸胎发生率低、行为多样化、在实验研究中应用广泛等特点。大鼠和小鼠一直是模拟大多数人类疾病的首选动物。常用大鼠包括 Sprague Dawley 大鼠(平均寿命 29～30 个月)和 Wistar 大鼠(平均寿命 24 个月),实验室常用小鼠平均寿命也基本在 2.5 年左右。为了规范用于衰老相关研究的大鼠模型,美国国家衰老研究所(NIA)推荐使用 F344 和 Brown Norway (BN)自交系大鼠,并免费提供动物用于衰老相关研究。F344 大鼠的平均寿命为雄性约 31 个月,雌性约 29 个月,达 24 月龄即可认为进入老年期;BN 大鼠平均寿命为雄鼠约 29 个月,雌鼠约 31 个月,达 23 月龄即可认为进入老年期。这些啮齿类动物模型的好处是允许研究人员研究共发病的影响。与人类一样,大鼠和小鼠也有肌肉卫星细胞,因此非常适合研究与年龄相关的肌肉衰减症。啮齿类动物模型也更适合于运动或药物干预效果的检测。该模型的不足之处在于当实验研究需要获得大样本量时,需要耗费高额的时间成本、经济成本和人力成本。如今,多种啮齿类动物已用于肌肉衰减症研究,相关的动物模型主要有以下几类。

5.1.1 自然衰老动物模型

自然衰老动物模型能够最大限度地再现衰老过程。C57BL/6J 小鼠是自然衰老动物模型中常用的啮齿类动物,通常寿命为 18～27 月龄。Fujii 认为 25 月龄 C57BL/6J 自然衰老小鼠是研究肌肉衰减症的最佳模型(Fujii, 2017)。赵永军等研究显示,自然生长到 20 月龄的 C57BL/6 小鼠即可作为研究肌肉衰减症比较理想的动物模型(赵永军等,2016)。舒子洋采用 10 月龄 KM 小鼠探讨了运动对自然衰老小鼠骨骼肌细胞自噬的影响(舒子洋,2019)。总体而言,自然衰老动物模型适于原发性肌肉衰减症,最接近自然发展状态,无须投入专业人力和专业仪器,但其耗时长、发病率低,存在发病与否和严重程度不可控性。

5.1.2　高脂饮食诱导模型

高脂饮食被认为是动物衰老造模的加速器。汤婷婷曾对高脂饮食引起肌肉衰减症的机制进行研究,结果表明,高脂饮食会促使身体成分改变,脂肪组织明显增加,骨骼肌纤维变细,肌肉力量减退,加重骨骼肌萎缩、老化,增强肌肉组织内炎症反应,而且抑制肌肉干细胞分化、影响线粒体氧耗功能,增加线粒体裂解(汤婷婷,2018)。有研究表明,将 6 个月大的 SD 大鼠用高脂饮食喂养 10 个月,模型大鼠在肌肉组织减少的同时,其细胞凋亡因子中 Caspase - 3 的含量相对增加,抑制 Caspase - 3 的激活后,大鼠肌肉组织有所恢复,故学者们认为诱导细胞凋亡的 Caspase - 3 的激活是肌肉衰减症最重要的触发因素,并且与雄性同窝小鼠相比,雌性大鼠对高脂饮食诱导的肌肉衰减症具有抗性。高脂饮食诱导模型适用于伴有肥胖的肌肉衰减症研究,造模时间相对较短,但成本较高,受饮食成分等多种因素的影响很大,有较多并发症。

5.1.3　快速衰老模型

日本京都大学竹田俊男教授 1968 年培育出一类正常发育和成熟后显示衰老加速效应的小鼠,即快速老化小鼠(senescence accelerated mouse/prone,SAMP)系列。1993 年天津中医药大学韩景献教授首次将这种小鼠由日本引入我国,主要有 SAMR1、SAMP8、SAMP10 和 SAMP6 四个品系。其中 SAMP8 系列是难得的肌肉衰减症动物模型。Derave 的研究认为,SAMP8 小鼠的比目鱼肌可用于肌肉衰减症动物建模(Derave,2005)。SAMP8 小鼠虽适于开展肌肉衰减症干预研究,造模时间较短,发病率高,无须额外投入专业人力和专业仪器,但也存在着高成本以及与人类的自然老化进程存有差异等局限。

5.1.4　基因敲除模型

基因敲除是 20 世纪 80 年代末发展起来的一种新型分子生物学技术,是通过一定的途径使机体特定的基因失活或缺失的技术。基因敲除分为完全基因敲除和条件型基因敲除(又称不完全基因敲除)两种。完全基因敲除是指通过同源重组法完全消除细胞或者动物个体中的靶基因活性,条件型基因敲除是指通过定位重组系统实现特定时间和空间的基因敲除。基因敲除小鼠表现出典型的肌肉衰减特征可能是正常衰老条件下无法观察到的,且小鼠基因敲除一次只能检查少数特定的通路,因此尽管基因敲除造模时间短,发病率高,可供编辑的基因选择余地大,但其存在高成本、有别于人类的自然老化进程、基因改变可能导致不可预料的症状表现等局限。

5.1.5 药物注射模型

药物注射是动物建模的常用方法之一,操作方法较为简单,只需将试剂直接注射或灌注到待诱导的小鼠模型中。在肌肉衰减症动物建模时,常采用的注射药物有地塞米松(Dexamethasone,DXM)、肉毒毒素 A(Botulinum Toxin)。地塞米松是一种合成的糖皮质激素,有研究表明地塞米松诱导的肌肉萎缩主要是由 II 型肌纤维减少引起的,从而降低小鼠的肌肉质量和肌力,这与衰老引起的肌肉衰减症较为一致。肉毒毒素 A 是一种高分子蛋白毒素,注射后肉毒毒素 A 作用于神经肌肉接头突触间隙中,阻断乙酰胆碱的运转、融合和释放,导致肌肉麻痹,从而造成肌肉的快速衰减。药物注射模型适用于研究有其他疾病并存的肌肉衰减症,造模时间相对较短,但同样存在高成本、有别于人类的自然老化进程以及诱发机制较为复杂等不足。

5.1.6 后肢悬吊模型

后肢悬吊法也是常用的肌肉衰减症造模方法,通过采用动物后肢悬吊装置模拟微重力或失重条件造成废用性肌萎缩,最早由美国国家航空航天局为模拟失重情况下肌肉生理变化而创建。后肢悬吊模型有时也采用尾部悬吊造成失重负荷。后肢悬吊模型适于研究运动干预之外的肌肉衰减症,造模时间相对较短,但需额外投入专业人力和专业仪器,与人类的自然老化进程还是存在差异。

5.1.7 其他模型

除以上几种常用动物模型外,去神经支配模型、mtDNA 突变模型、关节位置固定模型、转基因模型、免疫系统/内分泌系统异常模型等也常用于肌肉衰减症动物建模。去神经支配模型通常采用切断坐骨神经造成下肢的去神经支配。该模型发病率较高,适用于神经源性肌肉衰减症的相关研究,但需要专业医生,且存在感染风险。mtDNA 突变模型适用于研究由线粒体功能障碍导致的肌肉衰减症,发病率较高,但成本较高,有别于人类的自然老化进程,且需额外投入专业人力和专业仪器。关节位置固定模型适合模拟长期卧床患者肌肉衰减症的发生发展,高发病率,造模时间相对较短,但同样需要专业医生,且存在感染风险。

5.2 其他动物模型

5.2.1 斑马鱼模型

将斑马鱼(Zebrafish)作为肌肉衰减症动物建模的研究非常有限。Daya 认为由于小型硬骨鱼(如斑马鱼)对快速基因干预的适应性以及大量保守的遗传和生理特征,逐渐成为骨骼肌基因组研究不可或缺的对象(Daya,2020)。该学者通过提供斑马鱼骨骼肌形态、生理学基础以及肌肉相关基因同源性等,支持该模型对人类骨骼肌健康和疾病的理解方面的实用性的证据,从而将斑马鱼作为研究肌肉衰减症的模型动物。Sun 研究显示,21 个月龄的斑马鱼游泳能力下降,肌肉纤维横截面积减少,蛋白质合成失衡并开始降解,氧化应激水平大幅增加,线粒体功能障碍,因此斑马鱼是一种有价值的肌肉衰减症模型(Sun,2022)。

5.2.2 果蝇模型

果蝇(*Drosophila*)以其成本低、无须额外饲养、易于繁殖增量、可以基因修饰等优点,一直被用作衰老研究的模型生物。果蝇的肌肉在体重中占很大比例,且在结构上与哺乳动物的肌肉有许多相似之处,肌肉功能可通过飞行能力等进行检测。虽然果蝇肌肉没有卫星细胞,但却是机制探索的理想模型。

5.2.3 线虫模型

秀丽隐杆线虫(*Caenorhabditis elegans*)寿命短,可形成大样本量,因而特别适合进行衰老研究。线虫的肌肉功能很容易监测,因为它们需要有功能的肌肉才能实现运动。此外,与果蝇一样,线虫肌肉不含干细胞,因此可以探究无法再生的老化过程中肌肉收缩装置如何保持和发挥作用。Herndon 认为线虫也是一种研究肌肉衰减症的好模型(Herndon,2002)。

5.2.4 体外实验模型

此外,鉴于氧化应激可能导致 DNA 损伤、细胞凋亡以及细胞自噬等发生,因此 H_2O_2、神经酰胺和棕榈酸酯(ceramide and palmitate)、炎症细胞因子(inflammatory cytokines)等也分别用来进行肌肉衰减症体外实验建模(in vitro models),从肌纤维的视角进行机制探索。

6. 肌肉衰减症的影响因素

6.1　骨骼肌蛋白合成减少的影响

蛋白质不仅对于维持肌肉的数量,而且对于维持肌肉的质量起到重要作用。老年人体内蛋白质合成与分解速度明显低于年轻人,蛋白质合成速率和分解速率的不平衡是导致肌肉质量随年龄增加而降低的重要原因。众所周知,蛋白质主要由食物摄入获得,但是食物摄入的调节过程是个复杂的过程,有中枢和外周两种调节机制。Morley 等的研究表明,随着年龄的增加,食物的摄入减少,老年人体内调控摄食的多个位点存在失衡现象,且在老年男性中更为显著。一般成年人合成与分解相当,体重稳定,而老年人在衰老的过程中,蛋白质代谢以分解代谢为主,合成代谢逐渐缓慢,身体内的蛋白质逐渐被消耗。蛋白质摄入量的不足,导致了负氮失衡和肌肉的降解与丢失,为了维持肌肉的质量和修复骨骼肌,就需要不断地有结构蛋白替代丧失功能的蛋白,需要蛋白降解的速率不超过合成的速率。

研究人员分析了蛋白质摄入比例对肌肉蛋白质合成与降解速度的影响。结果发现,对于老年妇女来说,最合理摄入蛋白质的方法是每天中午一次性摄入日需蛋白质量的 80%,与每天分 4 次平均摄入相同数量的蛋白质相比,这样更有利于肌肉蛋白质的合成,促进非脂肪组织的生长,从而达到延缓肌肉衰老的目的。Welle 等的研究指出,随着年龄增加,老年人骨骼肌中的混合性肌蛋白减少了 30%。Balagopal 等的研究认为蛋白合成减少的原因在于 mRNA 的量减少。肌球蛋白重链(myosin heavy chain, MHC)的异构物 MHC-2a 和 MHC-2x 的 mRNA 水平随增龄而显著下降,但是不能确定 mRNA 丰度的降低是否与 mRNA 缺失或不稳定有关。因此,基于 MHC 的合成速率与肌肉力量的密切相关性,推测肌肉的收缩功能至少在部分上是由合成必需蛋白质的能力所决定。正是这种肌肉蛋白合成选择性的减少导致了肌肉质量的降低,诱导了肌肉衰减症的发生。

6.2　骨骼肌线粒体功能紊乱的影响

无论是线粒体数量的减少,还是线粒体活性的降低,都可能导致肌肉疲劳、肌肉耐力下降以及力量减弱等。线粒体是产生能源物质ATP的主要部位,因此对肌肉收缩力量的产生也至关重要。只有源源不断地产生ATP才能维持肌肉的收缩力量。大鼠及人的实验均证明,有氧运动对于提高线粒体的酶活性具有显著作用。60~70岁的老年人,以80％HRmax的强度步行或慢跑,每周4天,每天45分钟,持续9~12个月后发现线粒体中琥珀酸脱氢酶、柠檬酸合成酶等酶类的活性均增加了25％左右。

此外,由于线粒体DNA(mtDNA)的位置特殊性,其在没有组蛋白的保护下,不断地受到自由基的攻击,加之修复效率不高,所以mtDNA损伤的不断累积导致了老年人肌肉功能紊乱。Melov等通过PCR的方法采用特异引物对60岁以上老年人的线粒体全DNA进行扩增,结果发现几乎没有全长片断的产生,说明mtDNA的缺失、重组或者DNA损伤随着时间的累积阻止了全长片断产物的扩增。动物实验的结果也表明,随年龄的增加,骨骼肌中mtDNA的拷贝数目下降,尤其在比目鱼肌中,mtDNA的拷贝数下降更为显著,但是由线粒体基因编码的细胞色素C的亚单位Ⅰ和Ⅲ的mRNA却没有减少。因此不少学者认为骨骼肌线粒体DNA缺失、突变与肌肉衰减症的发生密切相关,其诱发机制值得深入研究。

6.3　激素水平变化的影响

激素对于肌肉蛋白的结构与功能具有重要的调控作用。有研究表明,肌肉衰减症的发生与雄性激素等合成类激素的分泌减少有关。

6.3.1　睾酮水平变化的影响

随着年龄增加,体内的游离睾酮以及肾上腺皮质激素都有所减少。大量的睾酮结合血清蛋白而不能游离。研究表明,老年人的睾酮水平的降低导致了Leptin水平的上调,进而导致了肌肉质量的丢失与力量的下降。Hamrick等的研究结果也显示,C57BL/6小鼠表现的增龄性肌肉质量的显著减少与血清中Leptin的变化有关。此外,Van den Beld等的研究发现年龄在73~94岁之间的老年人,大约每增加一岁,游离睾酮水平就减少 3%,且其减少程度与老年人的肌肉质量和力量的下降是基本一致的。Bhasin 等给正常老年男性注射超过生理剂量的睾酮导致了肌肉大小及力量的增加,尤其辅以抗阻运动作用更加明显。但尚未见有对老年女性补充雄性激素的报道。虽然有研究认为激素替代疗法可能延迟骨骼肌的丢失,但是目前关于激素疗法与肌肉衰减症相关性的研究还较为有限。

6.3.2 GH/IGF‐1 水平变化的影响

GH/IGF‐1 轴(生长激素/胰岛素样生长因子‐1 轴)是肌肉质量的重要调节因子,生长激素(GH)的分泌诱导产生 IGF‐1。随年龄的增加,GH 的分泌不足会导致 IGF‐1 水平下降,导致肌肉质量下降和脂肪量上升。有研究认为,对于正常老年男性来说,补充 GH 会刺激 IGF‐1 的分泌量达到“年轻人”水平,从而增加瘦体重并减少脂肪组织。但 Welle 等的研究未发现补充 GH 对肌肉蛋白合成或肌肉力量增加起作用,这可能是受到了研究手段的限制,使得在测定肌肉质量时无法将水和瘦组织分开。肌肉蛋白合成的净增加可能会导致肌肉质量的增加,并且可能是 GH 增加瘦体重的机制,但也有研究表明 GH 对人体有不利的影响,如导致关节疼痛、男性乳房增大症等。因此,激素类物质对老年人肌肉的影响尚要大量的实验验证。

6.4 氧化应激的影响

Fulle 等的研究认为,活性氧(ROS)造成的氧化损伤与肌肉衰减症的发生也有密切的关系。在骨骼肌衰老的过程中,ROS 会不断大量产生,对骨骼肌的氧化损伤程度显著增加。由于 ROS 对 DNA、蛋白质以及脂类等的氧化损伤导致了骨骼肌细胞的细胞膜、内质网膜等发生结构与功能的变化,进而影响 Ca^{2+} 的转运。

此外,肌肉衰减症的发生可能还与诱导骨骼肌细胞生物发生的卫星细胞库长期受到大量 ROS 的氧化损伤有关。Dumont 等的研究表明,当经过 160 $\mu mol/L$ 的 H_2O_2 处理后,伴随着端粒缩短速率的增加,人成纤维细胞加速衰老。当用 1 $mmol/L$ H_2O_2 处理 30 min 后会使得成纤维细胞寿命和再生细胞的数目都出现微小的下降。Renault 等认为 H_2O_2 的应激似乎对细胞分化形成多核肌管的能力会产生影响。Hepple 等报道了大鼠骨骼肌随增龄而出现最大有氧能力的下降,导致线粒体的呼吸活动也随年龄增加而减弱。Fanò 等以人股外侧肌为研究对象,发现与女性相比男性骨骼肌细胞的氧化损伤更为明显,推测可能是由于女性肌肉中有较高水平的雌激素,雌激素的存在使得其抗氧化防御能力增强。可是,Kent-Braun 和 Rasmussen 等的研究发现人骨骼肌的衰老并没有导致氧化能力的降低。线粒体本身既是产生 ROS 的主要部位,同时又是 ROS 氧化损伤的重要攻击目标,导致衰老的线粒体氧化损伤增加。因此,ROS 在骨骼肌的衰老过程中起着关键作用。

6.5　肠道菌群的影响

肠道菌群在长期进化过程中与人体形成了一种互利共生的关系。肠道菌群的组成、物种丰度、多样性与肌肉衰减症有关,肠道菌群不仅可以转换肌纤维的类型,还可通过诱导促炎因子(IL - 6 和 TNF - α)和肌肉降解标志物(myostatin 和 atrogin - 1)表达或代谢产物等方式影响骨骼肌代谢功能,有学者据此推测机体可能存在"肠道-肌肉轴"。李春微研究指出,老龄化过程中肠道菌群生物多样性下降,双歧杆菌、产丁酸盐菌和乳酸杆菌丰度下降,体内微生物移位降低了肠道上皮细胞紧密连接的完整性,内毒素和硫酸吲哚酯水平上升,导致肠屏障紧密连接降低,肠屏障通透性增加,由此可导致肠内有害代谢产物进入体循环,诱导促炎信号通路活化并导致肌肉衰减症(李春微,2021)。此外,肠道菌群失调可降低骨骼肌葡萄糖利用率,减少肌糖原存储,进而导致骨骼肌力量和功能退化。此外,肠道菌群失调不仅会降低膳食蛋白质的生物利用度,还会导致一些色氨酸等人体必需氨基酸的合成减少,这些氨基酸对调节炎症反应和骨骼肌蛋白质合成具有重要作用。

6.6　细胞凋亡的影响

细胞凋亡是细胞的一种基本生物学现象,在多细胞生物去除不需要的或异常的细胞中起着必要的作用。它在生物体的进化、内环境的稳定以及多个系统的发育中起着重要的作用。细胞凋亡不仅是一种特殊的细胞死亡类型,而且具有重要的生物学意义及复杂的分子生物学机制。随着分子生物学技术的发展,人们对多种细胞凋亡的过程有了相当的认识,但是迄今为止,细胞凋亡过程确切机制尚不完全清楚。而细胞凋亡过程的紊乱可能与许多疾病的发生有直接或间接的关系,如肿瘤、自身免疫性疾病等。肌肉衰减症的发生与衰老过程中细胞凋亡的发生密切相关。

当衰老过程中细胞损伤时,有以下几种结果:① 细胞修复;② 损伤细胞存活;③ 细胞凋亡;④ 细胞死亡。大量研究表明,细胞凋亡参与许多与年龄相关的退行性机体功能改变。细胞凋亡的过程大致可分为以下几个阶段:接受凋亡信号→凋亡调控分子间的相互作用→蛋白水解酶的活化→进入连续反应过程。

周未艾等利用大鼠跑台训练模型观察到大鼠股四头肌在训练后即刻出现凋亡的肌细胞,且随着运动速度的增加,凋亡细胞数目也随之增加。Siu 等的研究发现,在大鼠适应运动 8 周后细胞凋亡程度大大降低。因此,骨骼肌的细胞凋亡应该是个受到精密调控的过程,在不同的生理或病理环境中可能发挥不同的作用。由于肌肉细胞为多核细胞,所以其凋亡机制也可能与单核细胞不同。在骨骼肌、心肌和脑这样的有丝分裂后组织中,由细胞损伤所引起的细胞凋亡的增加可能会使得这些器官或组织由于细胞的过量丢失而发生正常功能的减退。因此,Warner 称细胞凋亡对于细胞衰老而言是把"双刃剑"(Warner,1999)。Dirks 等的研究发现,在肌肉质量减少的年老动物中,肩负细胞凋亡"效应执行"任务的 Caspase - 3 蛋白的丰度是有所增加的,但是活性没有显著变化,且细胞凋亡诱导因子 AIF 和 Caspase - 12 的表达也均有所增加,表明线粒体和非线粒体的通路都可能与细胞凋亡增加有关(Dirks et al.,2006)。Phillips 等的研究发现,随年龄的增加,骨骼肌对肿瘤坏死因子- α(TNF - α)增加的反应敏感性具有肌纤维类型的特异性,推断细胞存活与细胞死亡信号间的平衡对肌纤维的类型具有依赖性。Dupont-Versteegden 的研究认为,老年动物的骨骼肌中核可能会发挥修复功能,同时也因此而使得核的工作效率下降。Dirks 等认为骨骼肌细胞凋亡是由于线粒体释放的细胞色素 C(Cyt C)诱导合成凋亡小体复合物(Apoptosome),使得半胱氨酸蛋白酶- 9(Caspase - 9)活化,进而激活半胱氨酸蛋白酶- 3(Caspase - 3)所导致,而且由线粒体释放出的细胞凋亡诱导因子(AIF)和核酸内切酶 G (Endo G)会通过另外一条途径转运到核内,使得 DNA 片段化引发细胞凋亡(见图 6 - 1)。但是 Primeau 等的研究发现,在骨骼肌细胞中含有大量内源性的细胞凋亡抑制剂,例如 FLIP、ARC 和 IAP 等。这表明在骨骼肌中可能存在固有的"防御系统"来防止细胞凋亡的发生,进而避免不可修复的细胞损伤。总之,在衰老过程中,细胞凋亡对肌纤维丢失或减少具有重要作用,相关详细机理有待进一步阐明。

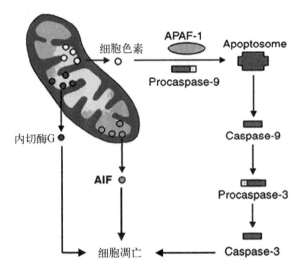

图 6-1　线粒体介导的细胞凋亡信号转导通路

6.7　细胞自噬的影响

　　细胞自噬是指在营养缺乏、氧化应激/感染等外源性刺激下,细胞将自身变性的蛋白或受损的细胞器包进囊泡,并与溶酶体融合形成自噬溶酶体(autophagy lysosome,AL),降解其所包裹的内容物的过程,借此实现细胞本身的代谢和更新。细胞自噬作为调节体内蛋白质代谢平衡的保守机制,能够被运动诱导的腺苷酸活化蛋白激酶(AMPK)、胰岛素样生长因子(IGF)/蛋白激酶 B(Akt)/哺乳动物雷帕霉素靶蛋白(mTOR)及磷脂酰肌醇 3 激酶(PI3K)/Akt/mTOR 等多条信号通路途径调节。自噬与衰老过程紧密相关,衰老往往伴随自噬活性不足和自噬功能异常。肌肉衰减症伴随着骨骼肌的丢失,这源于蛋白质合成和降解之间的不平衡以及多种信号转导通路失控。细胞自噬作为一种重要的管家机制,被认为是一种关键的生理过程和蛋白水解系统,用于降解细胞质成分,从而维持细胞内环境的稳定。研究表明,肌肉衰减症中自噬依赖性信号转导功能明显存在缺陷。因此,衰老可能导致细胞自噬低下或自噬流量障碍而引起过度的细胞凋亡,从而引起肌蛋白质过多降解,加重骨骼肌的流失从而加剧肌肉衰减症程度。

7. 肌肉衰减症的筛查工具

7.1 SARC‑F及其衍生量表

2016年10月,肌肉衰减症顺利入编世界卫生组织国际疾病分类表(ICD‑10‑CM,代码M62.84),正式成为肌骨转化医学领域继骨质疏松之后又一新的退行性疾病,这一历史性突破得益于广大学者和国际组织为将肌肉衰减症推向临床而做出的不懈努力。其中,为了便于临床上能够快速简易地诊断肌肉衰减症,美国圣路易斯大学医学院的Malmstrom和Morley曾于2012年联合提出了一份由肌肉力量、辅助行走、座椅起立、攀爬楼梯和跌倒次数5个评估项目组成的量表,并按各项目首字母顺序组合命名为SARC‑F量表。毋庸置疑,SARC‑F量表的提出简化了肌肉衰减症的临床诊断程序,但有关其应用效度的研究结果却存在分歧。缺乏得到普遍认同的应用效度检验,成为SARC‑F量表向临床深入推广的瓶颈。

7.1.1 SARC‑F量表研制的初衷

众所周知,2010年欧洲老年人肌肉衰减症工作组从肌肉质量减少、肌肉力量流失、身体活动能力衰退三个维度制定了肌肉衰减症的概念共识与诊断标准,从此肌肉衰减症的研究步入了"共识时代"。此后,美国国立卫生研究院基金会、国际肌肉衰减症工作组和亚洲肌肉衰减症工作组等也先后以EWGSOP共识为基准,从不同侧重点形成了各自的国际共识,提出了相应的参考标准与判定阈值,为肌肉衰减症早日纳入临床诊断发挥了积极的促进作用。

EWGSOP共识曾汇总列出了测量肌肉衰减症三维度的方法与指标,其中肌肉质量维度可以采用围度形态计量法、生物电阻抗法、双能X射线吸收法、计算机断层扫描法、核磁共振成像法等进行测量;肌肉力量维度可以采用握力、膝关节伸/屈肌力等方法测量;身体活动能力维度可以采用简易躯体功能量表、常规步速、计时起立行走、爬楼梯做功测试等方法进行测量。上述测量方法同时也得到了其他国际共识的认可与采纳。

据估计,当前全世界肌肉衰减症的患者已超 5 000 万,预计未来 40 年这种疾病可能对 2 亿人的生活造成影响。面对如此庞大的病患人群,现有国际共识中的客观指标检测不仅耗时耗力,而且检测费用较高,还需面临不同共识与不同判定阈值的艰难选择,病患接受程度也较低,不利于初级医疗中肌肉衰减症的快速临床诊断与筛查。如果能有一种与临床诊断骨质疏松时采用的骨折风险评估工具(fracture risk assessment tool,FRAX)类似的简易评估量表,将对肌肉衰减症的快速临床诊断产生很大的帮助作用。有鉴于此,SARC‐F 量表应运而生,以期提供有效的肌肉衰减症临床诊断捷径,使得快速简易诊断肌肉衰减症成为可能。

7.1.2　SARC‐F 量表内容及其评分标准

SARC‐F 量表共包含以下 5 类评估项目:① 肌肉力量;② 辅助行走;③ 座椅起立;④ 攀爬楼梯;⑤ 跌倒次数。其中每类评估项目按照难易程度或者频次差异分别对应 0 分、1 分、2 分,5 类项目得分累加可得 SARC‐F 量表的总分,即最低为 0 分,最高为 10 分(见表 7‐1)。Malmstrom 和 Morley 建议,当 SARC‐F 量表得分≥4 分时,即可初步临床诊断为肌肉衰减症。

表 7‐1　SARC‐F 量表

评估项目	具体问题	相 应 得 分		
		0 分	1 分	2 分
1. 肌肉力量	举起/搬运约 4.5 kg 重物的难度	没有难度	有一定难度	难度较大、无法完成
2. 辅助行走	步行穿越房间的难度	没有难度	有一定难度	难度较大、需要帮助、无法完成
3. 床椅转移	从床或座椅站起的难度	没有难度	有一定难度	难度较大、没有帮助无法完成
4. 攀爬楼梯	攀爬 10 级台阶的难度	没有难度	有一定难度	难度较大、无法完成
5. 跌倒次数	过去一年中跌倒的次数	0 次	1～3 次	4 次及以上

注:本表译自 Malmstrom,2013。

7.1.3 SARC-F量表在肌肉衰减症诊断中的应用实证

7.1.3.1 SARC-F量表应用的横向研究

SARC-F量表的研制者 Malmstrom 等曾把该量表分别应用于非裔美国人健康研究（African American Health Study，AAH）、巴尔的摩纵向研究（Baltimore Lognitudinal Study，BLSA）和全国健康和营养检查调查（National Health and Nutrition Examination Survey，NHANES）三项老年人群研究中，结果发现 SARC-F量表得分≥4 分的受试者多表现出工具性日常生活活动能力（instrumental activities of daily living scale，IADL）损失较大、座椅起立较慢、握力较弱、下肢伸膝肌力不足、SPPB 量表得分低、短期内住院率高以及步速低于 0.8 m/s 等特点。由此推测，SARC-F 量表可以用于以上三项人群肌肉衰减症的风险评估，且该量表具有较好的一致性与有效性。

随后，四川大学华西医院 Cao 等人将 SARC-F 量表用于成都 230 位 65 岁及以上住院病人、门诊病人、疗养院与社区四类老年人群的肌肉衰减症筛查，结果发现，SARC-F 量表得分≥4 分同身体活动能力水平低和握力不足之间存在显著相关（P<0.01）。不仅如此，SARC-F 得分同简明国际跌倒效能（shortened version of the falls efficacy scale international，short FES-I）、躯体生活自理能力（physical self maintenance scale，PSMS）、IADL 以及近 2 年内的住院情况均具有一定关联性。此外，体现各项身体功能测试指标同 SARC-F 量表得分≥4 分之间一致性的 Cohen's κ 系数值由高到低依次为 SPPB 量表得分（cutoff<5 分，$\kappa=0.625$）、4 m 步速测试（男：cutoff<0.55 m/s，$\kappa=0.635$；女：cutoff<0.4 m/s，$\kappa=0.568$）、TUG（cutoff≥14 s，$\kappa=0.494$）、握力（女：cutoff<14.0 kg，$\kappa=0.49$；男：cutoff<20 kg，$\kappa=0.391$），相比各国际共识可知，反映身体功能的各项指标在一致性最佳时对应的诊断阈值均显著低于国际共识中给出的正常参考阈值，这意味着 SARC-F 量表判定的肌肉衰减症患者大部分已身体功能受损较为严重。由此可见，SARC-F 量表不仅是一种诊断身体功能受损状况的简易工具，而且也是一种预测老年人肌肉衰减预期后果的有效工具。遗憾的是，该研究并未将 SARC-F 量表的中文版在国内加以介绍和推广。

鉴于 SARC-F 量表在美国和中国等研究中初步应用的良好效果，多数学者认为，肌肉衰减症的早期诊断非常有助于减轻医疗负担。Parra-Rodríguez

等将 SARC-F 量表译成西班牙语版,在墨西哥 487 位 60 岁以上社区老年人群中进行跨文化应用与效度对比验证。通过将 SARC-F 量表主观问卷与 EWGSOP、IWGS 和 AWGS 三种国际共识客观指标分别对比分析后发现,运用不同方法诊断后,诊断排除肌肉衰减症的比率由高到低依次为 EWGSOP(90.7%)＞AWGS(88.8%)＞SARC-F(80.5%)＞IWGS(79.2%),确诊肌肉衰减症的比率分别为 IWGS(20.8%)＞SARC-F(19.5%)＞AWGS(11.2%)＞EWGSOP(9.3%)。经检验,西班牙语版的 SARC-F 量表信度系数(Cronbach's α)达到 0.641,具有较高的可信度(＞0.6)。由其检出的肌肉衰减症发生率为 19.5%,与三种国际共识相比,虽然 SARC-F 量表的灵敏度和阳性预测率(positive predictive value, PPV)较低,但特异性和阴性预测率(negative predictive value, NPV)则相对较好,呈现"判非优于判是"的特点,即相比确诊肌肉衰减症而言,排除诊断效果更好,这一点得到 Kemmler 研究的支持。

此外,日本作为世界上快速老龄化的国家之一,肌肉衰减症引发的相关健康问题已日益凸显,尤其糖尿病患者比非糖尿病患者更易发生肌肉衰减。基于此,Ida 等将 SARC-F 量表翻译成日文版(SARC-F-J)以检验其在糖尿病患者人群中的信度和效度。该研究以 EWGSOP 共识为"金标准",计算相应的灵敏度、特异性、阳性预测率和阴性预测率四个特征指标。结果显示,测试前后反映一致性的 Cohen's κ 系数值较高(约为 0.66),207 位受试者中,男性四个特征指标依次为 14.6%、85.8%、33.3% 和 65.7%,女性对应特征指标依次为 33.3%、72.4%、17.3% 和 86.2%(见表 7-3)。由此推测,SARC-F-J 量表的重复测量可信度较高,虽然由于灵敏度低,有可能存在漏检现象,但特异性较高,该量表还是具有较好的筛检效果。

无独有偶,Tanaka 等将 SARC-F 量表用于评估日本 235 名 65 岁以上心血管疾病患者身体功能受损状况,结果发现,肌肉衰减症在该人群中的发生率约为 25.5%,其中 65～74 岁、75～84 岁和 85 岁以上三个年龄段的研究对象相应发生率依次为 18.3%、22.8% 和 60.0%,且各年龄段组内性别间无显著性差异。与健康组(SARC-F 量表得分＜4 分)相比,肌肉衰减症组(SARC-F 量表得分≥4 分)握力、腿部力量、呼吸肌力均显著降低,并伴有站立不稳、步速较慢、SPPB 得分较低、6 min 步行距离较短等。由以上研究结果可知,SARC-F量表用于肌肉衰减症临床快速诊断时的效度在诸多横向实证研究中得到认可。

7.1.3.2 SARC－F量表应用的纵向研究

除了以上几项横向研究之外，在我国的台湾和香港，还有部分学者曾开展过纵向研究。虽然 Cao 等研究表明 SARC－F 量表可以用于诊断中国人肌肉衰减症，但学界对有关 SARC－F 量表同肌肉衰减症所引起的生活质量下降或死亡率等远期后果的关系却知之甚少。

为此，Wu 等将 SARC－F 量表应用于台湾 670 位平均年龄约 76 岁的社区老年人群的肌肉衰减症筛查，在关注 4 年内死亡率这一指标的基础上，同时了解研究对象的生活质量、急救医疗和住院等情况，并对握力和体成分等部分客观指标进行了检测。结果显示，该研究中老年人肌肉衰减症的发生率为 6.1%，与经 EWGSOP 共识客观指标诊断的结果基本一致，且 SARC－F 量表的得分同握力、肌肉质量等呈反比例相关，肌肉衰减症同此后 4 年间的死亡率、住院情况以及生活质量均显著相关。当前，肌肉衰减症不仅是老年人全因死亡率的一个主要预测因子，而且还对老年人生活质量以及生存状况产生影响。不过该研究还发现，同 Cao 等研究类似，90.4% 的社区老年人 SARC－F 量表得分介于 0～2 分，呈典型的正偏态分布，如果以受试者工作特征曲线（ROC curve）线下面积（area under curve，AUC）为比较标准，以 3 分（AUC＝0.645）为 SARC－F 量表诊断阈值比以 4 分（AUC＝0.641）为诊断阈值更有效。因此，SARC－F 量表是一种非常实用的肌肉衰减症诊断工具，且在社区大样本人群研究中，SARC－F 量表的诊断效果堪比 EWGSOP 共识。

近年来，Woo 等研究最受关注，该研究以 4 000 名香港骨质疏松人群调查数据为基础，将 EWGSOP、AWGS 和 IWGS 三种国际共识分别作为"金标准"来检验 SARC－F 量表的诊断差异（见表 7－2），并以 ROC 曲线比较了这 4 种方法对 4 年后身体活动能力损失程度、步速和座椅重复起立等的预测效果。结果显示，SARC－F 量表的特异性和阴性预测率均较好（见表 7－3），但灵敏度相对较差。尽管如此，Woo 等认为 SARC－F 量表凭借其良好的特异性，足以进行肌肉衰减症的排除检测。此外，4 种方法对 4 年后身体活动能力损失程度的预测结果基本一致，均处于正常预测水平。ROC 曲线 AUC 分析表明，4 种方法间 AUC 结果类似，均介于 0.63～0.76 之间。由此认为，SARC－F 量表摆脱了对不同共识各种诊断阈值的依赖，虽然可能会出现漏判或误判，但由于它大大提高了临床诊断效率，因此可以作为社区肌肉衰减症筛查的第一步。

表 7 - 2　EWGSOP、IWGS 和 AWGS 共识同 SARC - F 量表诊断结果差异

	男 SARC - F，人数（%）			女 SARC - F，人数（%）		
	无肌肉衰减症（n=1 968）	肌肉衰减症（n=31）	P 值	无肌肉衰减症（n=1 879）	肌肉衰减症（n=119）	P 值
EWGSOP			<0.01			<0.05
无肌肉衰减症	1 786(90.8)	23(74.2)		1 725(91.8)	102(85.7)	
肌肉衰减症	182(9.3)	8(25.8)		154(8.2)	17(14.3)	
IWGS			<0.01			<0.05
无肌肉衰减症	1 543(78.4)	14(45.2)		1 545(82.2)	89(74.8)	
肌肉衰减症	425(21.6)	17(54.8)		334(17.8)	30(25.2)	
AWGS			<0.01			>0.05
无肌肉衰减症	1 790(91.0)	22(71.0)		1 783(94.9)	109(91.6)	
肌肉衰减症	178(9.0)	9(29.0)		96(5.1)	10(8.4)	

注：P 值为 χ^2 检验的结果，引自 Woo，2014。

此后，Woo 等又以 AWGS 共识为基准参照，采用追溯研究法以 2001—2003 年相关研究中老年人群为研究对象，校验比较了 EWGSOP、IWGS、FNIH 共识和 SARC - F 量表在香港老年人身体活动能力损失程度、步速、座椅重复起立、住院天数以及死亡等的预测情况的差异，并就随后第 4 年、第 7 年和第 10 年的各项指标进行了纵向跟踪研究。结果显示，FNIH 共识和 SARC - F 量表对 4 年时身体活动能力损失程度、7 年时的步速和住院天数乃至 10 年时的死亡状况预测较为准确。尤其对老年女性而言，AWGS 共识同 FNIH 共识和 SARC - F 量表肌肉衰减症的诊断结果之间具有较高的相似性，进一步证明了 SARC - F 可以作为一种快速诊断肌肉衰减症的有效工具。

7.1.3.3　SARC - F 量表的特征值比较

上述研究中，有三项研究曾以不同国际共识作为"金标准"，比较完整地对 SARC - F 量表的灵敏度、特异性、阳性预测率和阴影预测率四项特征值进行了检验（见表 7 - 3），以便了解 SARC - F 量表的效度。由表 7 - 3 可知，以不同国际共识作为"金标准"进行检验时，SARC - F 量表的灵敏度和阳性预测率均较

低,但其特异性和阴性预测率却均较高,由此推测,SARC－F量表虽然对于肌肉衰减症的确诊诊断并未达到理想效果,但对肌肉衰减症的排除诊断却具有较好的效果,即SARC－F量表总体呈现"判非优于判是"的特点。今后在临床检测时可于排除筛查之后,再对SARC－F量表确诊人群进行后续客观指标检测。如此一来,大大减少了客观指标的测量工作量,实现了优化组合诊断。

表7－3　不同研究中各种国际共识"金标准"下SARC－F量表的特征值

研究者 (国家/地区　样本量)	国际共识 "金标准"	灵敏度 Sensitivity%	特异性 Specificity%	阳性预测率 PPV%	阴性预测率 NPV%
Parra－Rodríguez	EWGSOP	35.6	82.2	17.0	92.6
(墨西哥　n＝487)	IWGS	28.3	83.3	30.8	81.6
	AWGS	31.5	82.1	18.2	90.5
Woo(男/女)	EWGSOP	4.2/9.9	98.7/94.4	25.8/14.3	90.8/91.8
(香港　n＝4 000)	IWGS	3.8/8.2	99.1/94.6	54.8/25.2	78.4/82.2
	AWGS	4.8/9.4	98.8/94.2	29.0/8.4	91.0/94.9
Ida(日本　n＝207)	EWGSOP	14.6/33.3	85.8/72.4	33.3/17.3	65.7/86.2

7.1.4　质疑SARC－F量表效度的研究

虽然SARC－F量表得到了以上研究的认可,但也有研究对SARC－F量表的效度存有质疑。Rolland等认为在当今学术界较为接受的几种国际共识中,应首推基于大量数据分析形成的FNIH共识。只是与EWGSOP、IWGS和AWGS等共识不同,FNIH共识以四肢瘦体重(ALM)与身体质量指数(BMI)的比值($<0.512 \text{ m}^2$)和握力($<16 \text{ kg}$)来判定肌肉衰减症发生与否,身体活动能力仅作为补充考量指标。于是Rolland以FNIH共识作为"金标准",借助法国骨质疏松流行病学调查(EPIDémiologie del'OStéoporose,EPIDOS)人群研究数据,采用SARC－F量表对3 025位平均年龄80.5岁的老年女性的肌肉衰减症进行了评估。结果显示,虽然SARC－F量表判定的肌肉衰减症女性较肌肉未衰减的女性呈现出身体活动能力显著性下降的趋势,但SARC－F量表和FNIH共识两种方法诊断的肌肉衰减症的发生率分别为16.7%和1.8%,两者差异较

大。由此推断,与 FNIH 共识相比,SARC - F 量表诊断肌肉衰减症的效度非常有限,充其量也只能用于评估身体活动能力。此外,该研究认为如果 FNIH 共识诊断的肌肉衰减症接近真值的话,那么之前其他共识标准可能都很大程度上高估了肌肉衰减症的发生率。

7.1.5 增强版 SARC - F 量表

除了以上实证研究对 SARC - F 量表质疑外,Woo 等也曾指出 SARC - F 量表的一些不足之处,如 5 类评估项目和具体问题虽基于临床实践,但因没有涉及肌肉衰减症概念中肌肉质量这一重要维度而略有欠缺,由此提示 SARC - F 量表还需进一步的修改完善。有鉴于此,Barbosa-Silva 等就葡萄牙语版本的 SARC - F 量表在巴西人群中诊断肌肉衰减症的有效性进行了验证研究。该研究以巴西老年护理评估专家联盟(Consórcio de Mestrado Orientado para a Valorização da Atenção ao Idoso, COMO VAI)人群研究中的 179 位 60 岁以上老年人为研究对象,以 EWGSOP 共识作为"金标准",在双能 X 射线检测、握力和步速测试之外,同时加测了 EWGSOP 共识中推荐的与肌肉质量具有相关性的小腿围(calf circumference, CC)指标,并将 SARC - F 量表和 CC 测试整合成一份新量表,然后以 ROC 曲线检测两份量表的效力。结果显示,EWGSOP 共识下肌肉衰减症的发生率为 8.4%,其中经 SARC - F 量表诊断为肌肉衰减症仅占该结果的 1/3。当以 ROC 曲线 AUC 面积大小来衡量比较时,SARC - F 量表诊断肌肉衰减症和肌肉功能的 AUC 值分别为 0.592 和 0.779,而 SARC - F+CC 测试的 AUC 值为 0.736,比单独用 SARC - F 显著提高了诊断效果 (P<0.05)。此外,通过联合 CC 测试,SARC - F 量表在肌肉衰减症诊断中的表现有所提升,在未影响其特异性的前提下,其灵敏度从 33% 提升至 66%(见图 7 - 1)。由此可见,尽管 SARC - F 量表在评估肌肉功能(muscle funtion, MF)方面表现突出,但它在单独用于诊断肌肉衰减症时效果并不理想,反而是 SARC - F+CC 的组合测试更适于临床实践中应用。因此,该研究将 SARC - F+CC 形成的新量表称为增强版 SARC - F 量表(enhancing SARC - F scale)或 SARC - CalF。

不同于 SARC - F 量表,增强版 SARC - F 量表分别以 34 cm 和 33 cm 作为男、女小腿围阈值,新量表的分数值范围介于 0~20 分之间,理想的肌肉衰减症诊断阈值为≥11,反映其筛查效果的 Youden 指数达 0.50,效果较好。增强版 SARC - F 量表中仅当总分≥11 分,即肌肉质量减少(10 分)连同肌肉功能下降

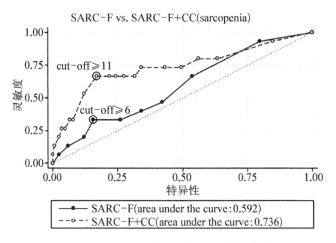

图 7 - 1　SARC - F 和 SARC - F+CC 两种量表诊断肌肉衰减症
时的 ROC 曲线对比图(引自 Barbosa-Silva，2016)

(至少 1 分)时,方可诊断为肌肉衰减症(见表 7 - 4)。按照 EWGSOP 共识中对肌肉衰减症的三阶段递进分类标准,若仅出现肌肉功能下降而未出现肌肉质量减少时,只可诊断为肌肉衰减症早期而并非肌肉衰减症,从这一点来看,增强版 SARC - F 量表更加契合 EWGSOP 等共识的本意,同时也化解了上述不同实证研究的质疑与分歧。不仅如此,增强版 SARC - F 量表虽然进行 CC 测试增加了项目,但其耗时最多只需 2～3 min,而且还通过补充肌肉质量维度使量表得以完善,因此,增强版 SARC - F 量表的应用效度相对较高。

表 7 - 4　增强版 SARC - F 量表

评估项目	具体问题	相 应 得 分		
		0 分	1 分	2 分
1. 肌肉力量	举起/搬运约 4.5 kg 重物的难度	没有难度	有一定难度	难度较大、无法完成
2. 辅助行走	步行穿越房间的难度	没有难度	有一定难度	难度较大、需要帮助、无法完成
3. 床椅转移	从床或座椅站起的难度	没有难度	有一定难度	难度较大、没有帮助无法完成
4. 攀爬楼梯	攀爬 10 级台阶的难度	没有难度	有一定难度	难度较大、无法完成

（续表）

评估项目	具体问题	相 应 得 分		
		0分	1分	2分
5. 跌倒次数	过去一年中跌倒的次数	0次	1～3次	4次及以上
		0分		10分
6. 小腿围度	测量右侧小腿围度双脚间距 20 cm，腿部放松	男＞34 cm 女＞33 cm		男≤34 cm 女≤33 cm

7.1.6　SARC－F量表的优势与局限性

SARC－F量表虽然只是一份简单的问卷,但其在肌肉衰减症的临床诊断中具有较大的优势:第一,避免了对检测仪器的依赖;第二,快速、简单、有效;第三,无须考虑年龄分层与性别差异;第四,无须考虑不同共识下的各项指标的阈值差异,因此,在大规模人群研究及临床快速诊断时应作为首选。

当然,SARC－F量表也存在一些局限性:第一,在不同语言的国家应用时,需考虑跨文化适应性,应加强量表双译以保持量表的原有本意;第二,将该量表用于实证研究时需对研究对象的纳入标准有所区分,以提高量表诊断效果;第三,使用量表前应对受试对象的认知水平进行初步评估,以确保量表效度;第四,该量表具有性别倾向性,因为量表第一类项目中,女性可能会因为绝对肌力较弱而更易失分,从而被诊断为肌肉衰减症的概率增大;第五,增强版 SARC－F 量表中小腿围度测试本身也不尽完善,因为围度易受脂肪量的影响,当受试者较胖时,小腿围度很难低于阈值,从而干扰了量表诊断结果;第六,无论是 SARC－F量表,还是增强版 SARC－F 量表应用于老年人肌肉衰减症诊断时虽然具有较好的效度,但因其"判非优于判是"的特点,部分"判是"的受试者仍需通过后续三维度客观指标检测加以确诊。

从公共卫生视角来看,肌肉衰减症筛查对于掌握其发生率及潜在威胁至关重要。SARC－F 同临床表现具有较高相关度,在日常实践中很有用。SARCF问卷阳性和死亡率的集中风险比为 1.87。虽然 SARC－F 以相对较好的特异性成为当前筛查的首推工具,但其灵敏度相对较低,存在漏检现象。研究者建议采用降低阈值、增加条目、与其他筛查工具联用等方法提高 SARC－F 的灵敏度。

Kurita 等在 SARC - F 量表的基础上,增加年龄(是否达到或超过 75 岁)和 BMI 值(是否低于 21 kg/m²)(即 elderly and bMI, EBM)建立的一种 SARC - EBM 联合检测法(Kurita et al., 2019)。有研究显示,SARC - EBM 联合检测法的灵敏度、特异性和 AUC 值依次为 0.778、0696、0.824,而 SARC - F 量表相应值依次为 0.417、0.685、0.557,可见前者的灵敏度明显优于后者。薛晓燕比较了三种评估工具筛查社区老年人肌肉衰减症的效果,结果显示,社区老年人肌肉衰减症发病率为 18.69%. SARC - F、SARC - F - CalF 及 SARC - EBM 诊断灵敏度分别为 21.32%、66.67%、43.75%,特异性分别为 86.19%、92.73%、87.24%,阳性预测率分别为 25.89%、66.70%、44.07%,阴性预测率分别为 82.62%、91.65%、87.09%,AUC 值分肌肉衰减症别为 0.665、0.755、0.752。由此可见,SARC - F - CalF 和 SARC - EBM 比 SARC - F 具有更好的诊断功能,可作为我国社区老年人肌肉衰减症的快速筛查工具(薛晓燕,2021)。

综上所述,肌肉衰减症作为肌骨转化医学中一种新知的退行性疾病,现有的各种国际共识与 SARC - F 量表都很难做到精准诊断,尤其各种方法中灵敏度和特异性间总是此消彼长,难以两全。由于 SARC - F 量表在诊断肌肉衰减症时具有良好的特异性和阴性预测率以及增强版 SARC - F 的良好提升效果,建议今后将增强版 SARC - F 量表作为肌肉衰减症快速简易有效的诊断手段列入快速老化评估(rapid geriatric assessment, RGA),打破 SARC - F 量表向临床深入推广的瓶颈,以使之更好地服务于老年人肌肉衰减症的临床化诊断。

7.2 其他筛查工具

7.2.1 Ishii 评分

2014 年,日本研究者 Ishii 等开发了一项考虑到性别差异的评分公式(即 Ishii's Formula)来评估社区老年人的肌肉衰减症风险。Ishii 评分中所用的 3 项指标为年龄、握力、小腿围。男性肌肉衰减症筛查公式为:0.62×(年龄-64)-3.09×(握力-50)-4.64×(小腿围-42);女性肌肉衰减症筛查公式为:0.80×(年龄-64)-5.09×(握力-34)-3.28×(小腿围-42)。当男性得分≥105,女性得分≥120 时即可初定为肌肉衰减症。与其他筛查工具相比,Ishii 评分显示出了较好的灵敏度,受试者工作特征(ROC)曲线下面积 AUC 值为 0.914。李敏等研究显示,男性和女性 Ishii 评分的 AUC 值分别为 0.917 和 0.859,表明 Ishii

评分有较高的筛检价值。Chen 等根据推荐标准当女性临界值 120 时,灵敏度为 46.9%,特异性为 93.2%。阳性预测值为 58.0%,阴性预测值为 90.0%,男性的原始临界点为 105。相应的灵敏度、特异性、阳性和阴性预测值分别为 64.9%、85.5%、47.0% 和 92.0%。尽管在亚洲以外尚未得到广泛采用和认可,但 Ishii 评分确实能够一定程度上对不良后果进行预测。

7.2.2　Mini Sarcopenia Risk Assessment(MSRA)问卷

MSRA 问卷是 Rossi 等开发出的一个新型肌肉衰减症筛查工具,完整版一共包含 7 项问题(MSRA - 7),涉及年龄、步行能力、饮食习惯,以及近一年的住院次数和体质量变化等,总分为 0~40 分。Rossi 等研究发现,MSRA - 7 以 30 分为截点可用于老年肌肉衰减症的社区筛查。MSRA - 5 是 MSRA - 7 的简易版本,剔除了牛奶及肉类蛋白摄入 2 项问题。Yang 等比较了 MSRA - 7、MSRA - 5 与 SARC - F 评分在中国社区肌肉衰减症筛查方面的诊断价值,结果发现 MSRA - 5 的诊断敏感性更好,比 MRSA - 7 更适合老年肌肉衰减症的筛查工作,因此推荐将 MSRA - 5 作为我国老年肌肉衰减症的常规筛查工具。

Rossi 等发现,MSRA - 7 的灵敏度为 80.4%,特异性为 50.5%,MSRA - 5 灵敏度为 80.4%,特异性为 60.4%,认为 2 个版本均可用于预测肌肉衰减症 (Rossi et al., 2017)。Yang 等发现中文版 C - MSRA - 7 的灵敏度为 78.0%~86.9%,特异性为 38.3%~41.0%,C - MSRA - 5 的灵敏度为 80.2%~90.2%,特异性为 55.9%~70.6%,认为中文版 C - MSRA 量表可以用于中国社区老年人的肌肉衰减症的筛查,且与 C - MSRA - 7 相比,C - MSRA - 5 更适合用于筛查肌肉衰减症(Yang et al., 2018)。目前 MSRA 量表的应用较少,需要在不同人群中进一步验证,具体的诊断截点也尚需进一步深入研究。以上几种筛查工具的评价方法及筛查要点见表 7 - 5。

表 7 - 5　肌肉衰减症筛查工具的评价方法及筛查要点(Nishikawa, 2021)

筛查工具	评 价 方 法	检 测 要 点
SARC - F 量表	5 个问题(每题 0~2 分)	筛查阈值:≥4 分(满分 10 分)
CC 测试	测量小腿围	筛查阈值:男性 34 cm,女性 33 cm
SARC - CalF 量表	SARC - F 联合 CC 测试	筛查阈值:≥11 分(满分 20 分)

筛查工具	评价方法	检测要点
SARC－EBM 量表	SARC－F、年龄、BMI	年龄 75 岁及以上，BMI<21 kg/m²
MSRA－7 问卷	年龄、住院史、体力活动水平、3 条饮食项目、体重	范围：0～40，阈值为 30
MSRA－5 问卷	年龄、住院史、体力活动水平、1 条饮食项目、体重	范围：0～60，阈值为 45
Ishii 评分	年龄、握力、CC	阈值：男性 105，女性 120
小腿围测试	食指和拇指围绕小腿最粗处的圆圈	偏大、正好、偏小 3 种

8. SarQoL® 量表

8.1 SarQoL® 量表概述

8.1.1 SarQoL® 量表的由来

生活质量(quality of life，QoL)，又称生存质量或生命质量，不仅是社会学领域评价生活优劣的一个重要概念，同时也是医疗卫生与健康科学研究中一项典型的生存预测指标(Haraldstad et al.，2019)。随着人类疾病谱的变迁，如今慢性病已成为威胁人类健康的公共卫生问题之一，传统的临床治疗结果指标(如治愈率)已难以真实准确地反映慢性病的治疗效果。与此同时，由于人类健康观已从"预期寿命"转向"预期健康"，健康相关的生活质量(health-related QoL，HRQoL)逐渐成为衡量人类健康状况、医药疗效和疾病转归的有效评价指标，对医疗决策的制定与健康干预方案的优化至关重要。

肌肉衰减症作为一种新知的增龄性肌肉骨骼系统疾病(ICD-10-CM 代码 M62.84)，不仅具有老年人肌肉质量流失、肌肉力量下降，身体功能衰退等症状，而且还会作为诸多老年病或慢性病的并发症影响老年人的生活质量(Cruz-Jentoft et al.，2010；Cao et al.，2016)。Meta 分析发现，肌肉衰减症的后果主要涉及死亡率、机能减退、跌倒、骨折、住院与否和住院时间 6 个方面，将生活质量作为其后果的研究尚不多见(Beaudart et al.，2017；江婉婷等，2017)。2018 年，欧洲老年人肌肉衰减症工作组推出了新版 EWGSOP2 共识，为今后研究再次指明了方向(Cruz-Jentoft et al.，2019)。EWGSOP2 共识不仅着重突出了肌肉功能在肌肉衰减症诊断中的核心地位，提出了"发现—评估—确认—严重性评价"(即 F—A—C—S)诊断流程，而且首次将 SarQoL® 量表列为反映肌肉衰减症病程进展与治疗效果的重要特异指标。那么何为 SarQoL® 量表？其组成结构如何？它与当前广为采用的 SF-36、EQ-5D 等 HRQoL 量表有何关联？该量表的信度、效度以及反应度等心理测量特征如何？它在肌肉衰减症临床及科研中的应用效果及前景是否良好呢？为了回答上述问题，本章将围绕 SarQoL® 量表的研制初衷、组成结构、心理测量特征、跨文化调适以及不同诊断标准下的应用效果做一简要概述，以期助推国内学者以 SarQoL® 量表为专用工具深入开展肌肉衰减症特异性生活质量的临床应用与非医疗干预研究。

8.1.2　SarQoL® 量表研制的初衷

HRQoL 是一个涉及生理、心理和社会功能等的多维概念和动态变量，因其有助于医生选择减轻疾病、改善身体功能和健康状况的治疗方法，自 20 世纪 70 年代起便经常被用于评估健康状况（Revicki，1989；Cuerda et al.，2016）。通常情况下，用于 HRQoL 评定的工具分为普适性通用量表和疾病特异性专用量表两大类。顾名思义，普适性通用量表因其覆盖全年龄段、全周期、全人群的所有健康问题，而适于开展观察性研究和短期临床诊断。目前，可用于评定 HRQoL 的通用量表主要有世界卫生组织生活质量（WHOQoL - 100）量表及其缩减版 WHOQoL - BREF 量表、SF - 36 健康调查简表及其缩减版 SF - 12 量表、EQ - 5D 欧洲五维生活质量总评量表及单个个体自评视觉模拟标尺评分（EQ - VAS）等。其中由于 SF - 36 量表和 EQ - 5D 量表中包含侧重肌肉功能相关的条目，因而可用于肌肉衰减症患者的生活质量评估。

尽管如此，目前有关肌肉衰减症患者生活质量的研究数量并不多。Beaudart 等的研究综述显示，截至 2016 年，共有 11 项研究单独或联合使用不同通用量表比较了肌肉衰减症患者与普通人群间的生活质量差异，但是研究结果并不一致。在使用 SF - 36 量表的 7 项研究中，仅有 4 项研究显示肌肉衰减症会造成患者生活质量中部分领域有所下降（Morishita et al.，2012；Patel et al.，2013；Beaudart，et al.，2017；Manrique-Espinoza et al.，2017）；使用 EQ - 5D 量表的 3 项研究中，仅有 1 项显示肌肉衰减症会造成生活质量下降（Go et al.，2013）。究其原因，可能在于通用量表中仅部分特定条目同肌肉衰减症存在关联，因而无法全面详尽地反映肌肉衰减症对患者生活质量的影响，导致对肌肉衰减症患者与普通人群之间生活质量差异的区分度不高（Silva-Netto et al.，2012）。即使有研究支持肌肉衰减症患者 HRQoL 水平会显著降低，但往往对变化细节知之甚少，无法清楚辨别是因肌肉衰减症本身还是合并的其他疾病引起的生活质量改变，因此肌肉衰减症患者的生活质量研究迫切需要一份疾病特异性专用量表（Beaudart et al.，2015；Gasparik et al.，2017；Tsekoura et al.，2017）。

8.1.3 SarQoL® 量表的研制过程及其组成结构

基于以上原因,比利时学者 Beaudart 等认为普适性通用量表无法针对性地反映出肌肉衰减症对生活质量的特定影响,因此于 2015 年组织多位专家研发了第一份肌肉衰减症生活质量(Sarcopenia Quality of Life,简称 SarQoL®)专用量表,并严格按照"条目生成—条目删减—量表生成—量表前测"的步骤,结合文献综述、患者访谈、专家咨询、集中讨论、规范语言等环节,最终将 7 个领域(Domain,简称 D)中的 55 项条目以 22 个问题的形式组成完整的法语版 SarQoL® 量表(量表详情可登录 www.sarqol.org 进行查阅)。

与 SF-36 量表和 EQ-5D 量表这两种普适性通用量表相比,SarQoL® 量表的领域和条目同肌肉功能的联系程度更为紧密(见表 8-1)。SarQoL® 量表作为一份自填式量表,其中涉及频率和强度的问题均以 4～5 级 Likert 评分法来进行评定,总分 0～100 分,其中各领域还可单独计分,整份量表做完大约需要 10 分钟。

表 8-1　SarQoL® 量表和 SF-36 量表、EQ-5D 量表的组成结构

	SarQoL®	SF-36	EQ-5D
量表类别	专用量表	通用量表	通用量表
基本组成	7 个领域 55 个条目	8 个领域 36 个条目	5 个维度＋VAS 视觉模拟尺
量表结构	D1:身心健康(physical and mental health) D2:运动能力(locomotion) D3:身体成分(body composition) D4:功能表现(functionality) D5:日常活动(activities of daily living) D6:休闲活动(leisure activities) D7:担忧程度(fears)	1. 生理功能 PF(physical functioning) 2. 生理职能 RP(role limitation due to physical problems) 3. 躯体疼痛 BP(body pain) 4. 总体健康 GH(general health) 5. 活力状态 VT(vitality) 6. 社会功能 SF(social functioning) 7. 情感职能 RE(role limitation due to emotional problem) 8. 心理健康 MH(mental health)	1. 行动能力(mobility) 2. 自我照护(self-care) 3. 日常活动能力(usual activities) 4. 疼痛或不适(pain/discomfort) 5. 焦虑或抑郁(anxiety/depression)

8.2　SarQoL® 量表的心理测量特征

为了规范生活质量测评,Hays 等曾提出各类 HRQoL 量表形成后均应进行可行性、信度、效度以及反应度等心理测量学质量评价,其质量高低对量表调查结果的真实性、可靠性、有效性和适用性等具有决定性的作用(Hays et al.,1993),因此,SarQoL® 量表的心理测量特征研究成为其推广应用的首要环节。

8.2.1　SarQoL® 量表的信度检验

通常量表信度可由 Cronbach's α 信度系数法、重测信度法、复本信度法、折半信度法四种方法进行衡量,其中反映内在信度的 Cronbach's α 系数和反映外在信度的重测信度系数最为常用。其中 Cronbach's α 值越大则量表条目间相关性越高,内部一致性越好,若 Cronbach's α 值达到 0.8 以上则表示内部一致性非常好。对于重测信度而言,组内相关系数(intraclass correlation coefficient,ICC)>0.90 即为高信度,介于 0.75～0.90 之间为较高信度,介于 0.40～0.75 之间为中等信度。基于此,Beaudart 等依托比利时"随着年龄的增长,肌肉减少对身体的伤害"(Sarcopenia and Physical impairment with advancing Age,SarcopPhAge)项目,征集了 296 名平均年龄 73.3 岁的老年志愿者进行研究,参照 EWGSOP 共识标准确诊 43 人为肌肉衰减症患者并对其进行 SarQoL® 量表调查,结果显示,肌肉衰减症患者 SarQoL® 量表总分(54.7 分)显著低于普通人群总分(67.8 分),经年龄和 BMI 校正后的得分比值比(odds ratio,OR)为 0.93。肌肉衰减症患者在 SarQoL® 量表的 7 个领域中均呈现出得分显著降低,意味着该量表能够在细节上呈现出较好的区分度,弥补了通用量表的不足。此外,反映量表内部一致性的 Cronbach's α 系数为 0.87,重测后量表总分的组内相关系数 ICC 为 0.91(见表 8-2)。因此,SarQoL® 量表已显示出良好的信度效应(Beaudart et al.,2017)。

表 8-2　SarQoL® 量表总分及各领域的区分度、相关性和重测信度

SarQoL® 量表	A：肌肉衰减症 (n=43)	B：普通人群 (n=253)	A vs B		r	重测信度	
			OR	p 值		ICC	95% CI
总　分	54.7(45.9～66.3)	67.8(57.3～79.0)	0.93	<0.001	1	0.91	0.82～0.95
D1 身心健康	56.7(45.6～63.3)	63.3(54.4～76.7)	0.96	0.003	0.78*	0.84	0.69～0.92

（续表）

SarQoL® 量表	A：肌肉衰减症 (n＝43)	B：普通人群 (n＝253)	A vs B		r	重测信度	
			OR	p 值		ICC	95% CI
D2 运动能力	52.8(30.6~66.7)	61.1(50.0~83.3)	0.97	＜0.001	0.84*	0.65	0.39~0.81
D3 身体成分	50.0(41.7~60.0)	60.0(50.0~70.8)	0.97	0.027	0.56*	0.52	0.21~0.73
D4 功能表现	65.4(53.8~75.0)	75.0(61.5~85.7)	0.95	＜0.001	0.86*	0.88	0.78~0.94
D5 日常活动	48.3(40.0~57.7)	66.1(54.5~80.0)	0.93	＜0.001	0.89*	0.79	0.60~0.89
D6 休闲活动	50.0(33.2~66.7)	66.6(33.2~66.7)	0.97	0.013	0.52*	0.76	0.55~0.88
D7 担忧程度	87.5(75.0~100.0)	87.5(87.5~100.0)	0.95	0.002	0.58*	0.42	0.09~0.67

注：OR 为校正后 SarQoL® 量表得分优势比，r 为量表各领域同总分的相关性，* 代表 P＜0.001 (Beaudart et al.，2017)。

8.2.2 SarQoL® 量表的效度检验

效度即准确度，指量表能够准确测出所测条目的程度，主要分为内容效度、准则效度和结构效度三种类型。其中准则效度（又称效标效度）由于分析时选择一个合适的准则往往十分困难，使其应用受到一定限制，因此，内容效度和结构效度较为常用。内容效度主要通过单项与总和相关效度分析法测量，即计算每个领域得分与量表总分的相关系数，根据相关是否显著判断是否有效。SarQoL® 量表 7 个领域中有 4 个领域（D1、D2、D4 和 D5）同量表总分呈现出显著的高相关性（r＞0.70），其余 3 个领域（D3、D6 和 D7）同量表总分呈现出显著的较高相关性（r＞0.40）（见表 8－2），由此可见，SarQoL® 量表具有较好的内容效度。

结构效度不仅可由因子分析法求得，而且还可以将 SarQoL® 量表与普适性通用量表中相似或不同的领域进行相关分析，以聚合效度（同质效度）和分歧效度（异质效度）来体现。Beaudart 等的研究显示，SarQoL® 量表总分同 SF－36 量表中 5 个相似领域和 EQ－5D 量表中 2 个相似维度的聚合效度均呈现出中等以上程度的显著相关关系（r＞0.4）；而且同 SF－36 量表中 2 个不同领域和 EQ－5D 量表中 2 个不同维度的分歧效度呈现出显著弱相关关系（r＜0.4），其中由于 EQ－5D 量表得分越高代表着生活质量越差，因此呈现出负相关。总体而言，SarQoL® 量表同 SF－36 量表和 EQ－5D 量表相应领域或维度的聚合效度与分歧效度基本符合"似强异弱"的相关性特征(见表 8-3),由此认为 SarQoL® 量表具有较好的结构效度(Beaudart et al.,2017)。

表 8-3 **SarQoL® 量表同 SF-36 量表、EQ-5D 量表各领域/维度的聚合效度与分歧效度**

	聚合效度			分歧效度	
	领域/维度	同 SarQoL® 量表总分相关系数 r		领域/维度	同 SarQoL® 量表总分相关系数 r
SF-36	生理功能	0.82**	SF-36	社会功能	−0.47**
	生理职能	0.54**		情感职能	−0.22△
	躯体疼痛	0.55**		心理健康	−0.29*
	总体健康	0.49**		自我照护	−0.24△
	活力状态	0.74**	EQ-5D	疼痛或不适	−0.41**
EQ-5D	行动能力	−0.56**		焦虑或抑郁	−0.32*
	日常活动能力	−0.55**			

注: ** $P<0.001$, * $P<0.01$, △ $P<0.05$(Beaudart et al.,2017)。

8.2.3 SarQoL® 量表的反应度检验

在临床生活质量评价中,反应度检验主要是检测量表辨别患者治疗前后生活质量得分变化的能力。Kirsher 等曾指出,如果生活质量量表用于判别、描述或预测等目的,证实量表的信度和效度即可;但若用于临床疗效评价,还需证实反应度(Kirsher et al.,1987)。目前,SarQoL® 量表的研究大多为肌肉衰减症患者健康状况处于相对"静态"状态下的横向研究,其在一段时间间隔前后健康状况"动态"改变的纵向研究中的应用效果是否依然良好需检验反应度。

然而,由于反应度检验耗时费力,迄今为止,仅有一项研究对 SarQoL® 量表的反应度进行了检验。Geerinck 等选取 SarcoPhAge 研究中的 42 位肌肉衰减症患者为受试人群,基于不同量表间各领域相似程度,以 2 年间隔期前后 SarQoL® 量表得分变化(△SarQoL)与 SF-36 和 EQ-5D 量表中 EQ-VAS 得分变化(△SF-36 或△EQ-VAS)之间相关性提出了 9 条假设(见表 8-4),以期通过验证假设结果来评估 SarQoL® 量表的反应度,并通过计算标准化反应均数(即治疗或干预前后差值均数与差值的标准差的比值,standardized response mean,SRM)对不同量表测量的变化量进行比较。结果显示,9 条假设中有 8 条通过验证确认,被拒绝的假设比例仅为 11%,符合 De Boer 等提出的量表质性评估时被拒绝的假设比例低于 25%,反应度即为优的标准。此外,标准化反应均数计算结果表明,SarQoL® 量表有 3 项(总分、D4 和 D5)呈现出中等变化($0.50 \leqslant SRM < 0.80$),而 SF - 36 量表仅 1 项呈现出中等变化,EQ - 5D 量表则没有呈现出中等变化的领域,参照 SRM 值越大则量表的反应度越好的准则,SarQoL® 量表总分的 SRM 值均分别显著高于 SF - 36 量表(躯体健康维度)和 EQ - 5D 量表的 SRM 值。基于以上结果,可以进一步确认该量表反应度较好(Geerinck et al.,2018)。

表 8 - 4 SarQoL® 量表的反应度评估假设及验证结果

假设	假 设 内 容		预期相关系数 r_1	实测相关系数 r_2	p 值	验证结果
	△SarQoL	△SF - 36 或 △EQ - VAS				
1	总分	总体健康(GH)领域	>0.4	0.442	0.005	确认
2	总分	活力状态(VT)领域	>0.3	0.454	0.004	确认
3	总分	生理功能(PF)领域	>0.5	0.669	<0.001	确认
4	总分	△EQ - VAS	>0.4	0.404	0.009	确认
5	身心健康(D1)领域	总体健康(GH)领域	>0.3	0.610	<0.001	确认
6	身心健康(D1)领域	△EQ - VAS	>0.3	0.312	0.047	确认
7	运动能力(D2)领域	生理功能(PF)领域	>0.4	0.412	0.010	确认
8	功能表现(D4)领域	生理功能(PF)领域	>0.5	0.680	<0.001	确认
9	日常活动(D5)领域	生理功能(PF)领域	>0.5	0.467	0.003	拒绝

注:△为变化值(Geerinck et al.,2018)。

为了对 SarQoL® 量表有更深入的了解,Geerinck 等依托前人开展的多项研究中 278 位肌肉衰减症患者的 SarQoL® 量表得分数据,对能够反映量表精密度的测量标准误差(standard error of measurement,SEM)以及最小可测变化值(smallest detectable change,SDC)进行了二次数据分析,结果表明,现有各项研究的总体 SEM 为 2.65 分(<3 分),总体 SDC 为 7.35 分。由此推测,只要个

体 SarQoL® 量表得分变化≥7.35 分,即可确认生活质量已发生变化,因此,SarQoL® 量表的精密度也较好(Geerinck et al.,2019)。

8.2.4 SarQoL® 量表的天花板/地板效应检验

天花板/地板效应,又称高限或低限效应,虽与具体条目无关,但也是量表的一项重要心理测量特征指标。天花板效应指测试条目过于容易,导使大部分个体得分普遍较高的现象;地板效应指测试条目过难,致使大部分个体得分普遍偏低的现象。如果 15% 以上的受试个体的量表评分最终落在最高或最低分值范围内,则该量表存在天花板/地板效应,其信度、效度和反应度等大打折扣。Beaudart 等研究显示,肌肉衰减症患者在使用 SarQoL® 量表进行生活质量评估时未出现天花板/地板效应(Beaudart et al.,2017)。

8.3 SarQoL® 量表的跨文化调适

由于 SarQoL® 量表最初以法语为母语创建,限制了其在不同国家和地区的应用与推广,因此,非常有必要将其译为多种语言版本。按照国际惯例,SarQoL® 量表的其他译版也必须经过“2 次正向翻译—汇总综合—回译—专家委员会商讨论—等价性考察—预实验”等严格流程方才能够确认成型。与此同时,为了保证跨文化适应良好,增强该量表的公信力与认可度,不同语言版本的跨文化调适以及新译量表的心理测量特征检验都必不可少。

8.3.1 英语版

Beaudart 等首先将该量表译为英文版加以推广普及,并以英国赫特福德郡队列研究中 297 位平均年龄为 79.5 岁的老年人为研究对象,在“法语—英语”双译的基础上,对 SarQoL® 量表的区分度、信度、效度以及天花板/地板效应等心理测量特征进行了检验。结果显示,肌肉衰减症患者的英文版 SarQoL® 量表得分(61.9 分)显著低于普通人群(71.3 分),Cronbach's α 系数为 0.88(与法语版 α 系数 0.87 相当接近),组内相关系数 ICC 为 0.95(略高于法语版 ICC 值0.91),与 SF - 36 量表、EQ - 5D 量表中相似领域的聚合效度也呈现显著高相关性,与不同领域的分歧效度呈现显著低相关,且同样不存在天花板/地板效应(见表 8 - 5)。由此可见,英文版 SarQoL® 量表不仅区分度较好,而且内部一致性、重测信度、内容效度、结构效度均较高(Beaudart et al.,2017)。总体来看,由于 SarQoL®

量表问题设计的针对性较强,保障了英文版 SarQoL® 量表同样行之有效,不仅可以更好地评估肌肉衰减症相关的疾病负担,而且还可作为肌肉衰减症干预研究中的一个治疗效果指标。

表 8-5 不同语言译版 SarQoL® 量表的心理测量特征汇总

	法语版	英语版	罗马尼亚语版	波兰语版	荷兰语版	希腊语版
总人数	296	235	100	106	92	176
肌肉衰减症人数	43	14	13	60	30	50
诊断标准	EWGSOP	EWGSOP	EWGSOP	EWGSOP	EWGSOP	EWGSOP
SarQoL® 量表总分						
肌肉衰减症患者	54.7 (45.9~66.3)	61.9± 16.5	57.3 (34.4~70.7)	54.9± 16.5	67.2 (54.8~81.5)	52.1± 11.0
普通人群	67.8 (57.3~79.0)	71.3± 12.8	68.4 (55.7~85.2)	63.3± 17.1	79.7 (70.1~86.9)	68.2± 14.1
P 值	<0.001	0.01	0.018	0.013	0.003	<0.001
Cronbach's α 系数	0.87	0.88	0.95	0.92	0.88	0.96
ICC	0.91	0.95	/	0.99	0.97	0.96
天花板/地板效应	无	无	无	无	无	无
内容效度(同总分的相关性)						
D1 身心健康	0.78*	0.84*	0.89*	0.91*	/	0.75*
D2 运动能力	0.84*	0.85*	0.91*	0.94*	/	0.65*
D3 身体成分	0.56*	0.61*	0.73*	0.81*	/	0.45*
D4 功能表现	0.86*	0.92*	0.91*	0.93*	/	0.78*
D5 日常活动	0.89*	0.94*	0.93*	0.92*	/	0.68*
D6 休闲活动	0.52*	0.51*	0.67*	0.45*	/	0.53*
D7 担忧程度	0.58*	0.54*	0.66*	0.76*	/	0.55*

注:* 代表 P<0.001。

8.3.2　其他语言译版

迄今为止,仅有 4 项研究在翻译原版量表的基础上,开展相关译版的心理测量特征验证(见表 8-5)。Gasparick 等将其译为罗马尼亚语,并就该量表的跨文化适用性进行了探讨。结果表明,100 位受试者中有 13 位满足 EWGSOP 阳性判定标准,SarQoL® 量表总得分(57.3 分)显著低于普通人群得分(68.4 分)。Cronbach's α 系数为 0.95,该量表的内容效度和结构效度均较高(Gasparick et al.,2016)。方差分析结果显示,低生活质量得分往往与"低肌力、低步速"显著相关。虽然该研究并未进行重测信度检验,但 Gasparick 仍认为罗马尼亚语版 SarQoL® 量表与法语版和英语版效力基本相同。此后,Konstantynowicz 等将 SarQoL® 量表译为波兰语,同样参照 EWGSOP 共识以 106 位平均年龄 73.3 岁的受试者进行了量表信效度检验,其中 60 人被诊断为肌肉衰减症阳性,Cronbach's α 系数为 0.92,组内相关系数 ICC 为 0.99。该研究结果提示,肌肉衰减症患者往往呈现出高龄、低体重、腰围和大腿围小、肌力弱、收缩压降低等特点。由此认为,波兰语版 SarQoL® 量表也可以有效评估肌肉衰减症患者的生活质量,而且有利于更好地追踪和监控肌肉衰减症病程变化(Konstantynowicz et al.,2018)。

此外,Geerinck 等将 SarQoL® 量表译为荷兰语,从 92 位受试中筛查出 30 位肌肉衰减症患者(其中重度患者 8 人),肌肉衰减症患者的 SarQoL® 量表得分(67.15 分)显著低于普通人群(79.72 分)。Cronbach's α 系数为 0.88,组内相关系数 ICC 为 0.97(Geerinck et al.,2018)。遗憾的是,该研究未对荷兰语版量表的内容效度进行检测。与此同时,Tsekoura 等将 SarQoL® 量表译为希腊语,以 176 位平均年龄 71.19 岁的老年人为受试对象检验希腊语版 SarQoL® 量表的各项心理测量特征。结果显示,经诊断有 50 人患肌肉衰减症(其中轻度 9 人,中度 25 人,重度 16 人),病患人群的 SarQoL® 量表得分(52.12 分)同样显著低于普通人群(68.23 分),且肌肉衰减程度越重得分越低,Cronbach's α 系数为 0.96,组内相关系数 ICC 为 0.96,该结果表明,希腊语版量表同样具有较好的区分度、信度与效度,能够将不同程度肌肉衰减症患者的生活质量加以区分,可以满足肌肉衰减症特异性生活质量评估的需要(Tsekoura et al.,2018)。

上述几种译版 SarQoL® 量表的跨文化调适与检验结果表明,该量表翻译后仍然具有较好的区分度、信度和效度。另据 Beaudart 等报道,SarQoL® 量表现已被译成汉语、韩语、匈牙利语、西班牙语等 25 种语言,相关译版量表的心理测量特征有待进一步证实(Beaudart et al.，2017)。

8.4 不同判定标准下 SarQoL® 量表的应用效果

如今肌肉衰减症研究已进入"共识时代"，除了权威的 EWGSOP 共识外，还有 IWGS、SSCWD、FNIH 等多种共识存在(李海鹏，2018)，基于不同共识或诊断标准得出的发生率存在一定的差异，如果仅基于 EWGSOP 共识即断定 SarQoL® 量表效果良好，那么 SarQoL® 量表的说服力易受质疑。有鉴于此，Beaudart 等在对 387 位平均年龄 74 岁的老年人进行的 SarQoL® 量表生活质量评估中，选取了 6 种不同时期应用广泛的肌肉衰减症判定标准，分别对肌肉衰减症患者和普通人群的 SarQoL® 量表得分进行了比较。结果显示，在 6 种判定标准下，肌肉衰减症的发生率在 4.39%～32.80%之间，波动幅度较大(见图 8-1)。在强调肌肉质量和肌肉功能(肌肉力量和身体功能)双重维度的 EWGSOP、IWGS、SSCWD、FNIH 四种共识的判定标准下，肌肉衰减症患者的 SarQoL® 量表得分均显著低于普通人群，而当采用早期 Baumgartner 和 Delmonico 推荐的肌肉质量单一维度进行判定时，SarQoL® 量表得分却未见显著差异(见表 8-6)。

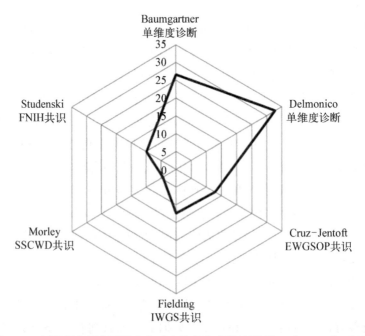

图 8-1　不同判定标准下肌肉衰减症的发生率雷达图(Beaudart et al.，2018)

由此可见,SarQoL® 量表基于肌肉质量和肌肉功能双重维度评估时具有典型效力,即与肌肉质量维度相比,肌肉功能维度与 SarQoL® 量表得分间相关性更高。这一点呼应并印证了 EWGSOP2 新版共识中凸显肌肉功能在肌肉衰减症诊断中的核心地位,并体现了 SarQoL® 量表在肌肉衰减症患者生活质量评估时对肌肉功能领域的评估具有较强的特异性(Beaudart et al.,2018)。

表 8-6　六种不同判定标准下 SarQoL® 量表的应用结果

标准/共识	Baumgatner (1998)	Delmonico (2007)	Curz-Jentoft (2010) EWGSOP	Fielding (2011) IWGS	Morley (2011) SSCWD	Studenski (2014) FNIH
肌肉质量	ALM/ht^2 低于青年对照平均值 2 倍 SD 以下	ALM/ht^2 男≤ 7.25 kg/m² 女≤ 5.67 kg/m²	ALM/ht^2 男≤ 7.23 kg/m² 女≤ 5.67 kg/m²	ALM/ht^2 男≤ 7.23 kg/m² 女≤ 5.67 kg/m²	ALM/ht^2 低于青年对照平均值 2 倍 SD 以下(20～30 岁同人种)	ALM_{BMI} 男< 0.789 女< 0.512
肌肉力量	/	/	握力 男<30 kg 女<20 kg	/	/	握力 男< 26 kg 女< 16 kg
身体功能	/	/	或/且 步速 <0.8 m/s	步速 <1.0 m/s	步速 ≤1.0 m/s 或 6 min 步行距离不足 400 m	步速 ≤0.8 m/s
SarQoL® 量表总分						
肌肉衰减症患者	64.6±15.8	64.2±15.2	56.3±13.4	53.8±12.0	53.3±12.5	51.1±14.5
普通人群	67.2±15.3	67.6±15.5	68.0±15.2	68.3±15.1	67.1±15.3	68.2±14.6
p 值	0.19	0.15	<0.001	<0.001	0.002	<0.001

注:ALM/ht^2 为四肢肌肉质量除以身高的平方;IWGS- International Working Group on Sarcpenia;SSCW- Society of Sarcopenia, Cachexia and Wasting Disorders;FNIH- Foundation of NIH Sarcopenia Project(Beaudart et al.,2018)。

  SarQoL®量表作为第一份肌肉衰减症专用生活质量量表,不仅能够凭借其较好的区分度、信度、效度和反应度有效评估肌肉衰减症患者的生活质量,而且符合当前国际学术界对肌肉衰减症深度认知的发展趋势。我国应当尽快开展SarQoL®量表汉语版心理测量特征研究,加快推进其在我国老年医学领域临床及科研实践中的应用进程,使其成为评价肌肉衰减症治疗或干预效果的一项重要指标,以便早日探明治疗或缓解肌肉衰减症的有效手段,提高患有肌肉衰减症的老年人的生活质量。

9. 中国肌肉衰减症研究的现状

9.1 中国专家共识

9.1.1 《肌肉衰减综合征营养与运动干预中国专家共识(节录)》

2015 年,中国营养学会老年营养分会牵头发布了《肌肉衰减综合征营养与运动干预中国专家共识》。首次以共识形式明确认可肌肉衰减综合征是与增龄相关的进行性骨骼肌量减少、伴有肌肉力量和(或)肌肉功能减退的综合征,并从蛋白质(摄入量、三餐分配、来源、消化利用率)、脂肪酸(长链多不饱和脂肪酸)、V_D(血清浓度)、抗氧化营养素(V_C、V_E、类胡萝卜素、硒)、口服营养补充(ONS)、运动(抗阻运动、包括抗阻运动的综合运动)6 个方面,分别探讨了肌肉衰减综合征在营养学与运动科学领域的研究证据,按照循证医学原则,分别以 A 级(RCT 或 Meta 分析)、B 级(小型研究)、C 级(专家意见)3 个等级对以上 6 个方面形成了推荐意见。其中部分代表性推荐意见如下。

(1) 老年人蛋白质的推荐摄入量(RDA)应维持在 1.0~1.5 g/(kg·d),富含亮氨酸等支链氨基酸的优质蛋白质比例最好能达到 50%(B 级);

(2) V_D 的建议补充剂量为 15~20 μg/d 或 600~800 IU/d(A 级),口服营养补充(ONS)有助于增龄相关的肌肉蛋白质合成抗性(A 级);

(3) 推荐选择以抗阻运动为基础的运动(如坐位抬腿、静力靠墙蹲、举哑铃、拉弹力带等),每天进行累计 40~60 min 的中—高强度运动(如快走、慢跑),其中抗阻运动 20~30 min,每周≥3 d,对于肌肉衰减综合征患者可酌情增加运动量。(A 级)

该共识由赵法伋和顾景范担任顾问,由孙建琴等 30 余位国内营养学专家,反复讨论,历时 1 年多完成,共识兼顾了营养与运动两个学科领域的研究证据,但对于肌肉衰减综合征的诊断及其流行病学特征等却少有提及。

9.1.2 《肌少症共识》

2016 年,中华医学会骨质疏松和骨矿盐疾病分会发布了《肌少症共识》,沿用 EWGSOP 和 IWGS 两大国际共识对肌少症定义,即"与增龄相关的进行性、全身肌量减少和(或)肌强度下降或肌肉生理功能减退"。

该共识指出,虽然运用不同的评估方法和诊断标准得出的患病率差异较大,但亚洲老年人肌少症的估计患病率基本介于 4.1%～11.5%之间,且男性更易罹患肌少症,并推测亚洲老年人肌少症患病率低于欧美人群。随后,共识从运动减少(长期久坐或卧床)、神经—肌肉功能减弱(α 运动神经元丢失)、增龄相关激素变化(雄激素、雌激素、胰岛素、生长激素、糖皮质激素等)、促炎性反应细胞因子(IL-6、TNF-α、C 反应蛋白)、肌细胞凋亡(Caspase 依赖或非依赖凋亡信号通路)、遗传因素(ACE、GDF-8、ACTN3、IGF 基因等)、营养因素(营养不良和蛋白质摄入不足)等众多因素的角度进行了发病机制探讨。

鉴于国内肌少症研究刚刚起步,相关数据及工作经验有限,因此参考国外的有关标准及我国现有的研究,建议筛查与评估步骤如下。

第一步:先进行步速测试,若步速≤0.8 m/s,则进一步测评肌量;步速>0.8 m/s时,则进一步测评手部握力。第二步:若静息情况下,优势手握力正常(男性握力>25 kg,女性握力>18 kg),则排除肌少症;若肌力低于正常,则要进一步测评肌量。第三步:若肌量正常,则排除肌少症;若肌量减低,则诊为肌少症。

该共识还列出了肌少症的防治措施,包括药物治疗、营养疗法、运动疗法以及物理治疗等。尽管临床上治疗其他疾病的部分药物(如同化激素、活性维生素 D、β 肾上腺能受体兴奋剂、血管紧张素转换酶抑制剂、生长激素等)可使肌肉获益,进而扩展用于治疗肌少症,但目前仍缺乏以肌少症为适应证的治疗药物。营养疗法则建议老年人在日常生活中要保持平衡膳食和充足营养,必要时考虑补充蛋白质或氨基酸,并酌情补充维生素 D,以增加肌肉强度、预防跌倒和骨折。运动是获得和保持肌量和肌力最为有效的手段之一,有氧运动和抗阻运动均能缓解老年人肌量和肌肉力量的下降。建议采用主动运动和被动运动,肌肉训练与康复相结合的手段,达到增加肌量和肌力,改善运动能力和平衡能力。此外,对缺乏运动或受身体条件制约不能运动的老年人,可使用水疗、全身振动和功能性电刺激、电磁场、超声等物理治疗。

该共识体系覆盖较为全面,不仅包括了肌少症的定义、流行病学、发病机制、诊断、防治等诸多内容,而且还从力学作用和化学作用两个方面,阐释了肌肉与骨骼的相互调节作用,建议肌少症与骨质疏松同步诊断、共同防治。然而,共识全文并未提及对中国人群诊断阈值具有参考价值的亚洲共识。不仅如此,尽管共识对肌少症的筛查与评估步骤进行了介绍,但只对步速(0.8 m/s)和握力(男性>25 kg,女性>18 kg)指标给出了绝对阈值,关于肌量指标是以低于参照青年健康人峰值的−2SD采用相对阈值,还是参照 EWGSOP 共识的绝对阈值(男性<7.26 kg/m²,女性<5.45 kg/m²)并未予以明确。

9.1.3 《肌肉衰减综合征中国专家共识(草案)》

2017 年,为了降低肌肉衰减综合征对我国家庭医疗负担与社会公共卫生支出带来的巨大影响,同时更好地增加社会大众对该疾病的认识和了解,提高医务人员的诊治水平,降低老年人患病率,中华医学会老年医学分会参照国内外相关指南与研究进展起草了《肌肉衰减综合征中国专家共识(草案)》。

该共识将肌肉衰减综合征定义为一种与年龄增长相关的进展性、广泛性的全身骨骼肌质量与功能丧失,合并体能下降、生存质量降低及跌倒与死亡等不良事件风险增加的临床综合征。从定义、发病机制、临床表现、常用评估方法、诊断标准与流程(图 9-1)、患者结局评价指标、干预治疗 7 个方面进行了系统阐述,指出经过 20 余年的不断研究,学界对肌肉衰减综合征的流行情况、形成机制、不良影响、诊断标准、治疗及预防措施均有了较深入的了解(见图 9-1)。

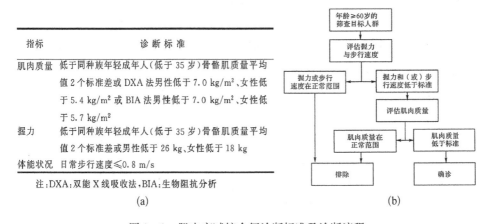

指标	诊断标准
肌肉质量	低于同种族年轻成年人(低于 35 岁)骨骼肌质量平均值 2 个标准差或 DXA 法男性低于 7.0 kg/m²,女性低于 5.4 kg/m² 或 BIA 法男性低于 7.0 kg/m²,女性低于 5.7 kg/m²
握力	低于同种族年轻成年人(低于 35 岁)骨骼肌质量平均值 2 个标准差或男性低于 26 kg,女性低于 18 kg
体能状况	日常步行速度≤0.8 m/s

注:DXA:双能 X 线吸收法,BIA:生物阻抗分析

(a)　　　　　　　　　　　　　(b)

图 9-1　肌肉衰减综合征诊断标准及诊断流程
(a) 诊断标准　(b) 诊断流程

根据肌肉衰减综合征的定义与不良影响,共识推荐采用主要评价指标和次要评价指标作为患者结局评价指标,其中主要评价指标包括肌肉力量、肌肉质

量、身体活动能力,次要评价指标包括日常生活活动能力、生存质量、代谢与生化学指标、炎症指标、跌倒史、入院史、衰弱程度、社会支持度、死亡。这些指标可用于患者的动态追踪,以此反映其病情变化、对治疗的反映等。此外,该共识还提出三种干预模式。

第一种,药物干预模式。目前药物治疗集中在肌蛋白合成激素的补充与蛋白质代谢的平衡调节方面,但现有的药物治疗疗效并不理想。补充睾酮则可以增加健康老年人的肌肉质量与功能,但存在一定的不良反应。非甾体选择性雄激素受体调节剂有望成为突破口。生长激素具有显著的骨骼与肌肉生长促进作用,但其治疗肌肉衰减综合征的有效性与安全性仍未得到充分的肯定。

第二种,营养支持模式。补充蛋白质与氨基酸可增加肌肉蛋白合成,推荐我国老年人蛋白质的摄入量应维持在 1.0~1.5 g/(kg·d),并适量增加富含亮氨酸等支链氨基酸的优质蛋白质,推荐优先摄入植物源性蛋白,并适当补充维生素 D。

第三种,康复治疗(运动干预)模式。运动干预是改善肌肉衰减综合征的有效非药物措施。建议开具运动处方时,采用中(自觉劳累程度分级量表 RPE:5~6)至高(RPE:7~8)训练强度,每天至少 10 分钟,每周进行 3~5 天;高强度抗阻训练似乎能更显著地改善肌肉体积与力量,但训练强度的差异并未带来相对更多的功能性收益。在训练时间方面,单次的高强度抗阻运动足以诱导细胞核内肌蛋白合成相关基因浓度与活性的改变,且持续 48 小时左右,肌肉力量的改变则出现在 8 周左右。长期的规律训练能带来持续的效益,而相比年轻人,老年人可能需要更高的维持训练量,介入时间也应更早。除此之外,力量训练联合氨基酸或蛋白质摄入是否具有叠加效应一直存在较大争议;部分研究认为,两者具有协同效应,两者联合应用有助于减轻老龄化导致的肌蛋白合成抵抗,但另有部分临床研究却未能证实这一叠加效应。究其原因,可能受到摄入蛋白或氨基酸的种类、摄入时机、剂量等多种因素影响。

近年新的观点认为,有氧运动是否能增加肌肉质量与力量取决于训练处方剂量,尤其是运动强度。有研究指出,75% 的峰功率自行车运动等同于 38% 最大动态肌肉力量输出。在合适的运动处方下,有氧运动训练能诱导出与抗阻运动等效的肌肉体积的增加。参照美国运动医学学会指南,建议柔韧性训练每周至少 2 天,每天进行 10 分钟,强度控制在 RPE 值 5~6 之间,包括颈、肩、肘、腕、髋、膝、踝关节;平衡训练需每周进行 3 次以上。除上述主动训练方式外,滑雪、血流阻断、全身震动、光疗等多种被动治疗也能够取得积极的治疗效果,但尚需进一步临床研究证实。

该共识提供了明确的诊断流程、诊断标准和诊断阈值。将结局评价指标分为主要评价指标和次要评价指标,将诊断和干预的关注焦点向不良事件风险以及生活质量等做了延伸。不仅如此,该共识推崇多学科干预模式,也进一步明确了治疗的目的在于减缓或逆转肌肉质量与功能的下降,减少相关并发症,提高生存质量。

9.1.4 《老年人肌少症口服营养补充中国专家共识(2019)》

2019年,中华医学会老年医学分会又在此前共识的基础上,发布了《老年人肌少症口服营养补充中国专家共识(2019)》。该共识紧密围绕口服营养补充进行深入阐释,侧重点鲜明,开篇即明确指出,老年肌少症是老年人随增龄出现的进行性骨骼肌质量减少,伴有肌肉力量和(或)肌肉功能减退。现阶段尚缺乏用于治疗肌少症的成熟药物,营养治疗仍是肌少症的主要干预措施之一。该共识通过回顾近10年来国内外发表的研究结果及循证医学证据,汇集多位专家意见后指出,虽然营养干预方式包括肠内营养(EN)及肠外营养(PN)两大类,但考虑到操作的便捷性,推荐进行口服营养补充(ONS)。

首先,ONS补充主要包括必需氨基酸、蛋白质、维生素D以及 ω - 3 脂肪酸等。其中必需氨基酸中的亮氨酸是最有效的蛋白合成刺激因子,推荐的最低摄入量是 55 mg/(kg·d);乳清蛋白富含亮氨酸和谷氨酰胺,可快速消化,是最优质的蛋白质之一;维生素D则参照《肌肉衰减综合征营养与运动干预中国专家共识》中推荐的补充剂量,即 15~20 μg/d(600~800 U/d),当 ONS 不能满足患者的维生素D需求时,再额外单独增加补充维生素D,通过调节肌细胞的增殖分化,从而改善肌肉力量;ω - 3 脂肪酸补充剂可增加肌肉蛋白质的合成,阻止肌肉的分解代谢,老年人每日摄入约 3 g 的 ω - 3 脂肪酸可能对其肌肉功能、肌肉力量和肌肉质量产生积极影响。

其次,该共识推荐摄入以动物蛋白(如乳清蛋白、酪蛋白等)为其主要蛋白质来源的口服营养补充剂。当肌少症患者(包括肌少症早期人群)进食量不足目标量(推荐目标量 20~30 kcal/(kg·d))的 80% 时,建议实施口服营养补充。ONS 制剂摄入量 400~600 kcal/d,应在两餐间服用或 50~100 ml/h 啜饮。口服营养补充干预时,应考虑患者对 ONS 不耐受处理以及 ONS 实施过程中营养评估等,并参照老年肌少症口服营养补充实施流程图予以调适。

9.1.5 《中国老年人肌少症诊疗专家共识(2021)》和《预防老年人肌少症核心信息中国专家共识(2021)》

2021 年,中华医学会老年医学分会又根据目前的国际规范并结合我国国情,编写了适合我国老年肌少症患者的诊疗规范共识。该共识认为,目前肌少症已成为老年人常见疾病,给我国医疗系统及社会造成了沉重的负担,将是未来我国老年人面临的重大健康问题。我国对肌少症的认识尚处于初级阶段,仍存在对老年人肌少症的危害认知不足、评估方法不统一、诊疗欠规范、地区医疗水平不均衡等诸多问题。

共识就增龄相关的原发性肌少症形成了 15 条推荐意见,其中代表性观点如下。

(1) 升级后的 EWGSOP2 共识中虽将肌肉质量纳入定义,但评估方式及诊断阈值尚未明确,因此共识仍推荐使用 2009 年 EWGSOP 的肌少症定义。

(2) 近年来,我国肌少症的流行病学调查研究逐步跟进,数据显示,社区老年人肌少症的患病率为 8.9%～38.8%,男性患病率高于女性,且随着年龄增长,肌少症的患病率显著增加,80 岁及以上老年人肌少症患病率可高达 67.1%。西部地区人群的肌少症患病率高于东部地区的人群。

(3) 肌肉质量的诊断推荐以 BIA 法采用专业设备检测后,经身高的平方或 BMI 予以校正,小腿围检测则用于简易筛查;

(4) 上肢肌肉力量(握力)的诊断推荐采用电子握力器,优势手至少测 2 次,取最大值,而下肢肌肉力量建议以操作简便的 5 次座椅起立测试替代膝关节屈伸力量测试;

(5) 肌肉超声检测既可以评估肌肉结构,又可以评价肌肉脂肪浸润的程度,可作为肌肉质量诊断的方法;

(6) 躯体功能推荐优先采用 6 m 步速、SPPB 量表、TUG 和长距离步行的方法;

(7) 推荐使用 AWGS(2019 版)的诊断阈值,并鼓励中国人群的诊断阈值研究;

(8) SARC-F 量表的敏感度较低,容易漏诊早期的疑似肌少症患者,推荐使用小腿围或 SARC-CalF 量表进行肌少症的自我筛查;

(9) 60 岁及以上社区老年人肌少症诊断推荐按照"筛查—评估—诊断—干预"流程,医院诊断时应对确诊肌少症老年人进行跌倒、失能等不良事件风险评估。

（10）推荐老年人改变吸烟、喝酒、久坐等不良生活方式，在营养补充的基础上进行抗阻训练，并同时联合有氧、拉伸和平衡运动以改善躯体功能。

该共识具有以下几个特点：首先，对现有 4 种国际共识以及 2 种更新版共识进行了详尽介绍，诊断参数和诊断阈值清晰。其次，该共识首次明确关注肌肉质量。肌肉质量作为一个相对较新的概念，是指每单位肌肉所能产生的最大力量。目前学术界虽尚无公认的评估标准，但多数研究以肌肉结构和组成的微观和宏观变化来评价。如肌肉中脂肪浸润的程度、肌肉代谢和组成、肌细胞中水分含量以及肌肉力量和肌肉量的比值等。其中，肌肉中脂肪浸润程度的评估可通过磁共振成像和计算机断层扫描技术等进行；肌肉代谢和组成可通过磁共振波谱技术进行；肌肉结构（如肌肉厚度、横截面积、肌纤维长度、羽状肌的肌翼夹角）可以通过肌肉超声来直接测量。前两种肌肉质量评估方法主要应用于科学研究，只有后者便于社区诊断及临床应用。再次，强调下肢力量的重要性。随着年龄增长，下肢力量比上肢握力下降得更快，且更直接与躯体活动能力相关。采用等速肌力测试仪测定膝关节屈伸力量是评估下肢肌肉力量的有效方法，但仅适用于科学研究。5 次座椅起立试验仅可作为简易替代测试。

同期发布的《预防老年人肌少症核心信息中国专家共识(2021)》简要列出了预防肌少症的 9 大核心信息，即：第一，增强公众科学认识；第二，识别早期危险因素；第三，筛查及干预肌少症可能人群；第四，培养良好的运动习惯；第五，重视膳食营养，进行适当的营养补充；第六，做好慢病管理；第七，重视非自愿性体重下降；第八，重视和预防跌倒；第九，避免绝对静养，以期提高老年人及其家属的健康管理能力和健康素养，降低肌少症的发生风险。

9.1.6 《肌少—骨质疏松症专家共识》

2022 年，中国健康促进基金会组织专家编写的《肌少—骨质疏松症专家共识》发布，指出肌少—骨质疏松症已成为全球性的公共健康问题和前沿研究难题。目前仍存在对肌少—骨质疏松症的临床知晓率低、重视不够、诊断治疗方法单一、管理不完善等实际问题。

共识首先就肌少症的定义、流行病学、病因和发病机制、临床表现、发病特点以及不良临床结果等进行了简要介绍，其中肌少症的定义基本参照 EWGSOP 共识，即以肌量和肌力进行性和广泛性减少为特征的临床综合征，可导致身体残疾、生活质量下降以及死亡等不良后果的风险升高。其次，从共同病理生理机制、临床表现的关联性以及因果关系等方面阐释了肌少症与骨质疏松症的关系。最后，倡导围绕初级筛查评估、肌力测试、肌量检查、肌功能测试 4 个方面进行肌少症诊断（见表 9-1），参照 EWGSOP2 共识将其分为可疑肌少症、肌少症、严重肌少症三个阶段，并给出了相应的诊断阈值。此外，该共识将肌少—骨质疏松症视为一个整体性肌骨系统疾病。认为肌少—骨质疏松症是肌少症和骨质疏松症并存的退行性代谢综合征，二者有着共同的发病基础，其诊断标准应是骨质疏松症与肌少症并存，即骨密度低下（$T \leqslant -2.5$ 或发生过脆性骨折）同时骨骼肌质量减少（男性 $<7.0 \, kg/m^2$、女性 $<5.4 \, kg/m^2$），肌肉力量下降（男性握力 $<28 \, kg$、女性握力 $<18 \, kg$），肌肉功能下降（步行速度 $\leqslant 1 \, m/s$ 或 SPPB 量表得分 $\leqslant 9$ 分）。

表 9-1　肌少症评估的诊断阈值

项　目	名　称	男性阈值（阳性）	女性阈值（阳性）
初　筛	SARC-F	$\geqslant 4$ 分	$\geqslant 4$ 分
	SARC-CalF	$\geqslant 11$ 分	$\geqslant 11$ 分
	Ishii	$\geqslant 105$ 分	$\geqslant 120$ 分
	小腿周长	$<34 \, cm$	$<33 \, cm$
肌力测试	握力测试	男性 $<28 \, kg$	女性 $<18 \, kg$
	椅子站立测试	$\geqslant 12 \, s$	$\geqslant 12 \, s$
肌量测试	DXA	$<7.0 \, kg/m^2$	$<5.4 \, kg/m^2$
	BIA	$<7.0 \, kg/m^2$	$<5.7 \, kg/m^2$
肌功能测试	步速测试	$\leqslant 1 \, m/s$	$\leqslant 1 \, m/s$
	SPPB	$\leqslant 9$ 分	$\leqslant 9$ 分

9.1.7　中国专家共识间的比较

迄今为止，我国学者主要发布了以上 6 版肌肉衰减症（又称肌肉衰减综合征、肌少症）相关的中国专家共识，发表期刊及专家来源也各有代表性（见表 9-2）。

表 9-2 肌肉衰减症中国专家共识汇总

年份/期刊	专家共识名称	专 家 来 源
2015 年 营养学报	《肌肉衰减综合征营养与运动干预中国专家共识(节录)》	中国营养学会 　老年营养分会、临床营养分会 中华医学会 　肠外肠内营养学分会
2016 年 中华骨质疏松和骨矿盐疾病杂志	《肌少症共识》	中华医学会 　骨质疏松和骨矿盐疾病分会
2017 年 中华老年医学杂志	《肌肉衰减综合征中国专家共识(草案)》	中华医学会 　老年医学分会
2019 年 中华老年医学杂志	《老年人肌少症口服营养补充中国专家共识(2019)》	中华医学会 　老年医学分会 《中华老年医学杂志》编委会
2021 年 中华老年医学杂志	《中国老年人肌少症诊疗专家共识(2021)》 《预防老年人肌少症核心信息中国专家共识(2021)》	于普林,等 中华医学会 　老年医学分会 《中华老年医学杂志》编委会
2022 年 中国骨质疏松杂志	《肌少—骨质疏松症专家共识》	黄宏兴,等 中国健康促进基金会

　　上述 6 版肌肉衰减症中国专家共识的更迭交替,从侧面反映出我国学者对肌肉衰减症认知演进历程。首先,营养学是我国接轨国际共识的"先锋军",循证医学原则是该共识的主基石;其次,中华医学会是中国专家共识的"主力军",参与起草了 5 版共识,《中华老年医学杂志》同时成为共识发布和宣传的"主阵地";再次,2016 版和 2022 版共识从整体观的视角对肌肉衰减症和骨质疏松症进行了同源关联;最后,中国共识的专家组成也体现出我国学者对肌肉衰减症的认识日趋全面,肌肉衰减症不仅是营养学、老年医学领域的热点问题,而且正在成为公共卫生领域、健康促进领域的焦点问题。

　　然而,纵览上述共识不难发现,中国专家共识对国际共识借鉴较多、原创较少,推荐为主、自建为辅,6 版中国专家共识关于诊断标准和诊断阈值也并不统一,缺少中国人群循证依据。此外,运动作为预防、延缓或治疗肌肉衰减症的有效干预手段,得到了中国专家的广泛认可,体医融合促进健康已成为当前健康中国建设的重要路径,肌肉衰减症运动疗法的中国专家共识值得期待。

9.2 中国循证研究

1989 年至 2019 年这三十年间,肌肉衰减症的相关研究绝大多数是以欧美国家为主,此种现象虽然一定程度上反映出欧美国家人口老龄化问题日趋严重,但另一方面也显示了欧美国家对老年人骨骼肌健康的高度重视。事实上,不仅欧美国家面临人口老龄化的威胁,作为发展中国家的中国也正在或即将接受人口老龄化带来的一系列挑战。1999 年中国已进入老龄社会,21 世纪的中国将是一个不可逆的老龄社会,肌肉衰减症也将会对中国老年人的生活、健康产生极大的影响。唯有早日开展肌肉衰减症相关研究,尽快阐明其发生发展机制并制定行之有效的应对措施才能够防患于未然。EWGSOP 和 IWGS 等组织在其共识中都曾反复强调,虽然肌肉衰减症给老年人健康带来的危害大致相同,但由于肌肉衰减症在判定时具有一定的相对性和针对性,因而不同年龄,不同种族、不同国家/地区应加以区别对待。不难想象,将欧美国家的判定标准应用于中国时,难免会出现各种各样的偏差与不适。如果要想真正了解中国肌肉衰减症的实际状况,针对性地制定适用于中国人的应对措施,非常有必要在国内广泛深入地开展肌肉衰减症的相关研究。

中国香港和台湾的老年医学工作者对肌肉衰减症的研究起步较早。Lau 等较早就已注意到亚洲有关肌肉衰减症的系统研究非常有限。他为了初步了解香港老年人肌肉衰减症的发生率及相关风险因素,曾对 537 位 70 岁及以上香港老年人(男性 262 人,女性 265 人)开展过一项横向对比调查。该研究以香港健康青年人为参照对象,将 DEXA 法测得肌肉质量用 Baumgartner 提出的方法来判定老年人肌肉衰减症的发生率。结果表明,70 岁及以上中国老年男女肌肉衰减症的发生率分别为 12.3% 和 7.6%,相比西方人的发病率要低,且在诸多风险因素中,体重不足的影响最为显著。该研究首次证实了肌肉衰减症在中国老年男女中确实客观存在,之所以发生率较白种人低,可能有两种原因:第一,作为青年对照的黄种人原本肌肉质量就相对较低;第二,中国老年人肌肉质量衰减进程相对较慢(Lau et al., 2005)。

另有研究报道,香港老年男女 ASM/ht^2 的平均值分别为 7.19 kg/m^2 和 6.05 kg/m^2。在众多风险因素中,高龄、吸烟、慢性肺病、动脉粥样硬化、体重不足和体力活动不足等均与较低的四肢骨骼肌质量之间存在相关性。无论男性还是女性,凡是四肢骨骼肌质量较低的受试者握力也差(Lee,2007)。

Woo 等曾将三千多名 65 岁以上老年男女为研究对象,开展过为期 4 年的纵向跟踪研究,结果表明,患有肌肉衰减症的老年人往往表现出握力较低、上楼梯困难、日常生活能力欠缺等特点。男性 ASM/ht^2 在 $6.75 \sim 7.25 \, kg/m^2$ 之间,女性在 $6.00 \sim 6.25 \, kg/m^2$ 之间时,身体活动能力相对较好。五年间,老年女性 ASM/ht^2 在 $5.25 \sim 6.74 \, kg/m^2$ 之间可以在一定程度上避免或降低身体活动受限的风险。因此,Woo 等人提出 ASM/ht^2 保持在一个合理的范围有利于身体活动能力的保持(Woo,2009;Auyeung,2013)。而 Yu 等人对 4 年的纵向跟踪研究结果另行分析后发现,肌肉衰减症一定程度上存在逆转现象。在最初总数达4 000 人的老年人群中有 361 人(9.0%)罹患肌肉衰减症。当第二年进行随访时发现,两年内有 6.0% 的健康受试者成为肌肉衰减症患者,但同时有 18.8% 的肌肉衰减症患者却转为健康。在第四年进行随访时发现,四年内共计 6.3% 的健康受试者罹患肌肉衰减症,同时有 14.1% 的肌肉衰减症患者转为健康,几乎平均每年肌肉衰减症的发生率为 3.1%。研究还表明,肌肉衰减症的逆转一定程度上与相对低龄、女性、BMI 较高等因素有一定关系。因此,建议中国老年人通过提高BMI、增强体育锻炼、保持良好的体重来避免或逆转肌肉衰减症(Yu et al.,2014)。

与香港相比,台湾的人口老龄化程度也相对较高,近年来,台湾学者对于肌肉衰减症关注也在持续上升,相关研究也取得了一定的进展。Chien 等研究最早发现台北市 302 位 65 岁及以上老年男女中,肌肉衰减症的发生率分别为23.6% 和 18.6%,并指出 BIA 法间接测得的骨骼肌肌肉质量与 MRI 法直接测得的结果相一致,BIA 可以作为中国人肌肉衰减症检测的手段(Chien et al.,2008)。Meng 等参照 EWGSOP 的定义,将身高和体重因素对肌肉衰减症判定的影响进行了比较。771 位 65 岁以上及台中市老年人经由 DEXA 法测定骨骼肌质量,以身高和体重因素分别校正后的肌肉衰减症发生率为 5.7% 和 9.7%。身高校正法测得的肌肉衰减症多表现为男性、BMI 较低、舒张压较低的特点;体重校正法测得的肌肉衰减症则多表现为女性、高龄、BMI 较高、痛风、缺乏运动、有过跌倒史。该研究认为体重校正法所得的骨骼肌指数更能够反映肌肉衰减症随增龄的变化(Meng et al.,2013)。Wu 等 2012 年就台湾南部田寮乡老年人肌肉衰减症的发生率及其程度进行了深入研究。549 名(男性 285 名和女性 264名)65 岁及以上老年人经过 BIA 检测体成分后,参照 Janssen 提出的计算公式来计算肌肉质量,同时将肌肉衰减症的严重程度参考 EWGSOP 共识来加以区分。结果发现,39 人(7.1%)为中度肌肉衰减症,31 人(5.6%)为重度肌肉衰减症。多元逻辑回归分析结果表明,年龄、女性、工作不规律、腰围、BMI、高血压史、营养状况、SPPB 得分等因素均分别与不同程度的肌肉衰减症存在相关性。因此,该研究认为台湾乡下老年人也面临肌肉衰减症的健康威胁(Wu et al.，2014)。

阳明大学的多位研究者在台湾东北部宜兰县开展了卓有成效的研究。Liu 等首先比较了全身瘦体重/身高的平方(LBM/ht^2)、ASM/ht^2 以及肌肉占体重的百分比(SMI%)3 种指标与身体活动能力之间的关系,结果发现,对亚洲人进行肌肉衰减症诊断时,ASM/ht^2 应当为首选指标,而且一般情况下,身体活动能力与骨骼肌质量似乎并无关联(Liu et al.，2013)。随后不久,他们又对宜兰县 1 008 名老年人中肌肉衰减症的发生率进行了研究,参照 EWGSOP 定义明确了该县老年人群四肢骨骼肌质量的诊断阈值分别为男性 7.0 kg/m^2,女性 5.9 kg/m^2;并指出肌肉衰减症与 BMI 较低、腰围较细、营养和认知状况不良等显著相关(Liu et al.，2014)。Hwang 等以该县 532 位 50 岁及以上中老年男女为受试对象,试图从激素的角度了解某些特定性激素与肌肉衰减症之间的关系,结果发现,游离雄激素浓度、DHEA - S(硫酸脱氢表雄酮)与肌肉质量、肌肉力量高度相关(Hwang et al.，2013)。

Wu 等也曾对台湾西北部苗栗县 2 867 位老年人中肌肉衰减症的发生率进行了详尽的研究。他采用 ASM/ht^2 法和第 20 个百分点法来研究肌肉质量、步速、握力等的诊断阈值,并结合 SPPB 量表得分来测定身体活动能力。以该研究所得的阈值(见表 9 - 3)判定所得肌肉衰减症发生率的平均值基本介于 3.9%～7.3%之间(见表 9 - 4)[①]。Wu 认为此数值与其他人群研究相当,而且肌肉衰减症程度与身体功能受限或残疾之间存在一定的剂量效应关系。总而言之,EWGSOP 提出的定义适用于台湾老年人(Wu et al.，2014)。

表 9 - 3　EWGSOP 共识下台湾判定肌肉衰减症的诊断阈值(Wu et al.，2014)

肌肉衰减症维度			诊断阈值
肌肉质量	男		6.76 kg/m^2
	女		5.28 kg/m^2
身体活动能力	男	身高≤163 cm	0.67 m/s
		身高>163 cm	0.71 m/s
	女	身高≤152 cm	0.57 m/s
		身高>152 cm	0.67 m/s

---

①　男性为 5.4%～8.2%,女性为 2.5%～6.5%。

（续表）

肌肉衰减症维度			诊断阈值
肌肉力量	男	BMI<22.1 kg/m²	25.0 kg
		BMI 22.1～24.3 kg/m²	26.5 kg
		BMI 24.4～26.3 kg/m²	26.4 kg
		BMI>26.3 kg/m²	27.2 kg
	女	BMI<22.3 kg/m²	14.6 kg
		BMI 22.3～24.2 kg/m²	16.1 kg
		BMI 24.3～26.8 kg/m²	16.5 kg
		BMI>26.8 kg/m²	16.4 kg

表 9-4　EWGSOP 共识下台湾老年人肌肉衰减症发生率(Wu et al., 2014)

	总体 n(%)	女性 n(%)			男性 n(%)		
		小计	65～74 岁	75 岁及以上	小计	65～74 岁	75 岁及以上
无肌肉衰减症	1 964 (91.1)	1 023 (93.0)	629 (94.6)	394 (90.6)	941 (89.2)	535 (92.7)	406 (84.9)
轻度肌肉减症	106 (4.9)	49 (4.5)	29 (4.4)	20 (4.6)	57 (5.4)	30 (5.2)	27 (5.6)
中度肌肉减症	50 (2.3)	17 (1.5)	6 (0.9)	11 (2.5)	33 (3.1)	10 (1.7)	23 (4.8)
重度肌肉减症	35 (1.6)	11 (1.0)	1 (0.2)	10 (2.3)	24 (2.3)	2 (0.3)	22 (4.6)
小　计	85 (3.9)	28 (2.5)	7 (1.1)	21 (4.8)	57 (5.4)	12 (2.1)	45 (9.4)

注：肌肉衰减症小计为中度和重度之和。

　　2007 年以前，我国医学界对于肌肉衰减症知之甚少，对于"骨骼肌健康"这一健康理念迟迟未能给予重视，仅有少数几篇论文提到了增龄性骨骼肌退变的现象。2007 年,上海体育学院的刘宇教授以肌动图为主要研究手段,探讨了肌力流失对肌肉质量、最大肌力与爆发力的影响,正式印证了中国老年人在静、动态力量表现确有肌力流失的现象,而且老化对爆发力的影响远超过对肌力的影响(刘宇,2007)。李海鹏等紧跟国际研究动态,归纳出有关肌肉衰减症发生机制的几种主流推测,为今后从不同切入点展开科学研究奠定了基础(李海鹏,2007)。两篇实证研究分别从不同的研究视角,通过不同的研究手段初步了解了肌肉衰减症。然而,肌肉衰减症的发生从本质上就是多因素共同作用的结果,如果仅从单一角度去研究肌肉衰减症,恐难以揭开其真正面纱。有鉴于此,华东师范大学卢健教授团队以爬梯抗阻运动为主要干预,以 SAMP8 快速老化小鼠为研究对象,从细胞凋亡的角度开展了深入而又系统的研究,结果表明,线粒体介导的 Caspase 依赖和非依赖细胞凋亡途径以及内质网介导的应激反应途径有可能共同导致了肌肉衰减症的发生,并建议引入抗阻运动作为应对肌肉衰减症的一种干预手段。河北师范大学闫万军等以负重跑的形式对大鼠肌肉丢失的影响进行了研究,并发现 MG19 蛋白在肌肉衰减症中发挥着一定的作用(闫万军等,2008)。佛山大学王今越也从细胞信号转导的角度,研究了 IRS1、Akt、FOXO1 和 p38、NF-κB、IL-6 等在肌肉衰减症中的作用,并提出运动能够在一定程度上通过影响信号转导通路而缓解肌肉衰减症(王今越,)。2013 年,卢健教授课题组又从自然衰老小鼠自噬基因表达的角度探寻了与肌肉衰减症之间的关系,为肌肉衰减症机制的探索提供了一个新的研究角度(赵永军,2013)。第二军医大学赵法伋教授以及军事医学科学院卫生学环境医学研究所的蒋与刚等均从营养学的视角,提出乳清蛋白在肌肉衰减症的预防与治疗中具有重要作用,乳清蛋白能够在一定程度上缓解肌肉质量减少过程中蛋白合成与分解的不平衡(蒋与刚,2011)。

Ge 基于我国北京、上海、成都 3 个大城市社区老年人群开展的研究发现,我国男性肌肉质量、肌肉力量和步速三个维度指标的诊断阈值分别为 6.53 kg/m² (DEXA 法)、7.05 kg/m²(BIA 法)、28.5 kg 和 1.05 m/s,女性对应三维度指标诊断阈值分别为 5.40 kg/m²(DEXA 法)、5.85 kg/m²(BIA 法)、18.6 kg 和 1.01 m/s。按照上述诊断阈值计算出的我国老年男性肌肉衰减症的发生率为 14.2%,老年女性肌肉衰减症的发生率为 15.7%(Ge,2022)。

国家自然科学基金委网站显示,2010 年,西安交通大学刘晓刚以"MTHFR 和 TRHR 基因多态性与少肌症的遗传关联研究"为题申获肌肉衰减症领域第一个国家自然科学基金项目。中国知网数据显示,2014 年之前,中国知网数据库中以"肌肉衰减症"为题的中文期刊论文仅 26 篇,其中实证研究 12 篇,其余均为以氧化应激、线粒体 DNA 突变、卫星细胞、运动干预、营养干预等为议题的综述论文。2014 年之后,有关肌肉衰减症的多视角循证研究才逐渐展开,当年国内肌肉衰减症领域学术论文开始突破两位数(17 篇),2019 年突破三位数(121篇),2021 年 258 篇,2022 年 310 篇。国内相关研究终于在肌肉衰减症一词提出的 30 年后迎来了快速发展时期,论文发表的期刊也不再局限于体育类期刊(见图 9-2),作者分布和研究机构分布也主要集中在医学和体育学两大领域(见图9-3 和图 9-4)。

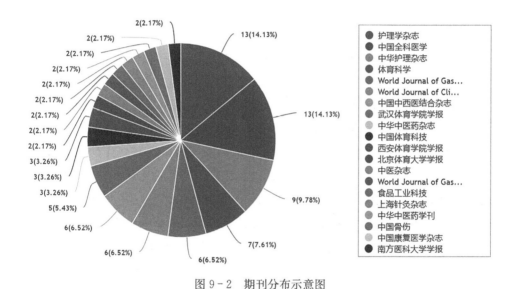

图 9-2　期刊分布示意图

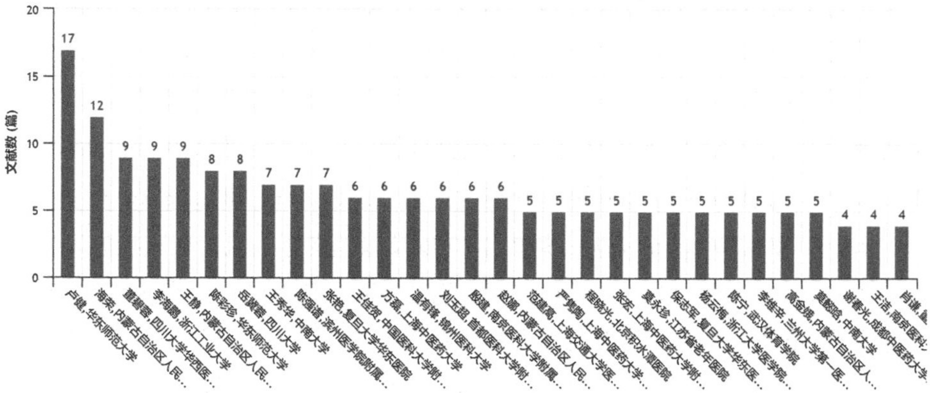

图 9-3　作者分布示意图

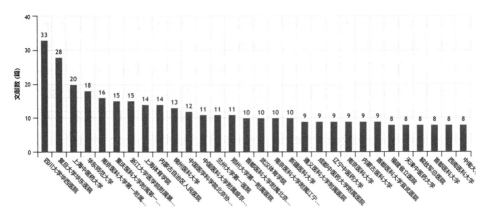

图 9-4　研究机构分布示意图

　　当从 Medline 数据库中搜索中国有关肌肉衰减症研究时,还是发现不少惊喜。近年来我国还是有学者积极关注肌肉衰减症,并积极寻求与国际研究接轨。Tian 等从运动生物力学的角度,提出肌动图(mechanomyography,MMG)相比肌电图(electromyogram,EMG)更适于检测肌肉衰减症(Tian et al.,2010)。Niu 等人也积极通过外源补充蜂王浆、咖啡等来延缓肌肉衰减症(Niu et al.,2013;Guo,2104)。另有 3 项围绕我国老龄化较为严重的大中城市人群的实证研究值得重视。其中解放军总医院的 Meng 等人对北京 101 位 80 岁及以上老年人的研究结果显示,ALM/ht^{2}法和 SMI 法测得的肌肉衰减症的总体发生率约为 45.7% 和 53.2%,对身体活动能力影响较大(Meng et al.,2014)。上海复旦大学附属华东医院老年医学研究所骨质疏松研究团队首次对上海市年龄介于 18～96 岁之间的 1 766 位健康男性和 1 778 位健康女性群体中肌肉衰减症的发生率进行了横向调查,通过采用 DEXA 法对受试者脊椎和股骨部位的骨密度以及其他几个身体不同部位的瘦体重和脂肪重进行了测量,参照 Baumgartner 提出的分类法(ALM/ht^2)并结合 Janssen 对肌肉衰减症的分型结果显示,18～40 岁青年男女人群 ALM/height^2 的平均值分别为 7.93 kg/m^2 和 6.04 kg/m^2,而 1 型和 2 型肌肉衰减症的诊断阈值分别为男性 7.01 kg/m^2 和 6.08 kg/m^2,女性 5.42 kg/m^2 和 4.79 kg/m^2,进一步得出 70 岁及以上老年人肌肉衰减症的发生率分别为 13.2%(男性)和 4.8%(女性),当将此结果与其他已有研究进行比较时,不难发现,虽然上海市老年人肌肉衰减症发生率比白种人低,但是同日本和韩国这些亚洲邻国不相上下。该研究表明,随着年龄增长,似乎男性较女性更易罹患肌肉衰减症,推测可能由于女性的脂肪对瘦体重具有一定的"保护"效应。总而言之,对于老年人而言,保持良好的体重对预防骨质疏松和肌肉衰减症尤为重要(Cheng,2013)。然而,非常有趣的是,2011 年,Wen 等曾撰文质疑国外对于肌肉衰减症的定义是否适用于中国老年人,该研究曾对济南、广州、西安和成都这四个大中城市 783 位老年人的肌肉衰减症状况进行探索,分别应用 ASM/ht^2法、SMI 法和残差法来估测肌肉衰减症的发生率,结果发现,老年人 ASM/ht^2值并未出现显著下降,如果按照当初 Baumgartner 的方法即低于青年对照组 ASM/ht^2值 $2 \times SD$ 这一算法,没有老年人罹患肌肉衰减症;不仅如此,与其他两种方法相比,SMI 法似乎更能够将握力较差的个体区分出来。鉴于此种情况,该研究认为 ASM/ht^2法似乎并不适用于中国人群,反而是 SMI 值倒是有可能成为一个不错的替代选择(Wen et al.,2011)。

综上所述,肌肉衰减症相关研究一路走来,研究历程可谓一波三折,随着 EWGSOP 和 AWGS 共识的达成,非常有理由相信肌肉衰减症的研究必将成为体医融合研究的一个焦点,相关干预研究有待进一步加速跟进。

10. 肌肉衰减症的运动干预策略

10.1 运动单因素干预

10.1.1 当前运动干预研究的现状

迄今为止,仅有 2 项研究围绕肌肉衰减症的运动干预效果做了伞状综述。Beckwée 等指出,当前肌肉衰减症的运动干预主要有以下四种主流形式:抗阻运动、抗阻运动联合营养补充、综合运动干预以及血流限制训练(Beckwée et al.,2019)。高质量证据表明,抗阻运动对肌肉质量、肌肉力量以及身体活动能力均具有显著促进作用,应予优先推荐;而综合运动干预与血流限制训练由于证据等级一般或需专人监督等原因成为选择推荐。其中为了使抗阻运动能够产生预期的效果,建议以 70%～80%1RM,每组重复 8～15 次,每天 4组,每周 2～3 天,至少持续 6～12 周作为参考。然而,Moore 等研究却表明,现有研究虽然已通过抗阻运动、综合运动干预以及全身振动训练等开展肌肉衰减症的运动干预,但是相关研究干预效果的证据等级较低,且大部分研究均缺少对受试人群进行干预前的肌肉衰减症诊断情况作为对照,所得结论有待商榷(Moore et al.,2020)。由此可见,上述两项伞状综述难以一致的根源在于运动干预研究的证据等级。事实上,高质量证据的获得需遵循介入研究规范,按照"确诊后再运动干预"的研究思路,在了解肌肉衰减初始状况的基础上,参照国际共识,从最基本的 RCT 实验中寻找答案。

10.1.2 运动单因素干预对肌肉衰减症的影响

截至目前,Pubmed 数据库中严格参照各项国际共识标准开展肌肉衰减症"确诊后再运动干预"的 RCT 实验数量非常有限(见表 10 - 1)。据不完全统计,有 6 项研究在运动干预前以 EWGSOP 共识作为参考标准对受试人群进行了肌肉衰减症诊断(De Alencar Silva et al.,2018;De Freitas et al.,2019;Hassan et al.，2016；Martín Del Campo Cervantes et al.，2019；Piastra et al.，2018；Tsekoura et al.，2018）；另有 3 项研究参照 AWGS 共识（Chen et al.，2018；Jung et al.，2019；Maruya et al.，2016）、1 项研究参照 FNIH 共识（Miller et al.，2018）进行肌肉衰减症诊断后开展运动干预效果研究。

上述 10 项研究采用的运动干预包括渐进式抗阻运动、综合运动、循环训练以及全身振动训练等多种形式，每周运动 2～3 天，持续时间 8 周至 9 个月不等，主要以运动对肌肉衰减症三维度的影响来体现干预效果。由表 10-1 可见，各项研究中运动对肌肉力量以及身体活动能力两个维度均呈现出积极的改善效果；个别研究还显示，运动能够下调肌肉衰减症的发生率，提高患者的生活质量，只是对于肌肉质量维度的干预效果存有较大差异，这一点与 De Mello 等系统综述的结果相一致。此外，有 2 项研究显示，在停训后，运动干预效果仍具有一定的"痕迹效应"。考虑到 EWGSOP2 共识中将肌肉力量维度前置以体现其在临床中的重要意义，由此确定，运动（尤其抗阻运动）对于肌肉衰减症患者的积极干预效果已毋庸置疑。

10.2 运动联合营养双因素干预

当前，运动不仅可以对肌肉衰减症进行单因素干预，而且还常与营养补剂相结合形成双因素联合干预模式。虽然运动联合营养补剂双因素干预能够改善健康老年人的肌肉质量、肌肉力量以及身体活动能力（Denison et al.，2015），但对肌肉衰减症患者的干预效果多为推论，尚缺少基于实证的明确定论。据不完全统计，目前 Pubmed 和中国知网两大数据库中有 7 项 RCT 实验基于国际共识在肌肉衰减症诊断后进行运动联合营养补剂双因素干预（见表10-2）。其中有 3 项以 EWGSOP 共识为标准（Molnár et al.，2016；Zdzieblik et al.，2015；Vikberg et al.，2019）、4 项以 AWGS 共识为标准（高爱菊等，2019；吴夕等，2019；Yamada et al.，2019；Zhu et al.，2019）对受试人群的肌肉衰减症进行了诊断。国外 5 项研究中，运动形式仍主要以每周 2～3 天的抗阻运动为主，且运动持续时间相对一致，营养补剂的补充种类既有单一补充胶原多肽，也有多元补充乳清蛋白、糖、脂肪、氨基酸和 V_D 等。相比之下，国内 2 项研究对于运动强度及营养补剂的用量等信息缺少详述，规范性有待提高。

4 项研究显示，运动联合营养干预不仅显著改善了肌肉衰减症患者的肌肉质量、肌肉力量以及身体活动能力,而且还比抗阻运动单因素干预的效果更佳。这与 Luo 等研究认为的营养补充能够"增强"运动干预效果的结论基本一致(Luo et al.,2017)。然而,也有研究持不同观点,如 Miyazaki 等研究认为,运动联合营养双因素干预的效果并未明显优于运动单因素干预(Miyazaki et al.,2016),这一点在 Zhu 等运动联合营养干预并未呈现"叠加"效应的研究中得到印证(Zhu et al.,2019)。

10.3　运动科学研究展望

我国对于肌肉衰减症的认识与研究起步较晚。虽然 1997 年《世界科学》杂志发表了一篇科普译文(王福彭,1997),但直到 2007 年《体育科学》杂志中 2 篇论文发表方才正式揭开国内肌肉衰减症学术研究的序幕(刘宇等,2007;李海鹏等,2007),运动科学研究者也因此成为该领域的先知者与先行者。

10.3.1　准确理解肌肉衰减症内涵

目前,国内肌肉衰减症相关的综述、动物实验和人群研究数量不断上升,但由于肌肉衰减症的中文翻译参差不齐以及对其内涵理解不到位等原因,迟迟未能同国际前沿精准对接。因此,笔者建议以"肌肉衰减症"作为国内统一中文翻译,以"衰"和"减"依次体现国际共识中的肌肉功能和肌肉质量变化特征,在彰显 EWGSOP2 共识中突出肌肉功能首要地位的同时,避免长期以来"肌少症"等译法带来的单维度认知误导及其在未正式收入疾病分类表之前即已称"症"的不严谨性。与此同时,对于肌肉衰减症的诊断流程需进一步规范,并尽快探索中国人适用的诊断指标和诊断阈值。

10.3.2　运动干预共识亟待形成

尽管自 2015 年起,医学领域的专家曾先后形成了《肌肉衰减综合征营养与运动干预中国专家共识》等 6 份共识,但均未能以当前中国青年人群的相关数据作为对照提出相应的诊断标准及诊断阈值。目前相关研究仍难摆脱对 EWGSOP 共识或 AWGS 共识的依赖,严重限制了国内相关流行病学研究的开展。不仅如此,上述国内相关共识的推荐意见,虽然包含了营养和运动两方面,但对运动干预的推荐意见却乏善可陈,因此,肌肉衰减症的运动干预专家共识已是众盼所望。

表 10-1 运动对肌肉表征改进的干预研究

研究者	干预手段	年龄样本量	研究人群	参考共识	运动方案	持续时间	主要后果			其他	研究结论
							MM	MS	PP		
Hassan et al (2015)	PRT+平衡训练 RCT	平均年龄 85.9 岁 n=42	澳大利亚养老院 SAR 老年男女	EWGSOP	抗阻运动联合平衡训练强度 Borg 量表 12～14,10～15 次/组,每天 2～3 组,每周 2 天	6 个月	BMI↓	HGS↑	GS↑	对照组发生率上升 9.5%,运动组未变	抗阻运动联合平衡训练对养老院高龄老人具有积极作用,可减少其残疾与 SAR 风险。
De Alencar Silva et al (2018)	PRT (弹力绳) RCT	平均年龄 70.7 岁 n=7	巴西 SAR 老年男女	EWGSOP	7 种弹力绳,1～2 周:15 次/组,2 组;3～6 周:15 次/组,3 组;7～12 周:8～12 次/组,3 组,负荷及时调整速增,每周 3 天	12 周	N/A	HGS↑	GS↑ STS↓	血糖稳态↑	弹力绳训练能够改善 SAR 患者的肌肉力量和身体活动能力。
Piastra et al (2018)	PRT (APA) RCT	平均年龄 69.9 岁 n=72	意大利社区中度 SAR 老年女性	EWGSOP	肌肉强化训练:15 min 热身和协调练习,30 min 低/中强度腹部和四肢肌肉训练,15 min 的放松和伸展运动,姿势/体位训练作为对照组,每周 2 天	9 个月	MM↑ ASM/ht²↑	HGS↑	N/A	静态平衡↑	APA 肌肉强化训练能够显著改善 SAR 老年中度女性的肌肉力量和肌肉质量,且其对静态平衡的改善作用优于姿势训练,利于预防跌倒。
Tsekoura et al (2018)	综合运动 (PRT+平衡训练 +AET) RCT	平均年龄 72.87 岁 n=54	希腊社区 SAR 老年男女	EWGSOP	集中运动组:①抗阻运动 8 次/组,每天 1 组,RPE 10～11,15 min,渐增至 12 次/组,每天 2 组,	3 个月	集中运动组:ASM/ht²↑ CC↑	HGS↑ KES↑ 180°/s 左膝伸除外 KES↑	GS↑ TUG↓ STS↓ GS↑	SarQoL® 量表(4 个领域↑) SarQoL®	虽然与对照组相比,两种运动组对 SAR 均能产生有效的干预效果,但集中运动

（续表）

研究者	干预手段	年龄样本量	研究人群	参考共识	运动方案	持续时间	主要后果				研究结论
							MM	MS	PP	其他	
Tsekoura et al (2018)					20 min, RPE 12 分,每周 2 天;② 平衡训练 15~20 min 强度,量均渐增;③有氧运动,每周 3 天,每天 30~35 min 步行,每周累计 100 min 居家运动组:运动方案同上		居家运动组:无变化	仅 180°/s 膝屈	TUG↓ STS↓	量表(2个领域↑)	更优,且其运动促进效应在停训后 3 个月仍存在。对于不能集中参与运动的人群来说,不能或不愿运动,居家运动可以作为备选方案。
Martin Del Campo Cervantes et al (2019)	PRT 哑铃+弹力带 纵向研究	平均年龄 77.7 岁 n=19	墨西哥养老院 SAR 老年男女	EWGSOP	1~8 周:8~12 次/组,9~12 周;8~15 次/组,每周 2~3 组,每周 3 天	12 周	ASM/ht^2 无变化(呈上升趋势)	HGS↑	GS↑ SPPB↑ STS↓	发生率 47.4%下降至 33.3%平衡能力↑	抗阻运动能够提高肌肉功能,利于重度肌肉衰减症患者肌减少或减轻。
De Freitas et al (2019)	PRT(LP 或 NP) RCT	平均年龄约 73.0 岁 n=20	巴西 SAR 老年男女	EWGSOP	8 个动作,1~4 周:12~15RM,3 组; LP:5~8 周:10RM;9~12 周:8RM;13~16 周:5RM,组数不限,力竭则停 NP:12~15RM,组数不限,力竭则停	16 周	SMM↑	HGS_{max}↑ HGS_{mean}↑ TF_{max}↑ TF_{mean}↑	N/A	N/A	LP 和 NP 均能改善 SAR 患者肌肉质量和上肢肌力,且效果接近。鉴于 NP 训练总负荷较大,建议以 LP 作为优选。

研究者	干预手段	年龄样本量	研究人群	参考共识	运动方案	持续时间	主要后果				研究结论
							MM	MS	PP	其他	
Maruya et al (2016)	RT＋步行＋平衡训练 RCT	60岁以上 n=52	日本社区 SAR 老年男女	AWGS	居家运动，下蹲 6 s/次，6 次/组，单腿站立 1 min，踮脚跟 20 次/组，每天 3 组，步行每天 20～30 min	6个月	ASM/ht² 无变化	HGS↑ KES↑	GS 无变化 (CON↓)	单腿站立↑ GLFS-25 得分↓ (CON↑)	运动组 5 位 SAR 患者中有 3 人降为 Pre-SAR，6 个月的居家运动患者提高了身体功能。
Chen et al (2018)	PRT (壶铃) RCT	65～75 岁 n=33	中国台湾社区 SAR 老年女性	AWGS	11 个动作，60%～70% 1RM，8～12 次/组，每天 2～3 组，每天约 60 min，间隔 2 天，每周 2 天，间隔 48 h 以上	周	ASM↑ ASM/ht²↑	HGS↑ TF↑ PEF↑	N/A	CRP↓	壶铃训练显著提升 SAR 女性肌肉质量和肌肉力量，即使停训 4 周后，仍呈现运动效果。
Jung et al (2019)	循环训练 RCT	平均年龄 74.9 岁 n=26	韩国社区 SAR 老年女性	AWGS	10 个动作循环练习，60%～80% HRR，1～2 周：25 min，3～8 周：40 min，9～12 周：55 min，每周 3 天	12 周	FFM↑ FM↓ ASM/ht² 无变化	IS↑	GS无变化 (快走 GS↑)	平衡能力↑ 肺功能↑	循环训练能够改善 SAR 女性肌肉质量、肌肉力量、体成分、平衡能力以及肺功能。
Miller et al (2018)	CWBV/IWBV	平均年龄 58.2 岁 n=15	美国 SAR 老年女性	FNIH	30 Hz 振幅 2～4 mm，屈膝 CWBV：6 min 持续；IWBV：每次 1 min，6 次/次间停顿 1 min	急性反应	N/A	HGS↑ (仅IWBV) JH↑ (仅IWBV)	TUG↓	S&R↑ BPP↑ (IWBV) 20%/40%/60% 1RM	WBV 训练可以提升 SAR 患者的神经肌肉功能，且 IWBV 比 CWBV 更有效。

注：SAR：肌肉衰减症；PRT：渐进抗阻运动；AET：有氧运动；RCT：随机对照试验；CON：对照组；APA：适应性体力活动；KES：伸膝肌力；TF：躯干肌力；PEF：最大呼气流量；FFM：去脂体重；FM：脂肪质量；SMM：骨骼肌质量；LP：线性周期阻力运动；NP：非周期阻力运动；RM：最大重复次数；LBM：瘦体重；BFR：血流限制训练；IS：等动肌力；CWBV：持续全身振动；IWBV：间歇性全身振动；JH：跳起高度；S&R：坐姿伸展柔韧性测试；BPP：即椎力量。

表 10 - 2 运动联合营养补充对肌肉衰减症的双因素干预研究

研究者	干预手段	年龄样本量	研究人群	参考共识	运动方案 & 营养补充	持续时间	主要后果				研究结论
							MM	MS	PP	其他	
Zdzieblik et al (2015)	RT+NS RCT	平均年龄 72.2 岁 n=53	德国 SAR 老年男性	EWGSOP	抗阻运动,1~4 周：15 次/组,5~9 周：10 次/组,10~12 周：8 次/组,每周 3 天,每次 60min。NS：每天 15 g 胶原多肽	12 周	FFM↑ FM↓	IQS↑	N/A	运动控制↑	抗阻运动能够显著改善 SAR 患者的肌肉质量、肌肉力量和运动控制。联合胶原多肽补充时效果更佳。
Molnár et al (2016)	PT(RT+伸展运动)+NS RCT	平均年龄 66.5 岁 n=34	匈牙利养老院 SAR 老年男女	EWGSOP	抗阻运动 & 伸展运动,30 min 每周 2 天。NS：20 g WP,10 g EAA,3 g Leu,9 g 糖,3 g 脂肪,800 IU V_D 和矿物质等	3 个月	SMM↑ (仅运动营养组)	HGS↑ (仅运动营养组)	N/A	运动组 SAR 增加 2 人,运动营养组 SAR 减少 4 人	运动联合营养效果优于单纯运动。
Vikberg et al (2018)	PRT(自重+悬吊带)+NS RCT	平均年龄 70.9 岁 n=70	瑞典 HAI 项目 Pre-SAR 老年人	EWGSOP	1 周：12 次/组,2 组;2~4 周：10 次/组,3 组;5~7 周：10 次/组,4 组;8~10 周：爆发力训练。强度为 Borg CR-10 量表中 6~7,每周 3 天。NS：1~7 周：21 g 蛋白,1.5 g 脂肪;8~10 周：10 g 糖,30 g 蛋白,1.5 g 脂肪,营养补充不强制(84%选择补充)	10 周	LBM↑ ASM/ht²↑	HGS↑	SPPB↑ TUG↓ STS↓	TFM↓	抗阻运动对于 Pre-SAR 患者保持肌肉力量、身体活动能力以及增加肌肉质量有效。鼓励参与者以高强度参与训练。

研究者	干预手段	年龄样本量	研究人群	参考共识	运动方案&营养补充	持续时间	主要后果				研究结论
							MM	MS	PP	其他	
Yamada et al (2019)	RT（自重力/弹力带）+NS	平均年龄84.2岁 n=34	日本社区SAR老年人	AWGS	7个动作,20次/组,每天2组30 min,每周2天 NS: 每天10 g乳清蛋白,800 IU V_D	12周	ASM（变化）: RT+NS组>0>RT组>NS组>RT组>CON组	HGS: RT+NS组>0>RT组>NS组>CON组	最大蹲行时间缩短: RT+NS组<RT组<NS组<0<CON组	超声检测肌内脂肪浸润评价 MQ: RT+NS最优且显著高于其他组	运动与营养对SAR老年人肌肉质量、肌肉力量和MQ具有协同促进效应。
Zhu et al (2019)	RT(弹力带)+AET+NS RCT	≥65岁 n=113	中国香港社区SAR老年人	AWGS	弹力带训练20～30 min,20 min有氧运动,每周2天集训,1天居家自练 NS: 8.61 g蛋白,1.21 g HMB,130 IU V_D,0.29 g脂肪酸,每天2饮	12周居家再自练12周	下肢MM↑ ASM/ht²↑（仅Ex+NS 12 w）	KES↑	GS无变化 STS↓	下肢肌肉量和ASM↑（仅运动+营养组 12 w）PA量表↑（仅运动+营养组 24 w）	有无营养补充,运动都未能提高SAR患者步速,但对肌肉力量和座椅起立站起动作有改善作用,叠加作用未呈现。

研究者	干预手段	年龄样本量	研究人群	参考共识	运动方案 & 营养补充	持续时间	主要后果				研究结论
							MM	MS	PP	其他	
吴夕等 (2019)	RT+NS RCT	60~95 岁 n=80	中国江苏 SAR 老年男女	AWGS	1) 踩车训练与阻力式手摇车训练，每次训练时间 20 min，每天 2 次；2) 直腿抬高训练，30 次/组·每天 3 组 3) 股四头肌静力性收缩训练，30 次/组，每天 3 组，每天二选一训练，每周 3 天 NS：蛋白质 1.2 g/(kg·d)，V_D	48 周	ASM/ht² ↑	HGS↑	GS↑ TUG↓	N/A	相比单纯补充营养，采用强化营养与抗阻运动干预利于改善老年 SAR 患者肌力水平、肌肉质量与身体活动能力。
高爱菊等 (2019)	RT(肌肉锻炼操/弹力带)+NS RCT	≥65 岁 n=76	中国北京 SAR	AWGS	下肢离心抗阻训练，保持 5 s,10 次；上肢弹力带低强度抗阻训练，保持 5 s,10 次；脚尖运动，保持 1 min,5 次，每天 2 组。NS：蛋白质 1.0～1.5 g/(kg·d)，富含亮氨酸饮食	随访 1 年	ASM/ht² ↑	HGS↑	GS↑ TUG↓	对 SAR 认知↑	饮食及运动模式调整可以改善老年 SAR 患者的骨骼肌含量及躯体运动能力

注：NS：营养补充；IQS：股四头肌等速速肌力；WP：乳清蛋白；EAA：必需氨基酸；TFM：总体脂肪量；MQ：肌肉的质量；HMB：β-羟基 β-甲基。

10.3.3 运动干预应以共识诊断为前提

如前所述,虽然已有不少有关抗阻运动对肌肉衰减症的运动干预研究,但大部分研究对于运动干预的人群特征及肌肉衰减症判定标准描述不够清晰(Vlietsra et al.,2018),常出现将"老年人"等同于"肌肉衰减症患者",以"肌肉质量单维度减少"替代"三维度衰减"等主观混淆,既忽略了肌肉衰减症存在发生率的客观事实,又忽视了肌肉衰减症诊断的科学规范。国内虽已有基于科学知识图谱进行肌肉衰减症运动疗法的可视化研究,但由于CiteSpaceⅢ软件多聚焦于发文量、机构分布、作者分布以及高频关键词等指标,从而使得运动干预的诸多关键细节存在选择性失察(江婉婷等,2017)。因此,考虑到现有共识已推出升级版,建议国内运动科学研究者尽快对照新共识的诊断流程调整研究思路,以SARC-F量表为着眼点,遵循三维度的诊断次序,明晰三阶段划分,有针对性地开展我国老年人群肌肉衰减症的运动干预研究,提升RCT实验的证据等级。

10.3.4 运动干预标准需要尽快建立

现已公认,抗阻运动作为应对肌肉衰减症的有效手段应予以优先推荐。即使抗阻运动不能引起肌肉质量的必然增加,但至少可以通过增强肌肉力量与身体活动能力延迟老年人肌肉的衰减进程。纵观上述研究,尽管均符合ACSM推荐的抗阻运动起效的最低频率(每周2次),但有研究却提出,即使将抗阻运动降为每周1次(65%~75%1RM,8~12次/组,每次3组)也同样能够通过增强老年人肌肉力量,提升功能性体适能,达到预防肌肉衰减症的效果(Sousa et al.,2013)。因此,国际专家针对肌肉萎缩症倡议(International Sarcopenia Initiative, ISI)提出以下建议:第一,肌肉衰减症运动干预有待标准化,以利于推广与横向比较;第二,运动干预需要在特定的时间点(如4周、8周、3个月、6个月、1年等)进行肌肉衰减症的三维度检测以便纵向比较,其中临床上尽量以握力、SPPB量表、步速、TUG和STS等常用手段作为首选(Cruz-Jentoft et al.,2014)。此外,建议加强运动干预的全程质量控制,提高依从率的同时确保运动干预效果落到实处。

10.3.5 替代运动方案需酌情考量

有研究提出,适当的体力活动(不受种类及形式限制)也能够保护老年人少受或免受肌肉衰减症的困扰,降低晚年罹患肌肉衰减症的概率(Steffl et al.,

2017；Lee et al.，2018）。Kemmler 等也曾提出将全身振动训练或全身电刺激训练等作为抗阻运动的替代手段以应对肌肉衰减症（Kemmler et al.，2012）。有鉴于此，今后在主张老年人群从事抗阻运动应对肌肉衰减症的同时，还应对于那些由于担心抗阻运动发生损伤而不愿参与或由于身体条件限制不能参与抗阻运动的肌肉衰减症人群，结合实际情况推荐一些可替代的治疗方案。

肌肉衰减症作为一种肌骨系统疾病已成为当前公共卫生领域一个热点问题，随着其内涵的不断深化，不再是老年人的专属病症。今后肌肉质量将是运动科学研究的新焦点与突破点，对深入认识肌肉衰减症具有重要意义。虽然抗阻运动作为当前最有效的应对手段得到广泛认可，但在开展肌肉衰减症的运动干预时仍有很多问题有待回答。例如，运动干预的剂量-效应关系如何？运动干预如何在遵从个性化原则的同时做到标准化？抗阻运动是否存在平台期瓶颈？停训后运动干预效果的最大时效能够持续多久？怎样科学合理地补充营养才能确保同运动干预产生正向协同效应？国际医学期刊对肌肉衰减症的关注仅是其走向临床的开始，今后运动科学需同临床医学、老年医学以及康复医学等密切交叉，通过对现有共识的动态识解，以体医融合模式预防、延缓或治疗肌肉衰减症。

下　篇

肌肉衰减症的共时阐释

11. 肌肉衰减症的细胞凋亡
机制及运动干预

11.1 肌肉衰减症动物建模

啮齿类动物遗传信息非常丰富,与人类遗传学特征具有较高的相似性。目前在衰老与延缓衰老的研究中,动物模型的选择至关重要。以正常衰老的大鼠或小鼠为实验动物建立的自然衰老模型虽然可以提供极为珍贵的衰老生理、生化等方面的重要信息,但在实际研究过程中却存在着一定的局限性,其原因在于获得自然衰老的实验动物不仅要花费较长时间,而且需要消耗大量的人力物力。快速老化小鼠的出现赋予研究者们新的思路,并成为研究衰老的主要模型之一。

快速老化小鼠(senescence-accelerated mice,SAM)系列是一类正常发育和成熟后显示衰老加速效应的小鼠,其开发者是日本京都大学的竹田俊男教授(Takeda,1968)。1993 年天津中医药大学第一附属医院的韩景献教授首次将这种小鼠由日本引进我国并饲养于该院动物中心,主要有四个品系,即 SAMR1、SAMP8、SAMP10 和 SAMP6。SAMR1 是正常老化品系,可作为 P 系的对照;而 P 系是快速老化品系,寿命一般是 R 系的一半,除具有一般老化特征外,其不同亚型还具有不同的老化特征。SAMP 系列是难得的老化动物模型,其研发和应用对于深入认识老年性机能衰退具有积极的作用。SAM 属近交系小鼠,增龄过程中出现许多与自然衰老相似的机能衰退,根据 P、R 系的老化特性,国内外学者们制定了相应的老化判断标准——老化度评分法,并且根据此老化评分法结合生长曲线、存活率曲线以及月龄固有死亡率等,发现 P 系统可在正常生长过程中的第 4~6 个月表现出老化,且这种老化是一种快速的不可逆的进程,即突然快速老化(accelerated senescence),而这种快速老化与成长过程中急速老化(premature aging)存在一定的差别(见图 11-1)。

SAMP 和 SAMR 的一般寿命分别为 358 天和 526 天,8 月龄的老化度评分

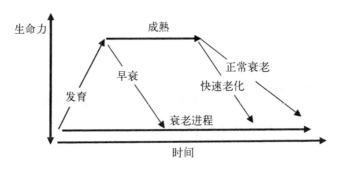

图 11-1　不同衰老模式示意图

结果分别为 6.07 和 3.21。SAMP 系在生长期与普通纯种小鼠无异,而在度过生长期后,即 4～6 月龄后则迅速出现老化诸特征,如行动迟缓、被毛无光泽、脱毛等,众多研究已证实 SAMP8 是研究衰老的理想模型。陈贵海等人的研究认为尽管 SAMP8 小鼠的中位期望寿命范围为 10.0～17.2 月龄,但通过行为学改变发生年龄推断 3 月龄 SAMP8 小鼠为青年、7 月龄 SAMP8 小鼠为中年、11 月龄 SAMP8 小鼠为老年(陈贵海等,2004)。Derave 等较早将快速老化小鼠引入肌肉衰减症相关研究(Derave W, et al., 2005),其将不同周龄的 SAMP6、SAMP8 与 SAMR1 分别围绕肌肉质量、骨骼肌形态、代谢以及收缩特性等指标进行对比后,提出 SAMP8 小鼠较 SAMP6 小鼠更加能够显示出肌肉衰减症的特征。

迄今为止,已有不少国外学者开始围绕运动对肌肉衰减症的影响进行了研究,但是其中多数研究针对自然衰老实验动物所采取的运动干预时间通常只持续 1～2 个月,相对小鼠等啮齿类动物的整个寿命而言,只占有很少的干预时间比例,如果要想进行长期乃至终生的运动干预,一般需要 18～26 个月,这样势必造成人力和物力的极大消耗。有鉴于此,如果能将同样的干预时间施加于寿命周期较短,类似人类衰老过程又衰老较为迅速的实验动物,则不失为一种更好的选择。因此,转基因小鼠以及快速老化小鼠逐渐受到研究者的重视。然而衰老毕竟是一个多影响因素的生理过程,严格意义上讲,仅通过单个或几个基因的敲除(如 SOD^-)或修饰不足以形成自然衰老的近似模型。若将 SAMP8 小鼠作为运动干预肌肉衰减症的动物衰老模型,则可能会有新的研究进展。加拿大著名生理学家 Hans·Selye 较早将"应激"的概念用于生物医学领域,他将其定义为:"身体对加于它的任何要求的非特异性反应。"在运动状态下,机体处于应激调整,机体的生理活动也会发生相应的变化。人体各种形式的运动,主要依靠骨骼肌纤维的收缩活动完成,而骨骼肌的抗氧化能力以及细胞凋亡水平的变化与运动干预有着密切的联系,因此研究运动对衰老骨骼肌的影响逐渐成为运动人体科学研究的重点之一。

目前,学术界普遍认为运动主要包含两种形式,即有氧运动与抗阻运动。关于有氧运动对衰老骨骼肌的影响的研究已经较为常见,然而关于抗阻运动对衰老骨骼肌的影响的研究目前数量有限。所谓抗阻运动(或称抗阻训练、力量训练),通常指身体克服阻力以达到肌肉增长和力量增加的过程,抗阻运动是身体全面锻炼不可缺少的一部分。长期以来,抗阻运动被视为增长肌肉力量、体积和耐力的有效方法。研究发现,抗阻运动能延缓肌肉老化,改善速度、平衡性、协调性、弹跳力、柔韧性及其他运动素质,提高基础代谢率,促进能量消耗,减少身体脂肪堆积,从而有效地预防和减少随年龄增长而高发的跌倒和骨折等现象。同时,抗阻运动在预防多种慢性病以及增龄性机能退化等方面的作用近年来逐渐被人们发现和重视。美国运动医学学会已将抗阻运动列入健康运动的范畴,并建议健身者每周至少从事 2 次中等强度的抗阻运动,每次运动 8~10 分钟,每次至少练习 8~12 RM。抗阻运动的应用丰富了运动的形式,可以更多地考虑参与者的兴趣和运动爱好,有利于实现运动的个性化。

"运动是良医(Exercise is Medicine)"这一理念已成为现代人对运动的共识。随着动物学实验逐渐成为生命科学研究的支柱,通过以动物实验为依托的基础研究有助于我们了解肌肉衰减症的生理机制以及运动干预响应。本研究将选用不同月龄段的快速老化小鼠 SAMP8 系作为衰老动物模型,分别采用负重爬梯运动、跑台运动为干预手段,重点观察 8 周运动后各组 SAMP8 小鼠骨骼肌中氧化应激水平以及肌肉衰减症相关的线粒体介导的细胞凋亡信号通路中关键基因及其调节基因的变化,以期在对肌肉衰减症的细胞凋亡机制进行初步探讨的同时,通过爬梯运动和跑台运动两种运动形式诠释"运动延缓衰老说"的细胞生物学机制。本节拟通过 Sarcopenia Index(SI)指标的计算以及分别对爬梯、跑台两种运动方式下各组 SAMP8 小鼠的体重进行检测,为 SAMP8 小鼠可以作为研究肌肉衰减症的模型动物提供佐证,并探讨不同运动干预下 SAMP8 小鼠体重的变化情况。

11.1.1 材料与方法

11.1.1.1 实验动物与分组

1) 实验动物

雄性 SAMP8 小鼠 60 只(购入 3 月龄小鼠 30 只,体重为:28.1 ± 2.3 g;6

月龄小鼠 30 只,体重为:30.9±2.3 g),购自天津中医药大学第一附属医院实验动物中心(实验动物饲养许可证编号:W-J 津实动质 M 准字第 006 号)。购入后于实验中心动物房 IVC 独立送风饲养系统(杭州绍丰公司)中在 SPF (Specific pathogen-free)条件下分笼饲养,所有小鼠均以国家标准啮齿类饲料(购自上海斯莱克实验动物公司,许可证号:SCXK(沪)2007-0005)喂养,自由饮食、饮水。光照遵循 12 h:12 h 明暗周期,温度范围 20±2℃,相对湿度 55±5%。

2) 动物分组

实验动物分组如下(见表 11-1):① 3 月龄 SAMP8 小鼠 30 只随机分为:青年安静组(Young Control Group, YC, n=10)、青年爬梯运动组(Young Resistance Exercise Group, YR, n=10)和青年跑台运动组(Young Endurance Exercise Group, YE, n=10);② 6 月龄 SAMP8 小鼠 30 只随机分为:老年安静组(Old Control Group, OC, n=10)、老年短期爬梯运动组(Old Resistance Exercise Group, OR, n=10)和老年短期跑台运动组(Old Endurance Exercise Group, OE, n=10)。

表 11-1 实验动物分组及饲养/训练情况

	组　别	n	购入月(周)龄	饲养+训练/w	处死时周龄
青年组	安静组(YC)	10	3 m(12 w)	9+0	21 w
	爬梯组(YR)	10	3 m(12 w)	1+8	21 w
	跑台组(YE)	10	3 m(12 w)	1+8	21 w
老年组	安静组(OC)	10	6 m(24 w)	14+0	38 w
	爬梯组(OR)	10	6 m(24 w)	(1+5)+8	38 w
	跑台组(OE)	10	6 m(24 w)	(1+5)+8	38 w

11.1.1.2 运动模型与训练方案

1) 爬梯模型的建立及训练方案

以小鼠尾部负重爬梯方式进行爬梯抗阻运动(爬梯由本实验室设计自制),在适应性饲养一周后开始训练,训练时间选择在动物的暗周期(18:00~20:00)进行,起始负重量为 50%BW,随后采取逐级递增的方式,参照“既有研究”摸索适宜的负重重量(运动强度)、爬梯的重复次数(运动量)及每组训练的时间间隔,分别为 3 Sets/day,3~4 Reps/Set,间隔 20 s/Rep;间隔 2 min/Set,训练隔天进行,以此建立抗阻爬梯运动模型(见表 11－2)。

表 11－2　爬梯运动训练方案

周　次	负重/g	％BW	Set×Rep
1	15	～50	3×3
2	15	～50	3×4
3	20	～66	3×4
4	25	～83	3×4
5	30	～100	3×4
6	30	～100	3×4
7	30	～100	3×4
8	25	～83	3×4

2) 跑台模型的建立及训练方案

采用动物跑台建立跑台耐力运动模型。适应性饲养一周后开始训练,训练时间选择在动物的暗周期(18:00~20:00)进行,每周训练 5 天,每天训练 1 次,训练基本采取逐级递增的方式进行。参照 Bedford 训练方案(Bedford,1979;Siu,2004)进行,随动物跑台运动具体情况适时调整,以此建立跑台耐力运动模型(见表 11－3)。

表 11－3　跑台运动训练方案

训练周次	速度 m/min(km/h)	时间/min
1	15(0.9)	15
2	20(1.2)	25
3	25(1.5)	25

训练周次	速度 m/min(km/h)	时间/min
4	25(1.5)	30
5	30(1.8)	30
6	30(1.8)	30
7	30(1.8)	30
8	30(1.8)	30

11.1.1.3 体重测量

一般情况下对各组小鼠每周测量一次体重并记录每次测量的结果，用于观测小鼠体重随年龄增长以及运动方式等的变化情况。

11.1.1.4 实验取材

分别于爬梯、跑台末次运动训练结束后 24 h，将各组受试 SAMP8 小鼠断头处死，迅速取完整的后肢腓肠肌，所有操作均在冰上进行，用分析天平称重并记录各组肌肉重量，将所取肌肉用锡箔纸包裹好并标记后迅速置于液氮中速冻，分组标记后转移至－80℃超低温冰箱保存，以备后续检测。

11.1.1.5 数据处理

实验数据由 SPSS for windows15.0 统计软件包进行数据处理并作图，数据以平均值±标准差表示，运用单因素方差分析（One-Way ANOVA）中的（S-N-K）Test 以及 Least-significant difference (LSD) Test 对 YC 与 OC 组、YC 与 YR、YE 组、OC 与 OR、OE 组进行单因素方差分析。差异显著性水平定义为 $P < 0.05$。

11.1.2　实验结果

11.1.2.1 各组 SAMP8 小鼠体重的增龄变化

青年组（YC 组、YR 组和 YE 组）小鼠体重随年龄增长均有所增加，但是差异未见显著性（$P > 0.05$）。老年组中 OC 组、OR 组、OE 组小鼠体重随增龄有一定幅度的浮动，但是总体差异未见显著性（$P > 0.05$）。由表 11-4 可以看出，除 OR 组外，其余各组小鼠均出现不同程度的死亡现象。

表 11 - 4　各组 SAMP8 小鼠处死前体重

组　　别	青年组（Y）		老年组（O）	
	体重/g	n	体重/g	n
安静组（C）	30.3±1.8	9	31.2±1.7	6
爬梯运动组（R）	30.5±2.5	10	29.2±2.2	8
跑台运动组（E）	29.5±2.5	8	30.4±3.5	7

11.1.2.2　Sarcopenia Index (SI) 值的计算

选用 Edstrom 提出的肌肉衰减症指数（Sarcopenia Index，SI）值作为间接判断肌肉衰减症的标准。SI 值的获得由［靶骨骼肌的质量（mg）/受试体重（g）］可以求出（Edstrom，2005）。经过计算求得青年组与老年组 SAMP8 小鼠腓肠肌的 SI 值见表 11 - 5。

表 11 - 5　YC 与 OC 组 SAMP8 小鼠的 SI 值

组　　别	SI	n
Young	4.54±0.26	9
Old	3.84±0.39#	6

#为 OC 组与 YC 组相比差异具有显著性，$P < 0.05$。

由表 11 - 5 可知，老年组 SI 值较青年组 SI 值有所下降，且其差异具有显著性（$P < 0.05$），并且满足 Baumgartner 等人提出的肌肉衰减症的基本判定标准，老年组 SAMP8 小鼠已表现出肌肉衰减症症状。

11.1.3　小结

体重控制的"置点理论"认为，机体重量似乎都存在一个已经设置好的生理恒量（设置点），机体将抵抗各种试图增加或减少已设置重量的各种因素，以保持其原有的体重范围。然而随着年龄的增长，衰老机体体重控制的"置点"会悄无声息地下降。老年人在体重（尤其瘦体重）方面发生变化的主要表现之一就是肌肉衰减症。近年来，Berryman 等人提出了"健寿（health span）"的概念，并提醒人们关注骨骼肌健康，关注肌肉衰减症就是维护骨骼肌的健康。由以上结果可见,SAMP8 小鼠腓肠肌可以用于肌肉衰减症动物实验建模。

11.2 肌肉衰减症的氧化应激特征及运动干预响应

1956 年,英国学者 Harman 提出了自由基衰老学说,认为自由基是导致机体衰老的主要"微损伤"因子,衰老过程就是活性氧(ROS)代谢失调导致自由基累积的过程。ROS 是在线粒体呼吸链中产生的副产物,它几乎存在于所有的组织中。ROS 的出现会造成氧化应激而对 DNA、蛋白质、脂肪等细胞成分造成危害,甚至最终导致细胞和组织的损伤。生物体的自由基水平随增龄升高,由其诱导产生的有害物质也逐渐增多,但是对自由基的防御功能却逐渐下降,从而引起机体各种生理功能的减退或障碍,诱发了多种疾病,最终导致生物体的衰老与死亡。目前,被人们广为接受的观点是,在肌肉这样产生自由基较多的组织中,ROS 系统在衰老过程中起着基础而又重要的作用。这是由于与其他组织相比,肌肉较高的氧消耗水平导致了 ROS 的浓度较高,而 ROS 的减弱或清除则需要抗氧化防御系统来完成。

一般来说,导致生物机体衰老的原因可以分为第一性原因和第二性原因。第一性原因主要指遗传基因,第二性原因是指遗传基因以外的一切可以使基因突变,即可导致细胞损伤、衰老死亡和毒性的因素,尤其是自由基对细胞的损伤,因此抗衰老就是机体抵抗和清除自由基对细胞损伤的能力,即抗氧化能力。事实上,适量的活性氧物质是维持生命所必需的。至于活性氧物质是否会对人体造成伤害,主要取决于体内产生的活性氧物质与体内抗氧化防御系统之间是否可以达到平衡的状况,然而此种平衡会因疾病、营养不良或随着年龄的增长而受到破坏,一旦失去平衡,即会形成氧化压迫,剧烈的氧化压迫会进一步造成细胞损伤或死亡,最终还会导致许多疾病的形成。已有研究报道称,肌肉衰减症可能由于 ROS 的终生积累导致。有鉴于此,本节拟就 SAMP8 小鼠骨骼肌中与肌肉衰减症有关的抗氧化酶及相关产物的变化特征进行探讨,并通过爬梯运动和跑台运动干预了解氧化应激对运动的响应,从而为今后研究肌肉衰减症发生的氧化应激特征以及制定有效的运动干预措施提供一些参考。

11.2.1 氧化应激实验方法

分别将各组肌肉在 Teflon 匀浆机上匀浆,控制匀浆速度为 2 000 r/min 左右,制备成10%的匀浆液。选取骨骼肌抗氧化防御体系中具有代表性的指标:总抗氧化能力(T-AOC)、总超氧化物歧化酶(SOD)、过氧化氢酶(CAT)以及丙二醛(MDA)等在酶标仪上进行检测。骨骼肌中蛋白含量的测定采用考马斯亮蓝法进行。

11.2.1.1 总抗氧化能力(T-AOC)的检测

骨骼肌抗氧化能力的强弱与骨骼肌健康程度存在着密切联系。通过测定骨骼肌的总抗氧化能力(T-AOC),有利于从整体上把握骨骼肌的氧化应激水平。具体操作按试剂盒说明书进行。

11.2.1.2 总超氧化物歧化酶(SOD)的检测

超氧化物歧化酶(SOD)对机体的氧化与抗氧化平衡起着至关重要的作用,它能够清除超氧阴离子自由基,保护细胞免受损伤。每毫升反应液中SOD抑制率达50%时所对应的SOD量为一个SOD活力单位,具体操作按试剂盒说明书进行。

11.2.1.3 过氧化氢酶(CAT)的检测

组织中的过氧化氢酶(CAT)在一定条件下能直接分解其底物 H_2O_2,使其在组织中的浓度逐渐降低。每克组织中CAT每秒钟分解吸光度为 $0.50\sim 0.55$ 的底物中的 H_2O_2 相对量为一个CAT活力单位,具体操作按试剂盒说明书进行。

11.2.1.4 丙二醛(MDA)的检测

自由基能攻击生物膜中的多不饱和脂肪酸,引发脂质过氧化作用,并形成脂质过氧化物。测定MDA的含量可反映骨骼肌中脂质过氧化的程度,间接反映出细胞损伤的程度。具体操作按试剂盒说明书进行。

11.2.2 实验结果

11.2.2.1 SAMP8 小鼠骨骼肌 T-AOC 的特征及运动响应

各组SAMP8小鼠骨骼肌T-AOC的特征见表11-6。由表可见:第一,OC组与YC组相比腓肠肌T-AOC呈显著下降(P<0.05);第二,YR组与YC组、YE组与YC组相比腓肠肌T-AOC均有所下降,且均具有显著性差异(P<0.05);第三,OR组与OC组、OE组与OC组相比腓肠肌T-AOC均有所上升,且具有显著性差异(P<0.05)。由此推测,青年组和老年组小鼠腓肠肌T-AOC对爬梯运动或跑台运动的响应方向截然相反。

表 11-6　各组 SAMP8 小鼠骨骼肌 T-AOC 水平

组　别	T-AOC	
	青年组（Y）	老年组（O）
安静组（C）	47.558±1.414	16.511±1.305#
爬梯运动组（R）	8.323±1.038*	87.29±9.515*
跑台运动组（E）	2.327±0.147*	33.769±1.233*

♯表示 OC 组与 YC 组相比具有显著性差异；
﹡表示爬梯运动组或跑台运动组与安静组相比具有显著性差异。

11.2.2.2　SAMP8 小鼠骨骼肌总 SOD 的特征及运动响应

各组 SAMP8 小鼠骨骼肌总 SOD 的特征见表 11-7。由表可见：第一，OC 组与 YC 组相比腓肠肌总 SOD 呈显著下降（P<0.05）；第二，YR 组与 YC 组、YE 组与 YC 组相比腓肠肌总 SOD 均有所下降，且均具有显著性差异（P<0.05）；第三，OR 组与 OC 组、OE 组与 OC 组相比腓肠肌总 SOD 均有所上升，且均具有显著性差异（P<0.05）。由此推测，青年组和老年组小鼠腓肠肌 T-AOC 对爬梯运动或跑台运动的响应截然相反。

表 11-7　各组 SAMP8 小鼠骨骼肌总 SOD 水平

组　别	总 SOD	
	青年组（Y）	老年组（O）
安静组（C）	82.824±2.828	15.666±0.557#
爬梯运动组（R）	24.741±1.409*	87.520±5.173*
跑台运动组（E）	28.066±1.816*	69.344±0.578*

♯表示 OC 组与 YC 组相比具有显著性差异；
﹡表示爬梯运动组或跑台运动组与安静组相比具有显著性差异。

11.2.2.3　SAMP8 小鼠骨骼肌 CAT 的特征及运动响应

各组 SAMP8 小鼠骨骼肌 CAT 的特征见表 11-8。由表可见：第一，OC 组与 YC 组相比腓肠肌 CAT 呈显著下降（P<0.05）；第二，YR 组与 YC 组相比腓肠肌 CAT 有所上升，且均具有显著性差异（P<0.05），但 YE 组与 YC 组相比腓肠肌 CAT 未见显著性差异（P>0.05）；第三，OR 组与 OC 组、OE 组与 OC 组相比腓肠肌 CAT 均有所上升,且均具有显著性差异(P<0.05)。由此推测,青年组和老年组小鼠腓肠肌 T-AOC 对爬梯运动的响应较为一致,但对跑台运动的响应有所不同。

表 11-8　各组 SAMP8 小鼠骨骼肌 CAT 水平

组　别	CAT	
	青年组(Y)	老年组(O)
安静组(C)	25.234±0.424	13.997±1.513#
爬梯运动组(R)	32.239±1.535*	29.104±1.807*
跑台运动组(E)	24.777±1.411	27.664±1.220*

\# 表示 OC 组与 YC 组相比具有显著性差异;
* 表示爬梯运动组或跑台运动组与安静组相比具有显著性差异。

11.2.2.4　SAMP8 小鼠骨骼肌 MDA 的特征及运动响应

各组小鼠骨骼肌中 MDA 的特征见表 11-9。由表 11-9 可见:第一,OC组与 YC 组相比腓肠肌 MDA 呈显著上升(P<0.05);第二,YR 组与 YC 组相比腓肠肌 MDA 有所上升,且具有显著性差异(P<0.05),但 YE 组与 YC 组相比腓肠肌 MDA 有所下降,且具有显著性差异(P<0.05);第三,OR 组与 OC 组、OE组与 OC 组相比腓肠肌 MDA 均有所上升,且具有显著性差异(P<0.05)。由此推测,青年组和老年组小鼠腓肠肌 T-AOC 对爬梯运动的响应较为一致,但对跑台运动的响应截然相反。

表 11-9　各组 SAMP8 小鼠骨骼肌 MDA 水平

组　别	MDA	
	青年组(Y)	老年组(O)
安静组(C)	0.049±0.001	0.090±0.006#
爬梯运动组(R)	0.072±0.008*	0.158±0.012*
跑台运动组(E)	0.042±0.003*	0.136±0.003*

\# 表示 OC 组与 YC 组相比具有显著性差异;
* 表示爬梯运动组或跑台运动组与安静组相比具有显著性差异。

11.2.3 分析与讨论

11.2.3.1 衰老对肌肉衰减症小鼠骨骼肌抗氧化能力的影响

骨骼肌 ROS 生成增加已被认为是各种老年性疾病以及增龄性机能退化发生的根源之一。线粒体作为细胞 ROS 的主要生成位点和作用靶,在与衰老有关的肌肉损伤中显得特别重要。很多研究已证实衰老肌肉处于 ROS 的不断攻击下,导致脂质过氧化、蛋白质氧化和 DNA 损伤增强以及抗氧化酶活性发生改变,但是现有的研究由于方法的限制,直接观测到 ROS 生成增加具有一定的困难,因而本研究只能通过测定脂质过氧化产物(MDA)来间接判定 ROS 的生成变化以及细胞氧化损伤的程度。

一般来说,体内存在的可清除自由基或减轻其危害的物质称为抗氧化防御系统,它包括酶促防御系统和非酶促防御系统。酶促防御系统主要指:超氧化物歧化酶(superoxide dismutase, SOD)、过氧化氢酶(catalase)与谷胱甘肽过氧化物酶(glutathione peroxidase, GSH - Px)等。SOD 会促使超氧阴离子转化成过氧化氢,以消除超氧阴离子;而过氧化氢会再经由 CAT 或 GSH - Px 还原成水和氧,此外,GSH - Px 亦会还原脂质过氧化物成为无毒害产物。抗氧化调节对于维持线粒体内适宜的氧化还原状态,延缓氧化应激的发生发展以及保证线粒体正常功能的完成具有重要的生理意义。Capel 等人的研究提出线粒体 ROS 释放的增龄性改变会导致骨骼肌氧化应激水平的改变,并可能参与肌肉衰减症的发展过程。

李国星等通过比较快速老化鼠 SAMP8 和昆明种自然衰老鼠中 SOD 的表达情况,探讨了两种衰老小鼠之间的异同及 SOD 在衰老过程中所起的作用,结果显示,两种衰老小鼠 SOD 基因表达和活性均呈增龄性降低,MDA 含量均呈增龄性增加,因而得出结论,SAMP8 小鼠与自然衰老鼠 SOD 变化趋势相同。

本研究观察到随年龄增加,老年对照组 SAMP8 小鼠腓肠肌中 T - AOC、总 SOD 和 CAT 均显著下降,MDA 水平显著上调,表明衰老机体抗氧化酶活性的降低会促使 ROS 生成增加,从而导致细胞受到的氧化损伤程度增加,这一结果支持了"自由基衰老学说"的基本理论。然而也有研究提出衰老骨骼肌中抗氧化酶活性均显著增加。Ji 等的实验显示,与幼鼠相比,高龄鼠深层股外侧肌几乎所有的抗氧化酶(SOD、CAT、GPX)的活性都显著增高。衰老过程中抗氧化酶活性可以被诱导上调,而这种上调可能与骨骼肌类型有一定关系。Leeuwenburgh 等证实,深层股外侧肌和比目鱼肌的抗氧化酶的活性增加,与衰老相关的抗氧化酶的适应表现出肌纤维类型的特异性,Ⅰ型肌纤维如比目鱼肌变化最显著,其次是Ⅱa型肌纤维如深层股外侧肌,而Ⅱb型肌纤维几乎没有变化。然而目前衰老骨骼肌抗氧化酶活性增加的机制还不清楚,一种可能是衰老肌肉线粒体产生更多的自由基刺激了抗氧化酶的基因表达。Luhtala等人的研究支持这个推测,他们也认为衰老骨骼肌线粒体抗氧化酶活性增高。衰老肌肉对能促进自由基产生的损伤较为敏感,此类损伤能激发免疫系统反应的急性阶段。因此,衰老的肌肉可能处于一种炎症状态,其基础稳态自由基产生水平被提高。衰老肌肉抗氧化酶的基因调节很少被研究,Oh-ishi等发现,与4月龄鼠相比,24月龄鼠比目鱼肌 Cu/Zn-SOD、Mn-SOD、CAT和GPX有更高活性,Cu/Zn-SOD蛋白量也升高。然而却没有发现两种SOD的mRNA水平增加,只有比目鱼肌CAT的mRNA随年龄显著增加,并与CAT活性增加幅度相近,因此,衰老肌肉抗氧化酶的基因调控可能涉及转录及转录后机制。衰老肌肉对氧化应激的敏感性增加,这可能是由于衰老机体组织线粒体电子传递链结构发生变化,使作为自由基主要来源的线粒体具有更大的产生自由基的潜力。

11.2.3.2 肌肉衰减症小鼠骨骼肌氧化应激的运动响应

虽然衰老时骨骼肌质量减少、功能减弱;尚存的肌肉对损伤反应敏感,肌肉恢复损伤的能力受到严重损害,使得肌肉不能很快地适应以后的连续运动,但也有一种可能就是增加生成的自由基能作为骨骼肌适应性反应的激活剂,诱发抗氧化酶生成增加,而抗氧化酶的增加会促使肌肉较快恢复并对后续的损伤提供保护作用。有关训练后机体各组织抗氧化酶活性变化的研究结论较不一致。迄今为止,运动干预后骨骼肌中抗氧化酶活性升高、不变或下降三种情况均有,这可能与训练手段、强度等的不同有关。熊正英等曾就此提出"自由基稳衡动态性",认为为了维持生命,生物体内的某些重要物质均有其稳衡性动态,自由基也不应例外。

张蕴琨等发现,力竭性游泳后,小鼠肌组织自由基生成增多,LPO水平显著增加,同一运动负荷对小鼠不同组织器官自由基代谢的影响不尽相同,以骨骼肌变化最为明显,肝脏次之,脑组织变化相对稳定。本研究结果显示,青年组SAMP8小鼠腓肠肌中CAT的活性和MDA水平有所上升,而MDA水平的上调可能与爬梯运动对T-AOC和总SOD的活性下调有关,这表明爬梯运动减弱了腓肠肌的抗氧化能力,进而导致ROS生成增加。在跑台运动干预后,青年组小鼠腓肠肌中T-AOC、总SOD的活性和MDA的水平均有所下调,而CAT的活性却未受显著影响,表明跑台运动虽然降低了抗氧化酶活性,但是可能并未引发氧化应激水平的提高。由此可以推断,虽然爬梯运动和跑台运动对青年组骨骼肌中抗氧化酶活性基本呈现上调作用,但是上调后对骨骼肌氧化损伤造成的结果却具有一定的异向性。Ji 早期的研究曾发现 8 周训练对骨骼肌 SOD、CAT 活性无明显影响。刘晓莉等研究认为间歇运动后，小鼠骨骼肌 SOD 活性、T－AOC 以及 MDA 含量均显著高于安静对照组。黄彬发现运动训练可上调骨骼肌 SOD 和 GPX 活性，并表现出很强的运动适应性。陈亚军对青年 SD 大鼠进行游泳运动干预后，发现其骨骼肌 SOD 活性也显著提高，MDA 含量则呈下降趋势，并推测 SOD 可能更容易在运动中激活。而金其贯的研究结果显示，力竭训练后，大鼠骨骼肌组织中 SOD 活性显著下降，MDA 含量显著增加，并由此认为力竭性训练使机体抗氧化能力下降，导致氧自由基生成增多，进而可能引发细胞凋亡。刘军认为只有提高机体的抗氧化能力，有大量的 SOD 存在，才能清除代谢过程中产生的自由基，保证线粒体膜结构的完整，使其能氧化磷酸化而产生足够的能量维持细胞凋亡的全过程，清除需要更新的细胞。当游泳训练至疲劳时，SOD 活性与 MDA 的比值直接影响细胞凋亡率。总体而言，以上研究结果的差异可能与抗氧化酶上调幅度能否超过 ROS 生成增加幅度有关。

此外，本研究对老年组进行爬梯、跑台运动干预的研究结果显示，8 周的爬梯和跑台运动对老年组腓肠肌中 T－AOC、总 SOD、CAT 的活性以及 MDA 的水平的影响具有较高的一致性，均分别发挥着上调作用，这表明爬梯和跑台运动能够提高老年组腓肠肌的抗氧化能力，但是可能同时存在对 ROS 生成增加的促进作用。这表明虽然爬梯运动能够提高部分酶类的活性，但是 8 周的运动干预也可能同时增加了 ROS 的生成，因而仍无法完全缓解 ROS 所带来的氧化损伤。然而，王轲等通过建立力竭跑台训练模型，测试了大鼠骨骼肌组织中 SOD、CAT 的活性和 MDA 的含量，结果显示，与安静组比较，运动力竭组 SOD、CAT 活性降低，MDA 含量升高。季丽萍等人对不同月龄大鼠进行 6 周递增性跑台训练，观察训练对不同月龄大鼠骨骼肌中自由基代谢的影响，结果显示，MDA 含量随增龄而增加，老年组 SOD 和 CAT 则明显下降，但是在 6 周训练后，老年组 MDA 含量明显下降，SOD 和 CAT 活性显著上调，中青年组 SOD 活性明显下调，该研究认为运动训练能够延缓衰老，但同一运动对不同年龄引起的骨骼肌组织自由基代谢的变化不同。刘洪珍等采用两种不同的有氧训练方式对大鼠进行 7 周的运动训练后，发现一般训练组的安静时小腿三头肌中的 MDA 含量显著高于对照组，强化训练组则无显著变化，两组 CAT 活性均显著升高，且强化训练组又高于一般训练组，SOD 活性则略有下降，该研究结果表明不同的有氧耐力训练引起肌组织自由基代谢和抗氧化系统的变化不同。同为抗氧化酶类，对运动训练适应的表现却不同，CAT 活性表现出高度的敏感性，说明有氧耐力训练是提高 CAT 活性的有效手段,SOD、GSH－Px 对短期运动训练反应不够敏感。

肌肉组织是运动系统的重要组成部分,肌细胞功能是否正常与机体的运动能力密切相关。陈彩珍等以 C57BL/6J 雄性小鼠跑转笼为运动方式,研究了从 5 月龄开始分别为期 8 个月、15 个月的长期有氧运动对小鼠骨骼肌氧化与抗氧化水平的影响,结果发现小鼠骨骼肌细胞浆 Cu/ZnSOD 活性在衰老早期升高而后下降,这表明衰老过程中自由基生成速率可能增加,导致机体氧化与抗氧化水平失衡。长期有氧运动通过适当增加机体的氧化应激,诱导细胞抗氧化酶的增加,削弱自由基对机体的氧化损伤,延缓与年龄相关的退行性变化的发生。麻春雁等研究了长期大负荷运动大鼠组织自由基代谢状况及营养干预后自由基代谢变化,结果显示,长期递增负荷运动导致骨骼肌 SOD、GSH－Px 酶活性显著降低,组织自由基代谢紊乱。王安利等人认为有氧训练可以促进体内氧化与抗氧化的平衡向有利于机体的方向发展。

由以上分析可以看出,在爬梯、跑台运动干预下,骨骼肌中启用的抗氧化酶以及抑制脂质过氧化功效有所不同。其原因可能在于:第一,各检测指标具有一定的适用范围,即对活性氧具有一定的靶选择性。如 T－AOC 的大小主要反映机体抗氧化酶系统和非酶系统对外来刺激的代偿能力以及机体自由基代谢的状态;SOD 作为体内抗氧化酶,常作为细胞防御自由基的第一道防线,来清除氧自由基(主要靶自由基为 $O_2^-\cdot$)、保护细胞免受损伤、维持自由基代谢平衡;而 CAT 能分解 H_2O_2 使其浓度下降,从而保护机体细胞稳定的内环境及细胞正常生活,但是 CAT 具有一定的底物特异性,且在细胞中的位置不同,即抗氧化酶被选择性激活。第二,增龄与爬梯、跑台运动分别对 T－AOC、总 SOD、CAT 以及 MDA 等为指针的各器官组织存在不同临界值的"自由基阈"。

运动对衰老骨骼肌中抗氧化能力影响的确切机制目前尚不明了,可能涉及复杂而又庞大的抗氧化体系中的多种因素。然而本研究结果自始至终未出现 Powers 研究中所提出的运动训练导致 CAT 活性的下降。近年来,关于不同运动或运动训练对机体组织自由基代谢和抗氧化酶活力影响的研究较多,就其结果来看,不仅机体不同器官组织中的自由基代谢和同种酶的活力受运动或运动训练影响的变化表现不同,而且相同器官组织中同种酶的活力和自由基代谢产物的变化相关研究的结果亦多不一致,甚至出现相反的结果。从目前的研究结果看来,机体不仅对运动刺激能产生应激性,更为重要的是具有适应性。随着运动强度的增加和持续时间的延长,机体在对抗自由基的过程中,抗氧化酶活性从代偿反应发展到失代偿反应,在不同的运动条件下活性发生着相应的变化。因此,围绕运动对衰老骨骼肌抗氧化能力的影响的研究的每一点进展,都为我们充实对衰老骨骼肌的运动干预研究具有重要的参考意义。

11.2.4 小结

骨骼肌的氧化应激水平与肌肉衰减症密切相关。8周爬梯、跑台运动对青年组骨骼肌中抗氧化酶活性的影响基本呈现上调作用,但是上调后骨骼肌中氧化损伤的结果却具有一定的异向性。8周爬梯、跑台运动能够提高老年组骨骼肌的抗氧化能力,尽管如此,运动干预也可能同时促进了ROS生成增加,以至于运动干预是否能够起到保护衰老骨骼肌的作用还依赖于对ROS生成增加的拮抗程度。

11.3 肌肉衰减症相关的细胞凋亡信号通路

尽管有关肌肉衰减症的发生机制有多种归因,但是近来越来越多的研究显示,肌肉衰减症的发生发展与细胞凋亡密切相关,尤其线粒体介导的细胞凋亡信号通路在肌纤维流失中具有举足轻重的作用(Marzetti, et al., 2006; Leeuwenburgh, et al., 2005)。细胞凋亡是指为维持内环境稳定,由基因控制的细胞自主的、有序的死亡。细胞凋亡与细胞坏死不同,细胞凋亡不是一个被动的过程,而是主动过程,它涉及一系列基因的激活、表达以及调控等的作用;它并不是病理条件下,自体损伤的一种现象,而是为更好地适应生存环境而主动争取的一种死亡过程。线粒体作为细胞凋亡的调控中心,在促凋亡信号和Caspases激活之间起着不可替代的作用(Marzetti E, et al., 2008)。目前已报道的引发细胞凋亡的信号转导通路(见图11-2)主要有线粒体介导的细胞凋亡信号通路、TNF-α介导的死亡受体细胞凋亡信号通路、内质网Ca^{2+}介导的细胞凋亡信号通路等(Dirks AJ, et al., 2006),其中前者作为内在的细胞凋亡信号通路,在肌肉衰减症发生发展的过程中起着重要作用。线粒体及Cyt C在细胞凋亡中的中心地位虽然在不同信号诱导的细胞凋亡中未必具有普遍意义,但线粒体作为细胞内死亡信号的感受者和放大者,在细胞凋亡中的重要性是毋庸置疑的。其中线粒体介导的细胞凋亡又可分为两类信号通路:线粒体介导的Caspase依赖性细胞凋亡信号通路和线粒体介导的非Caspase依赖性细胞凋亡信号通路。目前已有不少报道称运动(尤其是抗阻运动)能够在某种程度上起到预防或治疗肌肉衰减症的作用。因此,研究线粒体介导的内在细胞凋亡信号通路在肌肉衰减症发生过程中的作用及信号通路中相关凋亡基因对运动响应机制,将有助于人们了解肌肉衰减症发生的细胞凋亡机制并通过运动干预的方式来预防或延缓肌肉衰减症给老年人带来的影响。

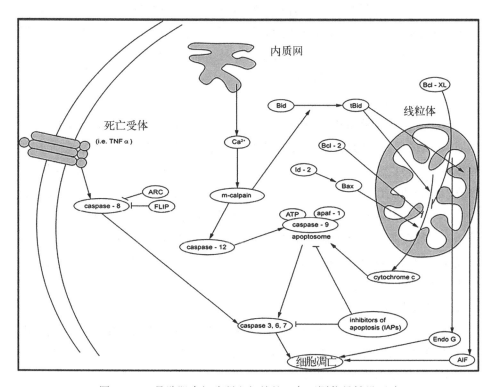

图 11 - 2　骨骼肌中细胞凋亡相关的 3 条不同信号转导通路

11.3.1　细胞凋亡信号通路中的关键基因和蛋白

细胞凋亡和细胞增殖都是生命的基本现象,也是维持体内细胞数量动态平衡的基本手段,而且细胞凋亡同样受到许多基因的精确调控。目前已报道的引发细胞凋亡的信号转导通路中线粒体介导的内在的细胞凋亡信号通路在肌肉衰减症发生发展的过程中起着重要作用,其主要涉及以下基因和蛋白家族:

11.3.1.1　ICE 基因与 Caspase 家族

人类最早发现的诱发细胞凋亡的基因是白介素-1β 转化酶(interleukin - 1 β - converting enzyme,ICE)基因,由于此家族的酶总是在天冬氨酸之后切断底物,所以 ICE 家族蛋白酶也被称为天冬氨酸特异的半胱氨酸蛋白酶(cysteine aspartate-specific protease,Caspase)。Caspase 是引起细胞凋亡的关键酶,一旦被信号途径激活，能将细胞内的蛋白质降解，使细胞不可逆地走向死亡。因此ICE基因被认为是细胞凋亡过程中的"刽子手"。目前已发现了14种Caspase蛋白，即Caspase 1～14，其中CED-3亚族（Caspase-3、-6、-7等）参与细胞凋亡。通常将其分为两类：一类为执行者（executioner），如Caspase-3、-6、-7，它们可直接降解胞内的结构蛋白和功能蛋白引起凋亡；另一类为启动者（initiator），如Caspase-8、-9等在收到凋亡信号后通过自剪接而激活引起Caspase级联反应（Dirks AJ, et al., 2006）。

11.3.1.2 Bcl-2家族

Bcl-2是B细胞淋巴癌/白血病-2（B-cell lymphomia/leukemia-2，Bcl-2）的缩写，是最早研究的与凋亡有关的基因，现已发现至少19个同源物，它们在线粒体参与的凋亡途径中起调控作用，能控制线粒体中细胞色素C等凋亡因子的释放。根据功能和结构可将Bcl-2基因家族分为两类，一类是抗凋亡的，如Bcl-2、Bcl-xl、Bcl-w、Mcl-1等；一类是促进凋亡的，如Bax、Bak、Bik、Bim等。大多数促凋亡蛋白主要定位于细胞质，一旦受到凋亡因子的诱导，它们可以向线粒体转位，通过寡聚化在线粒体外膜形成跨膜通道，或者开启线粒体的通透性转运孔，从而导致线粒体中的凋亡因子释放，激活Caspase导致细胞凋亡。其中，能够形成异源二聚体的Bax与Bcl-2是细胞凋亡调控中的一个非常重要的环节。Bcl-2/Bax两蛋白之间的比例是决定细胞凋亡抑制作用强弱的关键因素，Bcl-2/Bax>1细胞趋于存活；Bcl-2/Bax<1细胞趋于凋亡。因此，Bcl-2基因家族被形象地称为"凋亡的看门人"。

11.3.1.3 apaf-1

apaf-1全称为凋亡酶激活因子-1（apoptotic protease activating factor-1），在线粒体参与的凋亡途径中具有重要作用。apaf-1具有激活Caspase-3的作用，而这一过程又需要细胞色素C和Caspase-9参与。apaf-1/细胞色素C复合体与ATP/dATP结合后，apaf-1就可以通过其CARD（Caspase recruitment domain）结构域募集Caspase-9，形成凋亡体，进而发挥作用。

11.3.2 肌肉衰减症相关的细胞凋亡信号通路

11.3.2.1 线粒体介导的Caspase依赖性细胞凋亡信号通路

线粒体是细胞凋亡的调控中心。线粒体/细胞色素C介导的内在细胞凋亡信号通路可以在细胞内被激活，其中细胞色素C（Cytochrome C）是一种可溶蛋白，正常情况下位于线粒体膜内，并松弛地附着于线粒体膜的内表面。当凋亡刺激信号通过促凋亡蛋白 Bax/Bak 由细胞质移位到线粒体外膜上,会引起存在于线粒体膜间隙的多种蛋白释放,而 Cyt C 从细胞线粒体转移到胞浆被认为是细胞凋亡机制中进一步引起下游凋亡事件最为重要的环节。目前普遍认为 Cyt C 是通过 mtPTP 孔或 Bcl‐2 家族成员形成的线粒体跨膜通道释放到细胞质中的。PTP 孔主要由位于内膜的腺苷转位因子(adenine nucleotide translocator,ANT)和位于外膜的电压依赖性阴离子通道(voltage dependent anion channel,VDAC)所组成。Bcl‐2 家族蛋白对于 PTP 孔的开放和关闭起关键的调节作用,促凋亡蛋白 Bax 等可以通过与 ANT 或 VDAC 的结合介导 PTP 孔的开放,而抗凋亡类蛋白如 Bcl‐2、Bcl‐xl 等则可通过与 Bax 竞争性地与 ANT 结合,或者直接阻止 Bax 与 ANT、VDAC 的结合来发挥其抗凋亡效应。由线粒体释放的 Cyt C 作为凋亡诱导因子,与 apaf‐1、Caspase‐9 前体、ATP/dATP 形成凋亡体后,募集并激活 Caspase‐3,进而引发 Caspases 级联反应。级联反应的起始点即为 Caspase‐3,它剪切下游其他的效应子 Caspase 或者底物,最终引起许多底物发生蛋白质水解导致细胞凋亡。

11.3.2.2　线粒体介导的非 Caspase 依赖性细胞凋亡信号通路

目前多数研究者认为细胞凋亡是由 Caspase 负责执行的,但是在很多情况下,对 Caspase 的抑制并不能完全阻止细胞凋亡的发生,这就意味着除此以外还有其他凋亡信号通路存在,而且是非 Caspase 依赖(见图 11‐3)。近年来研究发现随 Cyt C 一同释放的蛋白还有凋亡诱导因子(apoptosis inducing factor,AIF)和核酸内切酶 G(Endo G),它们在细胞凋亡信号转导过程中也发挥着重要的作用,而且这种作用确实是非 Caspase 依赖性的。

1) PARP‐1/AIF 介导的非 Caspase 依赖性细胞凋亡信号通路

多聚(ADP 核糖)聚合酶‐1[poly(ADP‐ribose)polymerase‐1, PARP‐1]是一种核蛋白酶。在经典的细胞凋亡途径中,PARP‐1 被 Caspase‐3 和 Caspase‐7 切割为两个片段,抑制其 DNA 修复功能,使细胞内 ATP 不至于被 PARP‐1 耗竭,从而保证凋亡过程中的能量供应。然而 PARP‐1 并不是仅仅作为死亡底物被动地参与细胞凋亡,PARP‐1 过度激活能通过引起线粒体损伤和 AIF 释放,诱发非 Caspase 依赖的细胞凋亡。AIF 是 PARP‐1 介导的细胞凋亡途径中的下游效应物,同时也是一种线粒体蛋白,具有氧化还原酶和诱导细胞凋亡两种活性。正常情况下 AIF 定位于细胞线粒体膜间隙中,当有凋亡信号刺激时,AIF 分子从线粒体释放到细胞浆,再通过其核定位信号转位到细胞核中,直接引起染色体凝集和 DNA 呈大片段(约 50 kb)断裂,导致细胞凋亡。

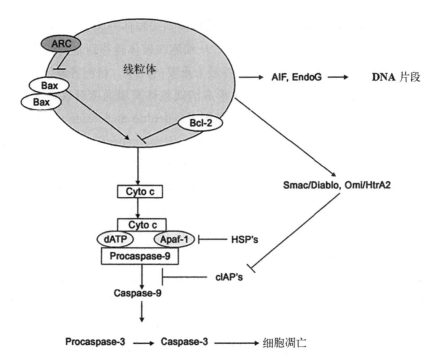

图 11 - 3　线粒体介导的 Caspase 依赖性、非 Caspase 依赖性细胞凋亡信号通路

2）Endo G 介导的非 Caspase 依赖性细胞凋亡信号通路

核 DNA 片段化是细胞凋亡的一个标志。虽然 Caspase - 3 依赖性 DNA 酶（DNAse CAD）能够诱导 DNA 的片段化，但新近有研究表明，还有另一种不依赖于 Caspase 的途径同样可以使 DNA 片段化，这就是核酸内切酶 Endo G。Endo G 是一种分子量为 30 kD 的凋亡蛋白，它不仅参与线粒体 DNA 的复制过程，而且也是线粒体收到凋亡信号后由 tBid 诱导而与 Cyt C 共同由线粒体释放的，随后从线粒体转位到细胞核中直接诱导核 DNA 片段化而最终导致细胞凋亡。而 Loo 等人的研究结果"在体细胞凋亡过程中也存在 Endo G 的释放及 DNA 片段化"为今后深入研究提供了有力的支持。

综上所述，虽然近年来细胞凋亡已成为生命科学、运动医学中的一个研究热点，但是目前人们仍无法对肌肉衰减症相关的骨骼肌细胞凋亡机制作出合理的解释。由于骨骼肌细胞是多核细胞，能够募集卫星细胞使肌纤维再生，在这类细胞中检测细胞凋亡比较困难，现有的研究手段大多停留在免疫组化、抗氧化酶系统、TUNEL 检测等层面，未涉及决定细胞凋亡与否的凋亡信号通路。因此，对于线粒体介导的 Caspase 依赖性与 Caspase 非依赖性细胞凋亡信号转导通路中关键凋亡基因的表达以及运动干预响应进行研究,有利于进一步了解肌肉衰减症的发生发展机制。

11.4 Caspase 依赖性细胞凋亡信号转导及运动干预响应

细胞凋亡是为了维持内环境稳定,由基因控制的细胞自主有序的死亡。细胞凋亡是一个主动过程,其中涉及一系列基因的激活、表达以及调控等,且细胞凋亡并不是病理条件下自体损伤的一种现象,而是细胞为了使生物体更好地适应生存环境而主动争取的一种死亡过程。目前,细胞凋亡已成为世界范围内生物学和医学领域的研究热点之一。随着分子生物学技术的迅速发展,人们逐步认识到“细胞凋亡是多基因严格控制的过程,这些基因在种属之间非常保守”。尽管凋亡确切机制尚未阐明,但是目前能够确定的是,细胞凋亡过程与许多疾病的发生有关。因此,细胞凋亡学说的建立无疑是 20 世纪末医学发展史中的又一里程碑。

纵观文献不难发现,细胞凋亡可由不同的信号转导途径介导,即信号转导途径决定细胞的命运。一方面,不同的信号转导系统在不同的细胞中对细胞凋亡的调控作用不同,可以启动或阻碍细胞凋亡;另一方面,同一信号转导系统在不同的细胞中,对细胞凋亡的影响存在强弱不同,甚至起相反的作用。目前,细胞凋亡研究的核心主要在于细胞凋亡信号通路中的相关基因以及调控基因等。本章拟通过对青年组和老年组 SAMP8 小鼠进行爬梯、跑台运动干预,探讨两种运动干预下骨骼肌中肌肉衰减症相关的线粒体介导的 Caspase 依赖性细胞凋亡信号通路中关键基因的变化情况,以期为今后相关机制阐明以及制订科学合理的运动干预方案提供一些参考。

11.4.1 实验方法

11.4.1.1 骨骼肌总 RNA 的提取

肌肉组织液氮研磨

↓

加 1 ml Trizol 研磨

↓

颠倒混匀 15 s,室温 5 min 静置

↓

4℃,12 000 g 离心,15 min

↓

加氯仿 1/5 体积(200 μl)

↓

涡旋振荡 15 s,室温静置 5 min

↓

4℃,12 000 g 离心,15 min

↓

转上层水相(约 400 μl)于另一 1.5 ml EP 管中

↓

加等体积异丙醇(约 500 μl),颠倒混匀,室温静置 10 min

↓

4℃,12 000 g 离心,10 min

↓

弃上清,RNA 沉于管底

↓

加冰预冷 75% 乙醇(用 DEPC 水现配)1 ml,温和振荡

↓

4℃,7 500 g 离心,5 min

↓

弃上清,空气干燥 10~30 min(避免过度干燥)

↓

溶于 DEPC 水中(20 μl)

↓

电泳检测或 −80℃冰箱保存备用

11.4.1.2 RNA 完整性与纯度检测

将 3~5 μl RNA 于 1% 的含 Goldview 染料的琼脂糖凝胶上进行电泳,120 V 电压,电泳约 30 min,经凝胶成像仪分析,检测 28 s、18 s、5 s 三条带以鉴定 RNA 完整性。此外,使用紫外分光光度计测定 RNA 浓度及 A_{260}/A_{280} 比值,确认 A_{260}/A_{280} 比值均在 1.8~2.0 之间。

11.4.1.3 RNA 逆转录

逆转录体系(总体积 20 μl)见图 11-4。

DEPC 水	8 - X μl
RNA 酶抑制剂(40U/μl)	0.5 μl
随机引物 Oligo (dT)$_{15}$ (50 pmol/μl)	2 μl
RNA	X μl

65℃,5 min;室温 37℃,10 min,高速(>5 000 g)离心 5 s。

(a)

RNA 酶抑制剂(40 U/μl)	0.5 μl
5×buffer	4 μl
DTT(0.1 M)	2 μl
dNTPmix(10 mM/each)	2 μl
M - MLV(10 000 U)	1 μl

37℃,60 min;90℃,5 min;转至冰浴 5 min,高速(>5 000 g)离心 5s,即得 cDNA 溶液。

(b)

图 11 - 4　逆转录体系(总体积 20 μl)

(a) 配置退火混合物(10.5 μl)　(b) RT 反应体系(9.5 μl)

11.4.1.4　PCR 扩增

1) 引物设计

由 Pubmed 数据库进行目的基因全序列查找,采用 ABI 公司 Primer Express 3.0 设计软件设计引物,比较引物的 Tm 值、产物长度等因素后确定,交由上海捷瑞生物工程有限公司合成,引物序列及其相关信息如下。

表 11 - 10　各基因引物序列及相关信息

基因名	引物长度/bp	引物序列(5′→3′)	Tm	产物长度/bp
β - actin	20	accagttcgccatggatgac	59℃	57
	16	tgccggagccgttgtc	59℃	
Cyt C	17	gcggccagggaagttgt	58℃	60
	20	cttgcagcctcagggttagg	59℃	
apaf - 1	19	tgcgactgggaagcttgtg	60℃	81
	24	tggttactcttgttggtgaaatgg	59℃	

（续表）

基因名	引物长度/bp	引物序列(5′→3′)	Tm	产物长度/bp
Caspase - 9	20	tgccctcccctgtctttaaa	58℃	76
	26	aagcaaagagtagaggaaaccagaaa	59℃	
Caspase - 3	19	acggtcctcctggtctttg	56℃	52
	16	tggctggctgcattgc	57℃	

2）PCR 总反应体系（20 μl）

Realtime - PCR 反应体系（按 SYBR Green Supermix 说明书配制如表 11 - 11所示）

表 11 - 11　Realtime - PCR 反应体系

试　　剂	Volume
SYBR Premix	10 μl
Forward Primer(10 μM)	1 μl
Reverse Primer(10 μM)	1 μl
Templat	4 μl
RNase free water	4 μl
Total Volume	20 μl

3）反应条件。Real time PCR 分三阶段,扩增采用三步法进行,扩增相关参数如下。

Stage 1：(1×)95℃,3 min。

Stage 2：(45×)Step 1：95℃,20 s；Step 2：Tm,20 s；Step 3：72℃,20 s(收集荧光)。

Stage 3：(1×)95℃,1 min；Tm,20 s；缓慢升温(收集荧光)至 95℃,10 s。

4）相对表达量的计算。目的基因的相对量 Relative Expression (RE)＝ $2^{-\Delta\Delta Ct}$

$$\Delta Ct = Ct_{target} - Ct_{\beta-actin}$$

$$-\Delta\Delta Ct = \Delta Ct_{target} - \Delta Ct_{control}$$

11.4.1.5 数据处理

经 Applied Bio-system Step One 系统软件将原始数据导为 Excel 文件,由 SPSS for windows15.0 统计软件包进行数据处理并作图,数据以平均值±标准差表示,运用单因素方差分析(One-Way ANOVA)中的(S-N-K) Test 以及 Least-significant difference(LSD) Test 对 YC 与 OC 组、YC 与 YR、YE 组、OC 与 OR、OE 组进行单因素方差分析。差异显著性水平定义为 P<0.05。

11.4.2 实验结果

11.4.2.1 骨骼肌中细胞色素 C(Cyt C)mRNA 基因表达

内参基因 β-actin 和目的基因 Cyt C 基因的 Realtime PCR 对数扩增曲线图及其对应融解曲线见图 11-5 和图 11-6。由图可知,目的片段具有较高的特异性。各组 SAMP8 小鼠骨骼肌 Cyt C 基因相对表达水平见表 11-12。由表可见:第一,OC 组与 YC 组相比腓肠肌 Cyt C mRNA 相对表达量未见显著性差异(P>0.05);第二,YR 组与 YC 组、YE 组与 YC 组相比腓肠肌 Cyt C mRNA 相对表达量均有所上升,且具有显著性差异(P<0.05);第三,OR 组与 OC 组相比腓肠肌 Cyt C mRNA 相对表达量有所下降,且具有显著性差异(P<0.05),但 OE 组与 OC 组相比腓肠肌 Cyt C mRNA 相对表达量却呈显著上升(P<0.05)。由此推测,青年组和老年组小鼠腓肠肌 Cyt C mRNA 相对表达量对爬梯运动的响应截然相反,但对跑台运动的响应却较为一致。

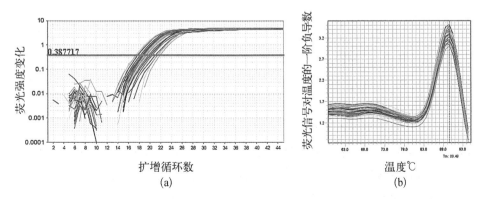

图 11-5 β-actin 基因 Real-time PCR 对数扩增曲线图及融解曲线图

(a) 扩增曲线 (b) 融解曲线

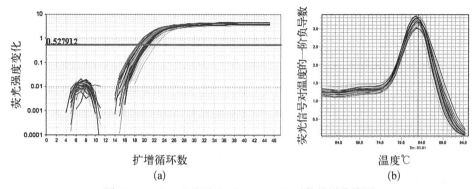

图 11 - 6　Cyt C 基因 Real-time PCR 对数扩增曲线图
及融解曲线图

（a）扩增曲线　（b）融解曲线

表 11 - 12　各组 SAMP8 小鼠骨骼肌 Cyt C 基因表达水平

组　　别	Cyt C	
	青年组（Y）	老年组（O）
安静组（C）	0.418±0.046	0.407±0.065#
爬梯运动组（R）	0.575±0.069*	0.231±0.039*
跑台运动组（E）	0.635±0.035*	0.509±0.041*

♯表示 Old 组与 Young 组具有显著性差异；

* 表示 OR 组与 Control 组、SE 组与 Control 组具有显著性差异。

11.4.2.2　骨骼肌中 apaf - 1 mRNA 基因表达

apaf - 1 基因的 Realtime PCR 对数扩增曲线图及其对应融解曲线与 Cyt C 基因相似。各组 SAMP8 小鼠骨骼肌 apaf - 1 基因相对表达水平见表11 - 13。由表可见：第一，OC 组与 YC 组相比腓肠肌 apaf - 1 mRNA 相对表达量呈显著上升（P＜0.05）；第二，YE 组与 YC 组相比腓肠肌 apaf - 1 mRNA 相对表达量有所上升，且均具有显著性差异（P＜0.05），但 YR 组与 YC 组相比腓肠肌 apaf - 1 mRNA 相对表达量却未见显著性差异（P＞0.05）；第三，OR 组与 OC 组、OE 组与 OC 组相比腓肠肌 apaf - 1 mRNA 相对表达量均未见显著性差异（P＞0.05）。由此推测，青年组和老年组小鼠腓肠肌 apaf - 1 mRNA 相对表达量对跑台运动的响应有所不同，但对爬梯运动则未见响应。

表 11 - 13　各组 SAMP8 小鼠骨骼肌 apaf - 1 基因表达水平

组　别	apaf - 1	
	青年组（Y）	老年组（O）
安静组（C）	0.002±0.000	0.003±0.000[#]
爬梯运动组（R）	0.002±0.000	0.004±0.001
跑台运动组（E）	0.024±0.006*	0.003±0.001

11.4.2.3　骨骼肌中 Caspase - 9 mRNA 基因表达

Caspase - 9 基因的 Realtime PCR 对数扩增曲线图及其对应融解曲线与 Cyt C 基因相似。各组 SAMP8 小鼠骨骼肌 Caspase - 9 基因相对表达水平见表 11 - 14。由表可见：第一，OC 组与 YC 组相比腓肠肌 Caspase - 9 mRNA 相对表达量未见显著性差异（$P>0.05$）；第二，YR 组与 YC 组相比腓肠肌 Caspase - 9 mRNA 相对表达量未见显著性差异（$P>0.05$），但 YE 组与 YC 组相比腓肠肌 Caspase - 9 mRNA 相对表达量有所上升，且具有显著性差异（$P<0.05$）；第三，OR 组与 OC 组、OE 组与 OC 相比腓肠肌 Caspase - 9 mRNA 相对表达量均未见显著性差异（$P>0.05$）。由此推测，青年组和老年组小鼠腓肠肌 Caspase - 9 mRNA 相对表达量对跑台运动的响应有所不同，但对爬梯运动的响应则未见响应。

表 11 - 14　各组 SAMP8 小鼠骨骼肌 Caspase - 9 基因表达水平

组　别	Caspase - 9	
	青年组（Y）	老年组（O）
安静组（C）	0.009±0.001	0.009±0.001
爬梯运动组（R）	0.010±0.002	0.009±0.002
跑台运动组（E）	0.017±0.002*	0.012±0.002

11.4.2.4　骨骼肌中 Caspase - 3 mRNA 基因表达

Caspase - 3 基因的 Realtime PCR 对数扩增曲线图及其对应融解曲线与 Cyt C 基因相似。各组 SAMP8 小鼠骨骼肌 Caspase - 3 基因相对表达水平见表

11-15。由表可见：第一，OC 组与 YC 组相比腓肠肌 Caspase-3 mRNA 相对表达量呈显著上升（P＜0.05）；第二，YR 组与 YC 组相比腓肠肌 Caspase-3 mRNA 相对表达量有所下降，且均具有显著性差异（P＜0.05），但 YE 组与 YC 组相比腓肠肌 Caspase-3 mRNA 相对表达量差异未见显著性（P＞0.05）；第三，OR 组与 OC 组、OE 组与 OC 组相比腓肠肌 Caspase-3 mRNA 相对表达量均有所下降，且均具有显著性差异（P＜0.05）。由此推测，青年组和老年组小鼠腓肠肌 Caspase-3 mRNA 相对表达量对跑台运动的响应有所不同，但对爬梯运动的响应却较为一致，均呈现出减量响应。

表 11-15　各组 SAMP8 小鼠骨骼肌 Caspase-3 基因表达水平

组　　别	Caspase-3	
	青年组（Y）	老年组（O）
安静组（C）	0.111 ± 0.010	$0.161 \pm 0.018^{\#}$
爬梯运动组（R）	$0.075 \pm 0.010^{*}$	$0.060 \pm 0.008^{*}$
跑台运动组（E）	0.116 ± 0.017	$0.115 \pm 0.006^{*}$

11.4.3　分析与讨论

ROS 的增加会导致骨骼肌不同程度的氧化损伤。骨骼肌细胞遭到氧化损伤后会面临三种趋向，第一种是通过修复系统进行自我修复，第二种是由氧化损伤引发细胞内细胞凋亡信号的级联放大反应，凋亡信号转导并最终导致骨骼肌细胞凋亡，第三种是既不能完成自我修复，又未引起细胞凋亡而自我消失，从而继续维持骨骼肌细胞的损伤状态。随着年龄的增加，由于骨骼肌自我修复调节机能的逐渐衰退，老年机体骨骼肌细胞在受到氧化损伤后，往往难以恢复到正常状态，因而更倾向于朝后两种结果发展。在 ROS 介导细胞凋亡机制的研究中，Wyllie 的研究具有较强的说服力，该研究认为 ROS 的大量产生可能对脂质和核酸产生破坏性分子链反应，线粒体在其中起到至关重要的作用。当线粒体内 ROS 大量产生会使其选择性地对离子通透性丧失或使线粒体膜通透性发生改变，导致线粒体膜势能发生改变，进而引起线粒体释放细胞凋亡起始因子或 apaf-1，这样可激活半胱氨酸蛋白酶，从而诱导细胞凋亡的发生。

11.4.3.1　衰老对线粒体介导的 Caspase 依赖性细胞凋亡信号通路的影响

目前人们对细胞凋亡参与机体的许多重要生理、病理过程以及衰老的机制仍不十分清楚,在研究凋亡与衰老的相关性时,共同的观点是细胞凋亡通过破坏重要的、不可替代的细胞而对衰老起负面影响,并提出细胞凋亡能够以两种形式对衰老起作用:第一,清除已经受损的和功能退化的细胞(如肝细胞、成纤维细胞),然后由纤维组织替代这些细胞,继续保持内环境稳定;第二,清除不能再生的细胞或称分裂后细胞(如神经元、心肌细胞和骨骼肌细胞等),它们不能被替代,从而导致这些细胞机能的衰退(如肌肉衰减症)甚至病理改变(如阿尔茨海默综合征)。已有的研究表明,在啮齿类动物以及人类衰老过程中,细胞凋亡对肌肉衰减症的发生发展起着重要的调节作用。作为细胞凋亡调控中心的线粒体能够介导 Caspase 依赖性细胞凋亡信号通路中关键基因的表达,从而参与肌肉衰减症的发生过程。

线粒体介导的 Caspase 依赖性细胞凋亡信号通路中,Cyt C 与 apaf-1 和 procaspase 9 结合可形成被称为凋亡小体的复合物。在 ATP 及其水解酶存在时,Cyt C~apaf-1 复合物寡聚化,促使 procaspase-9 自身活化成 Caspase-9 进而激活 Caspase-3。Baker 等人的研究发现,随着年龄增长,F344×BN 大鼠跖肌中 apaf-1 的表达显著下调,而 Caspase-3 和 Caspase-9 的表达却显著上升,且相关回归分析显示 Caspase-3 和 Caspase-9 的表达与肌肉衰减症的发生进程具有高度相关性。Siu 等通过对青年组和老年组 F344×BN 大鼠后肢腓肠肌中凋亡相关信号基因的研究也发现,衰老促进了凋亡信号(Cyt C、apaf-1、Caspase-3 和 Caspase-9)在骨骼肌中的表达(Siu, et al., 2005)。Rice 的研究也显示,30 和 36 月龄 F344×BN 大鼠趾长伸肌(EDL)中 Caspase-3 和 Caspase-9 的蛋白表达会有所上调,但是在 36 月龄老年大鼠比目鱼肌中,Caspase-3 和 Caspase-9 的蛋白表达却表现为下调。Pistilli 等人的研究也显示衰老过程中大鼠跖肌中 apaf-1 mRNA 水平有所上升。本研究观察到随年龄增加,SAMP8 小鼠腓肠肌中 apaf-1 和 Caspase-3 的表达均显著上调,与 Dirks 等人的研究结果较为一致。此外,Song 等人的研究结果,衰老上调 Caspase-3 的表达也支持了这一结果。

虽然 Burgess 等的研究显示人骨骼肌胞浆中缺乏凋亡蛋白酶激活蛋白(apaf-1),并由此认为骨骼肌与其他组织相比,更难发生线粒体介导的细胞凋亡。但是 Chung 的动物实验研究结果却表明,老年大鼠腓肠肌中 apaf-1 和 Caspase-9 随 DNA 片段化增多而显著上调,而 Cyt C 却并未随增龄发生变化,这一点与本研究结果以及 Dirks 等人研究中 apaf－1 随增龄显著上调较为一致。只是 Siu 等的研究发现,在老年大鼠腓肠肌中 Caspase－9 的表达与 Cyt C 和 apaf－1 的表达一同上调,而其研究结果并未显示衰老对 Caspase－9 与 Cyt C 和 apaf－1 的表达具有同步性调节作用,而这种不一致性的表现可能与其他凋亡调节因子增龄性适应不同有关。由此推断,在本研究中,虽然衰老能够上调腓肠肌中 Caspase－3 表达,但是 Caspase－3 的上调可能与凋亡小体复合物关联不大,这一点由老年 SAMP8 小鼠腓肠肌中或者是 Cyt C 表达无显著性差异,或者是 Caspase－9 表达无显著性差异甚至下调等这些变化可以看出。总而言之,衰老时 Caspase－3 增加的确切机制比较复杂,有限的研究表明这一机制可能会牵涉到复杂的基因调控网络。

11.4.3.2 运动对线粒体介导的 Caspase 依赖性细胞凋亡信号通路的影响

衰老是不可抗拒的,但却是可以通过科学合理的手段延缓的。目前普遍流行一个的观点认为,运动能够延缓衰老。然而,什么样的运动能够延缓衰老? 运动对于衰老骨骼肌中细胞凋亡又有何影响呢? 目前虽然已有关于运动与骨骼肌细胞凋亡关系的研究,但是其中多数是围绕凋亡诱导运动性微损伤、运动性疲劳和过度训练等进行的,而对运动与衰老骨骼肌细胞凋亡关系的相关研究却仍处于起步阶段。因此,从这个意义上讲,研究运动对衰老以及骨骼肌中肌肉衰减症关联的线粒体介导的 Caspase 依赖性细胞凋亡的影响具有特殊的意义。

本研究观察到,爬梯运动虽然对青年组 SAMP8 小鼠腓肠肌中 Cyt C 的表达均具有上调作用,然而由线粒体中释放的 Cyt C 的增多不但没有引起 Caspase－3 的相应上调,反而显著地下调了 Caspase－3 在腓肠肌中的表达,这可能是由于凋亡小体未能形成,或上游调节位点(NF－κB)对 Caspase－3 产生下调作用有关。与此不同的是,跑台运动则能够较大程度地上调青年组 SAMP8 小鼠腓肠肌中的 Cyt C、apaf－1 和 Caspase－9 表达,然而有趣的是,尽管如此,青年组腓肠肌中 Caspase－3 的表达均未见显著性差异。由此推断,跑台运动有利于青年组骨骼肌中凋亡小体的形成,而爬梯运动对于青年组骨骼肌中凋亡小体的形成似乎并未见较大作用。然而 Siu 对青年组 SD 大鼠进行为期 8 周,每周 5 天的中等强度跑台运动干预后,通过 Western blotting 的检测手段进行观察,结果发现运动组中 apaf－1 的蛋白表达较安静对照组显著下降,而可能由于对应抗体的特异性较低或是研究方法的限制,未能检测到 Caspase－3 和 Caspase－9 的蛋白表达变化。

此外,本研究对老年组 SAMP8 小鼠骨骼肌中的 Caspase 依赖性细胞凋亡信号通路中的关键基因也进行了观察,结果显示,为期 8 周的爬梯、跑台运动均下调了老年 SAMP8 小鼠腓肠肌中 Caspase - 3 的表达,但是下调的途径可能不同。8 周爬梯运动可能主要通过 Cyt C 释放的减少来下调老年组腓肠肌中 Caspase - 3 的表达。8 周跑台运动对腓肠肌中 Caspase - 3 的下调作用则可能由独立于凋亡小体之外的途径来完成。Song 等人的研究表明,12 周的跑台运动能够显著下调老年大鼠腓肠肌与比目鱼肌中 Caspase - 3 的表达,并得出结论,跑台运动能够弱化促凋亡信号,进而缓解老年骨骼肌的萎缩。Siu 等人的研究通过对青年组和老年组鹌鹑翅膀分别进行为期 7 天和 21 天的负重训练后发现,在青年组中 7 天和 21 天负重训练均能够诱导 Cyt C 的显著下调,而在老年组中只在 21 天负重训练后观察到老年组翼展肌(快肌纤维)肌肉中 Cyt C 的下调,与本研究结果存在一定差异。

这也从另一个角度表明,运动能够通过一系列分子调控过程诱导骨骼肌细胞向利好方向发展,从而完成凋亡通路的适应性改变。通常而言,Cyt C~apaf - 1~ Caspase - 9 ~ Caspase - 3 是一个单向通路。在 Cyt C 敲除的细胞中,apaf - 1 只能以单体的形式存在。在 apaf - 1 或 Caspase - 9 敲除的细胞中不存在 Caspase - 3 的激活,即便有 Cyt C 的释放也不行。凋亡过程中 Cyt C 释放的同时伴随着 Smac/Diablo(second mitochondria-derived activators of caspase/direct IAP-binding protein with low isoelectric points)的释放。目前已知,Smac 前体在胞质中合成继而转运到线粒体,成熟型的 Smac 通过 N 端的 Ala - Val - Pro - Ile(AVPI)序列与细胞内的凋亡抑制蛋白(inhibitor of apoptosis protein, IAP)结合,而 IAP 是内源性的 Caspase 抑制剂,当 IAP 与 Caspase - 9 或 Caspase - 3 结合后将效应子灭活,从而抑制凋亡的发生。

总而言之,由本研究结果可以看出,细胞凋亡是受一系列基因调控的多环节过程。目前公认,细胞凋亡是以多基因为主导,包括信息传递、基因表达、蛋白合成和酶学机制等共同构成的一个复杂有序的系统过程。当前运动对衰老骨骼肌细胞凋亡的研究尚属起步阶段,因此细胞凋亡在增龄性骨骼肌衰减中占何地位,起何作用,还需要更多的实验研究来阐明。细胞凋亡在许多疾病以及机能退化中起着重要的作用,对细胞凋亡基因调控的研究,将会使人们从全新的角度来认识其作用。深入研究运动与细胞凋亡关系有助于我们了解肌肉衰减症的发生机制,从而制定有效的运动干预方案,为促进老年人的骨骼肌健康提供帮助。

11.4.4 小结

骨骼肌中 Caspase-3 的上调可能与 SAMP8 小鼠肌肉衰减症的发生密切相关,且衰老过程中 Caspase-3 的上调可能还有其他细胞凋亡信号通路参与;爬梯、跑台运动对青年组骨骼肌的干预效果存在较大差异,爬梯运动能够减弱青年组骨骼中的细胞凋亡程度,而跑台运动的作用却未见显著变化;爬梯、跑台运动均能够在一定程度上弱化衰老骨骼肌中的促凋亡信号,从而避免更大范围的衰老骨骼肌进入凋亡程序。

11.5 非 Caspase 依赖性细胞凋亡信号转导及运动干预响应

尽管 Caspase 是凋亡信号起始和执行中非常重要的分子,但某些蛋白质从线粒体内膜腔释放而诱导的凋亡可以不通过 Caspase 产生,即表现为 Caspase 非依赖性。成熟型的丝氨酸蛋白激酶 Omi/HtrA2,在凋亡发生时和 Smac/Diablo 一起从线粒体释放到细胞质,一方面灭活 IAP 释放 Caspase,对凋亡复合体起辅助作用,促进凋亡的发生(Caspase 依赖性通路);另一方面通过其丝氨酸酶活性来激活凋亡,称为 Caspase 非依赖性通路(Ferreira, et al.,2008)。此外,位于线粒体的内膜腔内的凋亡诱导因子(AIF),在凋亡的过程中从线粒体内释放进入细胞核,导致染色质沉着和大量的 DNA 片段化。由于广谱的 Caspase 阻断剂并不能抑制 AIF 诱导的凋亡,因此 AIF 所诱导的凋亡似乎与 Caspase 通路没有直接联系。Bcl-2 的过表达可以使线粒体表面的渗透性穿透孔处于关闭状态,抑制 AIF 的释放,但不能阻断 AIF 诱导的凋亡。由此可见,AIF 是凋亡的执行因子之一,但其引起染色质沉着和 DNA 片段化的机制尚未阐明。此外,核酸内切酶 G(Endo G)的发现进一步说明了线粒体存在不止一种不依赖 Caspase 而导致凋亡事件发生的途径。Endo G 作为线粒体特异的核酸酶,它能够独立剪切细胞核染色质 DNA 和降解裸露的 DNA。因此,本节拟通过对肌肉衰减症小鼠骨骼肌中线粒体介导的 Caspase 非依赖性细胞凋亡信号通路进行检测,初步探索肌肉衰减症发生发展背后的 Caspase 非依赖性致凋亡的归因,并观察爬梯、跑台运动干预下 Caspase 非依赖性细胞凋亡信号通路的变化情况,以期为今后进一步研究提供一些佐证。

11.5.1 实验方法

线粒体介导的非 Caspase 依赖性细胞凋亡中各基因的引入序列如表 11 - 16 所示。

表 11 - 16 各基因引物序列及相关信息

基因名	引物长度/bp	引物序列(5′→3′)	Tm	产物长度/bp
β - actin	20	accagttcgccatggatgac	59℃	57
	16	tgccggagccgttgtc	59℃	
PARP	18	ccacgcacaacgcctatg	58℃	62
	18	ctccccctcgcgctctat	59℃	
AIF	19	cctcagatcagggcaccaa	58℃	56
	19	gcagtccctccaccaatca	58℃	
Endo G	19	tctggctcgagctggaaac	58℃	60
	20	gtcctccaccatcacttgct	56℃	

11.5.2 实验结果

11.5.2.1 骨骼肌中 PARP mRNA 基因表达

PARP 基因的 Realtime PCR 扩增曲线图及其对应融解曲线与 Cyt C 基因相似。各组 SAMP8 小鼠骨骼肌 PARP 基因相对表达水平见表 11 - 17。由表可见：第一，OC 组与 YC 组相比腓肠肌 PARP mRNA 相对表达量呈显著上升($P < 0.05$)；第二，YR 组与 YC 组、YE 组与 YC 组相比腓肠肌 PARP mRNA 相对表达量均有所上升，且具有显著性差异($P < 0.05$)；第三，OR 组与 OC 组、OE 组与 OC 组相比腓肠肌 PARP mRNA 相对表达量均有所下降，且具有显著性差异($P < 0.05$)。由此推测，青年组小鼠腓肠肌 PARP mRNA 相对表达量对爬梯运动和跑台运动的响应均为增量响应，而老年组小鼠腓肠肌 PARP mRNA 相对表达量对爬梯运动和跑台运动的响应均为减量响应。

表 11 - 17　各组 SAMP8 小鼠骨骼肌 PARP 基因表达水平

组　　别	PARP	
	青年组（Y）	老年组（O）
安静组（C）	0.023 ± 0.004	$0.036\pm0.002^{\#}$
爬梯运动组（R）	$0.036\pm0.003^{*}$	$0.023\pm0.003^{*}$
跑台运动组（E）	$0.035\pm0.005^{*}$	$0.029\pm0.002^{*}$

♯表示 Old 组与 Young 组具有显著性差异；
* 表示 OR 组与 Control 组、SE 组与 Control 组具有显著性差异。

11.5.2.2　骨骼肌中 AIF mRNA 基因表达

AIF 基因的 Realtime PCR 扩增曲线图及其对应融解曲线与 Cyt C 基因相似。各组 SAMP8 小鼠骨骼肌 AIF 基因相对表达水平见表 11 - 18。由表可见：第一，OC 组与 YC 组相比腓肠肌 AIF mRNA 相对表达量呈显著下降（$P<$ 0.05）；第二，YE 组与 YC 组相比腓肠肌 AIF mRNA 相对表达量有所上升，且具有显著性差异（$P<0.05$），但 YR 组与 YC 组相比腓肠肌 AIF mRNA 相对表达量未见显著性差异（$P>0.05$）；第三，OE 组与 OC 组相比腓肠肌 AIF mRNA 相对表达量有所上升，且具有显著性差异（$P<0.05$），但 OR 组与 OC 组相比腓肠肌 AIF mRNA 相对表达量未见显著性差异（$P>0.05$）。由此推测，青年组和老年组小鼠腓肠肌 AIF mRNA 相对表达量对跑台运动均为增量响应，但对爬梯运动的未见响应。

表 11 - 18　各组 SAMP8 小鼠骨骼肌 AIF 基因表达水平

组　　别	AIF	
	青年组（Y）	老年组（O）
安静组（C）	0.211 ± 0.027	$0.179\pm0.016^{\#}$
爬梯运动组（R）	0.222 ± 0.020	0.164 ± 0.014
跑台运动组（E）	$0.331\pm0.015^{*}$	$0.272\pm0.013^{*}$

11.5.2.3　骨骼肌中 Endo G mRNA 基因表达

Endo G 基因的 Realtime PCR 扩增曲线图及其对应融解曲线与 Cyt C 基因

相似。各组 SAMP8 小鼠骨骼肌 Endo G 基因相对表达水平见表 11‑19。由表可见：仅 YR 组与 YC 组相比相对表达量呈显著上升（P＜0.05），OC 与 YC 组、YE 组与 YC 组、OR 组与 OC 组、OE 组与 OC 组相比腓肠肌 Endo G mRNA 相对表达量均未见显著性差异（P＞0.05）。由此推测，仅青年组小鼠腓肠肌 Endo G mRNA 相对表达量对爬梯运动具有显著响应，其余各组均未作出任何响应。

表 11‑19　各组 SAMP8 小鼠骨骼肌 Endo G 基因表达水平

组　　别	Endo G	
	青年组（Y）	老年组（O）
安静组（C）	0.592±0.062	0.632±0.053
爬梯运动组（R）	0.772±0.046*	0.612±0.028
跑台运动组（E）	0.656±0.070	0.643±0.040

11.5.3　分析与讨论

11.5.3.1　衰老对线粒体介导的 Caspase 非依赖性细胞凋亡信号通路的影响

肌肉衰减症相关的线粒体介导的细胞凋亡信号通路并不完全都是 Caspase 依赖性的，在另外一些情况下，对 Caspase 的抑制并不能完全阻止细胞凋亡的发生。这就意味着除此以外还有其他凋亡信号通路存在，而且是 Caspase 非依赖性的。近来研究发现，凋亡诱导因子（AIF）和核酸内切酶 G（Endo G）可能发挥着一定的 Caspase 非依赖性致凋亡作用。Dupont-Versteegden 等研究认为 Caspase‑3 在废用性肌萎缩中发挥重要作用，而在增龄性骨骼肌衰减中似乎非 Caspase 依赖的途径占有主导作用。

AIF 是存在于线粒体膜间隙中的一种黄素蛋白，它不仅具有氧化还原和电子传递功能，而且还能够诱导细胞凋亡，从而在维持细胞正常生理活动中具有重要作用。在凋亡信号刺激时，AIF 分子从线粒体释放到细胞浆，然后转位到细胞核内，与线粒体蛋白质 Endo G 一起引起细胞染色体的凝聚和 DNA 大范围的片段化，从而使细胞发生凋亡。本研究观察到随年龄增加，OC 组 SAMP8 小鼠腓肠肌中 AIF 明显下降，而 Endo G 未见显著性变化。Chung 等人也对相关信号通路进行了研究，研究结果显示，与 16 月龄（中年组）相比，29 月龄（老年组）F344×BN 大鼠腓肠肌中 AIF 未见显著性差异。Leeuwenburgh 等的研究也显示老年组与青年组 F344×BN 大鼠比目鱼肌中 Endo G 水平未见显著性差异,由此可以看出,本研究结果与以上研究结果较一致。尽管本实验中观察到作为 AIF 诱导细胞凋亡的上游激活剂的 PARP 的表达在 OC 组腓肠肌中显著上升,但是需要注意的是,PARP 虽然能够被 Caspase – 3 切成两个片段激活而引起 AIF 从线粒体的释放,但是诱导作用只有在 PARP 过度激活时才能得以发挥效用。这一结果表明,在老年肌肉衰减症小鼠腓肠肌中 Caspase 非依赖性细胞凋亡信号通路有不同程度的下调,从而阻止了衰老骨骼肌中细胞凋亡的进一步发展。虽然某些衰老细胞会发生凋亡,但细胞凋亡与骨骼肌衰老的关系究竟如何,至今仍是一个不解之谜。有研究曾认为似乎衰老细胞具有异乎寻常的生存能力,甚至能够抵抗外界因素的细胞凋亡诱导作用,但是缺少进一步相关的实验研究支持。

然而,Dirks 等人对 12 月龄和 26 月龄 F344 大鼠跖肌的研究结果却显示,胞浆中 AIF 随着年龄增长呈显著性上调,而肌细胞核中 AIF 却有所下降,但并未见显著性差异,由此认为,AIF 可能在转位至靶细胞核内后迅速发挥裂解并推断对肌细胞核内 AIF 的检测存在很大难度。Baker 等也通过 Real-time PCR 的方法研究了 8 月龄、30 月龄和 35 月龄 F344×BN 大鼠的跖肌中肌肉衰减症相关的细胞凋亡信号基因的表达,结果发现跖肌中 AIF 表达随增龄显著性上调,因而认为 AIF 的增龄性显著上调参与并在一定程度上促进了骨骼肌的细胞凋亡,进而导致肌肉衰减症。Marzetti 等对 8 月龄、18 月龄、29 月龄和 37 月龄 F344×BN 大鼠腓肠肌中线粒体介导的凋亡信号进行的研究结果显示,随增龄 F344×BN 大鼠骨骼肌质量逐渐减少,DNA 片段化水平上调,而且在老年乃至高龄老年动物(37 月龄大鼠)腓肠肌胞浆与细胞核中 AIF 与 Endo G 均有所上调,而胞浆中 Cyt C 以及 Bax/Bcl – 2 比值均未随年龄增长发生显著性改变。因而得出结论:线粒体介导的 Caspase 非依赖性细胞凋亡信号通路可能相较于 Caspase 依赖性细胞凋亡信号通路发挥着更强的主导作用。由此推断,以上研究与本研究结果存在较大的差异,而导致这种差异的原因可能在于实验动物模型以及实验方法的差异。

11.5.3.2 运动对线粒体介导的 Caspase 非依赖性细胞凋亡信号通路的影响

近来国内外的动物实验研究显示,运动后无论是在正常肌肉中还是病理状态下的肌肉中,骨骼肌细胞都出现了凋亡,凋亡的形态学表现与普通凋亡细胞相似,即核固缩、质膜发泡、细胞器的紧缩,凋亡小体形成,同时出现了 Ca^{2+} 浓度增加、SOD 活性下降、MDA 含量上升。现已公认,细胞凋亡与衰老密切相关。那么毫无疑问,骨骼肌随增龄也面临着衰老,加之骨骼肌又是引发运动的动力器官,因而衰老进程中的骨骼肌也会不可避免地遭受细胞凋亡的影响,因此围绕运动对骨骼肌衰减过程中相关的 Caspase 非依赖性细胞凋亡信号通路的研究也就具有重要的价值。

本研究观察到 8 周的爬梯运动对青年组 SAMP8 小鼠腓肠肌中 AIF 的表达影响均未见显著性差异,但 8 周爬梯运动可能通过上调 Endo G 的表达进而促进青年组腓肠肌细胞凋亡;而 8 周跑台运动则通过上调青年组腓肠肌中的 AIF 以促进骨骼肌的凋亡进程。Siu 等采用 Western blotting 的方法研究了 3 月龄 SD 大鼠进行为期 8 周,每周运动 5 次的适度有氧跑台运动后比目鱼肌中 AIF 蛋白表达的变化,结果显示,跑台运动组与安静组相比 AIF 的蛋白表达未发生显著性变化。Siu 的这一研究结果与本文结果有所不同,其原因可能是由于 Siu 研究中跑台运动负荷(跑台速度为 28 m·min^{-1},运动时间为 55 min)大于本研究的中 SAMP8 小鼠跑台运动负荷(跑台速度为 30 m·min^{-1},运动时间为 30 min)、选取的肌肉类型不同以及研究手段的不同等所致。

此外,本研究还观察到老年组 SAMP8 小鼠腓肠肌中各组 Endo G 均未发生变化,这表明老年组 SAMP8 小鼠骨骼肌中 Endo G 对运动干预不敏感,反倒是 8 周爬梯和跑台运动后,腓肠肌中 PARP 均显著性下调。Siu 等人的以青年和老年鹌鹑为实验对象进行抗阻负重干预,研究结果显示,鹌鹑在 7 天负重后,青年组与老年组翼展肌中 AIF 分别下调了 41% 和 29%,且均具有显著性差异,由此认为,鹌鹑翅膀负重在一定程度上起到了抗凋亡效应。由此可见,Siu 等的研究结果与本研究结果较为一致。而 OR 组腓肠肌中 AIF 未见显著性变化,只是 OE 组腓肠肌中 AIF 显著性上调,这表明跑台运动对 AIF 的上调作用却可能会导致衰老骨骼肌遭受进一步的 Caspase 非依赖性细胞凋亡。

Siu 的研究观察了 7 天和 21 天翅膀负重(12%BW)运动分别对青年组(2 月龄)和老年组(48 月龄)鹌鹑慢肌纤维的影响,结果显示,负重 7 天后青年组肌肉湿重已显著增加,而老年组在负重 21 天后肌肉湿重才显著增加,而对 AIF 的检测结果显示,7 天和 21 天负重后青年组骨骼肌中 AIF 的蛋白表达水平均显著下降,而老年组骨骼肌中 AIF 的蛋白表达在 21 天负重后才显著下降。由此可以看出,对腓肠肌中 AIF 的影响存在运动方式和运动时间上的差异性。要想对 AIF 产生上调作用,爬梯运动干预需要较长时间,而跑台运动干预却只需较短时间。然而遗憾的是,目前国内外学者针对运动对 Endo G 介导的 Caspase 非依赖性细胞凋亡的研究非常少,仅是 Leeuwenburgh 等人通过对 6 月龄和 32 月龄

F344×BN 大鼠进行为期 14 天的后肢悬吊干预对此进行了初步研究,结果显示老年组比目鱼肌中 Endo G 水平增加了 5 倍左右,但是难以定论 Endo G 介导的 Caspase 非依赖性细胞凋亡信号通路是仅在急性肌萎缩过程中发挥作用,还是在增龄性骨骼肌衰减过程中也发挥作用,相关研究有待进一步证实。

综合以上结果,我们不难发现衰老与 Caspase 非依赖性细胞凋亡的关系也很复杂,不同细胞在衰老进程中对线粒体介导的 Caspase 非依赖性细胞凋亡的敏感性表现各异,有的促进凋亡,有的抑制凋亡,但细胞凋亡参与了整个衰老过程,并在其中各个环节发挥了重要作用,这一点是毋庸置疑的。因此,进一步研究线粒体介导的 Caspase 非依赖性细胞凋亡信号通路在机体衰老过程中的作用以及不同运动干预后该通路关键基因的变化将有助于揭开衰老的神秘面纱,为肌肉衰减症的防治提供新的思路。

11.5.4　小结

衰老进程中,Caspase 非依赖性凋亡途径的下调,可能会弱化衰老骨骼肌细胞凋亡趋势;爬梯运动对青年组骨骼肌中 Endo G 干预效果较 AIF 明显,跑台运动则倾向于上调 AIF 而促进骨骼肌趋向凋亡;爬梯和跑台运动对老年组骨骼肌中 Endo G 干预效果均不明显。

11.6　细胞凋亡调控基因及运动干预响应

细胞凋亡过程是机体细胞的一种生理过程,但与其他生理过程不同的是,这一过程是不可逆的,而且一个细胞在其生命周期中只能发生一次。像动物细胞的许多功能一样,凋亡程序可以被来自其他细胞的信号所调节(激活或者是抑制),凋亡不仅有胞外调控,也受到细胞内信号通路的精细调控。Primeau 等的研究发现,在骨骼肌细胞中含有大量的内源性的细胞凋亡抑制剂,这些凋亡抑制剂的存在意味着在骨骼肌中可能存在固有的"防御系统"来防止细胞凋亡的发生,进而避免不可修复的细胞损伤。不仅如此,机体内还存在多种影响细胞凋亡过程的因素,这些因素可以作用于不同的环节,调节细胞凋亡进行的速度及规模。这些调节因素包括不少内源性调节基因、Bcl - 2 家族以及新发现的一组含有死亡效应结构域的蛋白。已知与凋亡相关的调控基因有 20 多种,这些基因可以分为三类:第一,抑制凋亡基因,如 Bcl - 2、Bcl - XL、Bcl - w 等;第二,促凋亡基因,如 Bax、Bad、Bak、Bid、Bim、Bik、Bok、Bcl - B、Bcl - Xs 等;第三,双向调控基因,如 c-myc、Belx 等。调节基因是如何调节细胞凋亡程序,以至于只有某些特定的细胞选择死亡一直是悬而未决的根本问题。近年的研究普遍认为许多不同的、独特的信号控制着细胞凋亡,很可能是不同信号途径最终汇聚起来激活一个共同的凋亡程序。因此,本章将重点围绕粒体介导的细胞凋亡信号通路中的几个调控基因进行研究。

11.6.1 实验方法

细胞凋亡调控基因的引入序列如表 11-20 所示。

表 11-20 各基因引物序列及相关信息

基因名	引物长度/bp	引物序列(5′→3′)	Tm	产物长度/bp
β-actin	20	accagttcgccatggatgac	59℃	57
	16	tgccggagccgttgtc	59℃	
ARC	17	caggagcgcccatcaga	58℃	57
	22	caatgtctctaccagccgtttc	57℃	
Bax	17	gggcccaccagctctga	59℃	62
	22	tggatgaaaccctgtagcaaaa	58℃	
Bcl-2	21	aagggcttcacacccaaatct	59℃	78
	22	ttctacgtctgcttggctttga	59℃	
HSP70	20	gggcaccgattactgtcaag	57℃	84
	25	caacgcaattaccttaagaaagact	56℃	
XIAP	19	gtgttggctctccgtgttg	56℃	83
	24	accatcctaacatcgaaacctaca	58℃	

11.6.2 实验结果

11.6.2.1 骨骼肌中 ARC mRNA 基因表达

ARC 基因的 Realtime PCR 扩增曲线图及其对应融解曲线与 Cyt C 基因相

似。各组 SAMP8 小鼠骨骼肌 ARC 基因相对表达水平见表 11 - 21。由表可见：第一，OC 组与 YC 组相比腓肠肌 ARC mRNA 相对表达量呈显著下降（P<0.05）；第二，YR 组与 YC 组相比相对表达量有所上升，且具有显著性差异（P<0.05），而 YE 组与 YC 组相比腓肠肌 ARC mRNA 相对表达量则呈显著下降（P<0.05）；第三，OR 组与 OC 组相比腓肠肌 ARC mRNA 相对表达量有所下降，且具有显著性差异（P<0.05），但 OE 组与 OC 组相比腓肠肌 ARC mRNA 相对表达量未见显著性差异（P>0.05）。由此推测，青年组和老年组小鼠腓肠肌 ARC mRNA 相对表达量对爬梯运动的响应截然相反，对跑台运动的响应有所不同。

表 11 - 21　各组 SAMP8 小鼠骨骼肌 ARC 基因表达水平

组　　别	ARC	
	青年组（Y）	老年组（O）
安静组（C）	0.513 ± 0.037	$0.409 \pm 0.043^{\#}$
爬梯运动组（R）	$0.637 \pm 0.068^{*}$	$0.323 \pm 0.032^{*}$
跑台运动组（E）	$0.242 \pm 0.035^{*}$	0.405 ± 0.043

\# 表示 Old 组与 Young 组具有显著性差异；
* 表示 OR 组与 Control 组、SE 组与 Control 组具有显著性差异。

11.6.2.2　骨骼肌中 Bax mRNA 基因表达

Bax 基因的 Realtime PCR 扩增曲线图及其对应融解曲线与 Cyt C 基因相似。各组 SAMP8 小鼠骨骼肌 Bcl - 2 基因相对表达水平见表 11 - 22。由表可见：（1）OC 组与 YC 组相比腓肠肌 Bax mRNA 相对表达量呈显著下降（P<0.05）；（2）YR 组与 YC 组、YE 组与 YC 组相比腓肠肌 Bax mRNA 相对表达量均有所下降，且均具有显著性差异（P<0.05）；（3）OE 组与 OC 组相比腓肠肌 Bax mRNA 相对表达量有所下降，且具有显著性差异（$P<0.05$），但 OR 组与 OC 组相比腓肠肌 Bax mRNA 相对表达量未见显著性差异（$P>0.05$）。由此推测，青年组和老年组小鼠腓肠肌 Bax mRNA 相对表达量对跑台运动呈现较为一致的减量响应，对爬梯运动的响应有所不同。

表 11 - 22　各组 SAMP8 小鼠骨骼肌 Bax 基因表达水平

组　　别	Bax	
	青年组（Y）	老年组（O）
安静组（C）	0.197±0.012	0.146±0.005#
爬梯运动组（R）	0.160±0.012*	0.150±0.014
跑台运动组（E）	0.079±0.005*	0.112±0.011*

11.6.2.3　骨骼肌 Bcl - 2 mRNA 基因表达

Bcl - 2 基因的 Realtime PCR 扩增曲线图及其对应融解曲线与 Cyt C 基因相似。各组 SAMP8 小鼠骨骼肌 Bcl - 2 基因相对表达水平见表 11 - 23。由表可见：第一，OC 组与 YC 组相比腓肠肌 Bcl - 2 mRNA 相对表达量呈显著上升（P＜0.05）；第二，YE 组与 YC 组相比腓肠肌 Bcl - 2 mRNA 相对表达量有所上升，且具有显著性差异（P＜0.05），但 YR 组与 YC 组相比 Bcl - 2 mRNA 相对表达量未见显著性差异（P＞0.05）；第三，OR 组与 OC 组相比腓肠肌 Bcl - 2 mRNA 相对表达量有所下降，且具有显著性差异（P＜0.05），但 OE 组与 OC 组相比腓肠肌 Bcl - 2 mRNA 相对表达量未见显著性差异（P＞0.05）。由此推测，青年组小鼠腓肠肌 Bcl - 2 mRNA 相对表达量对跑台运动能够产生增量响应，老年组小鼠腓肠肌 Bcl - 2 mRNA 相对表达量对爬梯运动则产生减量响应。

表 11 - 23　各组 SAMP8 小鼠骨骼肌 Bcl - 2 基因表达水平

组　　别	Bcl - 2	
	青年组（Y）	老年组（O）
安静组（C）	0.019±0.001	0.024±0.003#
爬梯运动组（R）	0.020±0.002	0.015±0.001*
跑台运动组（E）	0.038±0.004*	0.027±0.005

11.6.2.4　骨骼肌中 HSP70 mRNA 基因表达

HSP70 基因 Realtime PCR 扩增曲线及其对应融解曲线与 Cyt C 基因相似。各组 SAMP8 小鼠骨骼肌 HSP70 基因表达水平见表 11 - 24。由表可见：第一，OC 组与 YC 组相比腓肠肌 HSP70 mRNA 相对表达量呈显著上升（P＜0.05）；第二，YR 组与 YC 组、YE 组与 YC 组相比腓肠肌 HSP70 mRNA 相对表达量均有所上升,且均具有显著性差异($P<0.05$);第三,OR 组与 OC 组、OE 组与 OC 组相比腓肠肌 HSP70 mRNA 相对表达量均有所下降,且均具有显著性差异($P<0.05$)。由此推测,青年组小鼠腓肠肌 HSP70 mRNA 相对表达量对爬梯运动和跑台运动均表现为一致性的增量响应,老年组小鼠腓肠肌 HSP70 mRNA 相对表达量对爬梯运动和跑台运动均表现为一致性的减量响应。

表 11 - 24　各组 SAMP8 小鼠骨骼肌 HSP70 基因表达水平

组　别	HSP 70	
	青年组(Y)	老年组(O)
安静组(C)	0.010 ± 0.002	$0.102\pm0.010^{\#}$
爬梯运动组(R)	$0.022\pm0.005^{*}$	$0.011\pm0.001^{*}$
跑台运动组(E)	$0.019\pm0.002^{*}$	$0.013\pm0.003^{*}$

11.6.2.5　骨骼肌中 XIAP mRNA 基因表达

XIAP 基因的 Realtime PCR 扩增曲线图及其对应融解曲线与 Cyt C 基因相似。各组 SAMP8 小鼠骨骼肌 XIAP 基因相对表达水平见表 11 - 25。由表可见:第一,OC 组与 YC 组相比腓肠肌 XIAP mRNA 相对表达量呈显著上升($P<0.05$);第二,YE 组与 YC 组相比腓肠肌 XIAP mRNA 相对表达量有所上升,且具有显著性差异($P<0.05$),但 YR 组与 YC 组相比腓肠肌 XIAP mRNA 相对表达量未见显著性差异($P>0.05$);第三,OR 组与 OC 组、OE 组与 OC 组相比腓肠肌 XIAP mRNA 相对表达量均未见显著性差异($P>0.05$)。由此推测,青年组小鼠腓肠肌 XIAP mRNA 相对表达量仅对跑台运动产生增量响应,老年组小鼠腓肠肌 XIAP mRNA 相对表达量则对爬梯运动和跑台运动均未产生响应。

表 11 - 25　各组 SAMP8 小鼠骨骼肌 XIAP 基因表达水平

组　别	XIAP	
	青年组(Y)	老年组(O)
安静组(C)	0.018 ± 0.003	$0.023\pm0.002^{\#}$
爬梯运动组(R)	0.022 ± 0.002	0.024 ± 0.002
跑台运动组(E)	$0.035\pm0.004^{*}$	0.026 ± 0.005

11.6.3 分析与讨论

11.6.3.1 衰老对线粒体介导的细胞凋亡信号通路中调节基因的影响

细胞凋亡中的级联放大反应过程受到许多因素的调控(如 Bcl－2 基因家族的 Bax、Bcl－2 等),当然也不乏不少内源性调节基因(如 ARC、HSP70、XIAP、FLIP)。其中,带有 Caspase 富集功能域的凋亡抑制因子(apoptosis repressor with a caspase recruitment domain, ARC)是新近发现的重要抗凋亡蛋白。在正常情况下,ARC 高度特异地表达在终末分化组织中,如心肌、骨骼肌和大脑,而在非终末分化组织中不表达或微量表达。虽然 ARC 因与 Caspase 作用具有选择性(除 Caspase－2 和 Caspase－8 外,均不能与 ARC 相互作用),而被广泛认为其对细胞凋亡的抑制效应常在死亡受体介导的细胞凋亡信号通路中发挥作用,但是近来也有不少研究表明,ARC 的抑凋亡效应也可在线粒体介导的细胞凋亡信号通路中发挥类似作用(例如干扰 Bax 的促凋亡效应)。此外,X 染色体连锁的细胞凋亡抑制蛋白(X-chromosome-liked inhibitor of apoptosis protein, XIAP)也是近年来发现的又一种具有细胞凋亡抑制作用的新蛋白。XIAP 可以与 Caspase－9、Caspase－7 和 Caspase－3 直接结合,抑制 Caspase 活性,而且 XIAP 还可以通过 NF－κB 途径和参与信号转导途径抑制细胞凋亡。XIAP 同时受 XIAP 相关因子(XAF1)和 Smac/DIABLO 等线粒体结合蛋白的负性调节。除了以上提到的两种调节因子外,还有一个蛋白家族——热休克蛋白家族(HSP)也具有凋亡调节作用,HSP70 是细胞在高温或应激条件下产生的一种分子量约为 70 kD 的蛋白质,HSP 作为一种在进化过程中有高度保守性的应激蛋白,对维持机体的自身稳定性起着重要作用。

本研究观察到衰老过程中腓肠肌中 ARC 的表达均有所下调,然而恰恰相反,衰老过程中腓肠肌中 Bcl－2 和 HSP70 的表达却有所上调。通过对 Bax 表达的检测发现,老年对照组(OC 组)腓肠肌中 Bax 有所下调,这一结果表明,虽然本研究并未直接对 Bax/Bcl－2 的比值进行统计对比,但是由其变化趋势仍然可以推断出,Bax/Bcl－2 的比值在腓肠肌中有所下调,而 Bax 的不同变化,又从另一个角度表明,Bax/Bcl－2 比值的变化在衰老骨骼肌中具有一定的适应特异性。此外,本研究还观察到 OC 组腓肠肌中 XIAP 表达有所上升。由以上各凋亡调节基因的变化情况,不难看出,随着年龄增长,具有肌肉衰减症状的老年SAMP8 小鼠腓肠肌中各细胞凋亡调节基因多表现出抑制细胞凋亡的趋势,从而保护衰老骨骼肌免于面临凋亡的处境。Pistilli 等人的研究表明,随着年龄增长,大鼠跖肌中 Bax 表达有所上升,这表明促凋亡的环境下快肌纤维易于发生增龄性骨骼肌衰减。Baker 等围绕 F344×BN 大鼠跖肌进行的研究结果显示,跖肌中 Bax 与 Bcl-2 均有所下降,且其比值 Bax/Bcl-2 在 35 月龄大鼠跖肌中下降了 67%,这意味着促凋亡信号在增龄过程中可能会减弱。Rice 的研究结果表明,与 6 月龄 F344×BN 大鼠趾长伸肌相比,30 月龄和 36 月龄大鼠趾长伸肌中 Bax 和 Bcl-2 均显著上调。Dirks 等人的研究表明,在增龄过程中,大鼠腓肠肌中 XIAP 有所上调,而胞浆中 ARC 却未见显著变化,但是线粒体内 ARC 的含量却有所升高,因此推断可能存在 ARC 的转位以缓解氧化应激。

虽然大多研究结果显示,增龄过程中骨骼肌中 Bax 表达上调,而 Bcl-2 的表达下调,但是也不尽然,Siu 等研究结果显示,老年大鼠腓肠肌中 Bax 和 Bcl-2 表达均有所上调,XIAP 的 mRNA 和蛋白表达也均有所上调,而 ARC 却未见显著差异。Song 等人也发现老年安静组大鼠腓肠肌和比目鱼肌中 Bax 水平显著上调,并伴有比目鱼肌中 Bcl-2 的下调,但是在两种肌肉类型中 Bax/Bcl-2 比值均随增龄上调。此外,Chung 等的研究发现在老年组大鼠腓肠肌中 HSP70 的显著上调可能作为凋亡大环境下的一个补偿机制。

11.6.3.2 运动对线粒体介导的细胞凋亡信号通路中调节基因的影响

本研究中对青年组在爬梯、跑台运动后凋亡调节基因变化的研究结果表明,青年组 SAMP8 小鼠腓肠肌中,8 周的爬梯运动能够上调 ARC 和 HSP70 的表达,同时下调腓肠肌中 Bax 的表达,加之对 Bcl-2 表达影响差异未见显著性,进而避免青年组 SAMP8 小鼠腓肠肌凋亡。因此可以推断,8 周爬梯运动对青年组腓肠肌具有抗凋亡的作用。

与此不同的是,8 周跑台运动对青年组腓肠肌中 ARC、Bax 的表达具有下调作用,而对 Bcl-2、HSP70 以及 XIAP 的表达则具有上调作用,这些基因的变化在抑制凋亡方面具有一致性。Siu 的一项研究表明,8 周跑台运动能够上调青年组大鼠比目鱼肌中的抗凋亡相关基因,如 XIAP 的 mRNA 和蛋白表达分别上升了 22% 和 18%,ARC 的蛋白表达也在运动后提高了 38%。一般说来,XIAP 和 ARC 与 DNA 片段化程度以及 Caspase-3 活性通常呈负相关,然而该研究中运动后 Caspase-3 的活性却未见显著变化。综合各基因变化后,Siu 得出结论,青年健康大鼠通常情况下骨骼肌中的凋亡活性处于较低的基础水平。Marzetti 等认为跑台运动能够改变 IκB 的磷酸化水平,从而能够诱导转录因子 NF-κB 的释放,随后进入细胞核诱导其他相关基因(如 XIAP、Bcl-2 和 HSP70 等)的转录。

此外，本研究还观察到 8 周爬梯和跑台运动分别对老年组 SAMP8 小鼠腓肠肌中 XIAP 表达的影响均未见显著性，这表明该指标对 8 周的爬梯和跑台运动均不敏感，而骨骼肌中 ARC、Bcl-2、Bax 和 HSP70 的表达主要呈下调趋势，对骨骼肌中细胞凋亡主要还是呈现抑制趋势，这一点由凋亡效应因子 Caspase-3、AIF 和 Endo G 在腓肠肌中显著下调可以看出整体趋势仍然表现为弱化凋亡。Song 等人的研究发现，衰老使得大鼠骨骼肌中 DNA 片段化增多，Caspase-3 和 Bax 的表达增加，经 12 周的跑台运动后老年大鼠腓肠肌和比目鱼肌中 Bcl-2 的表达有所增加，而 DNA 片段化、Caspase-3、Bax 以及 Bax/Bcl-2 的比值却呈现下降趋势。Song 等人就此推断，骨骼肌细胞的凋亡随衰老加快，可能是由于上游具有抗凋亡效应的 NF-κB 的活性随衰老而下降，但是运动能够上调 NF-κB 的活性，由此得出结论：跑台运动能够缓解衰老骨骼肌纤维萎缩并弱化促凋亡信号。这一结果与 Siu 等的研究中在每周跑台运动 5 天，运动 8 周的干预后 Bax 表达下降，Bcl-2 表达上升似乎殊途同归，只是该研究同时还观察到了运动后比目鱼肌中 HSP70 的上调现象。而 Siu 的其他相关研究结果显示，8 周跑台运动能够上调大鼠比目鱼肌中 ARC 和 XIAP 的表达，14 天的伸展运动能够提高老年鹌鹑翅膀骨骼肌中 XIAP 的水平。Siu 的另一项研究，仍然以青年和老年鹌鹑为研究对象，对其进行翅膀负重（12%BW）分别进行为期 7 天和 21 天的干预，围绕 Bax、Bcl-2、ARC、Smac/DIABIO 等指标进行了检测，综合各指标变化情况后提出，衰老动物通过运动减弱凋亡需要的持续时间较青年组长。Melov 等人对 25 位健康老年人和作为对照组的 26 位青年人进行肌肉活检，基因芯片检测的结果显示，老年组与青年组中存在至少 596 个基因的差异表达，通过施加 6 个月的抗阻运动干预后发现，老年组中有不少人的基因出现逆转现象，逐渐接近青年组水平。由此，该研究认为 6 个月的抗阻运动能够在转录水平上使很多随衰老变化的基因逆转回之前的水平。

Siu 等人的另一项研究显示，老年鹌鹑翅膀负重 7 天后翼展肌中 ARC 的表达有所下调，XIAP 的表达未见显著性变化；然而负重 21 天后老年组 ARC 并未见显著性差异，但 XIAP 的表达却显著上调。Marzetti 等的研究通过对 8 月龄、18 月龄、29 月龄和 37 月龄 F344×BN 大鼠腓肠肌中线粒体相关的凋亡信号进行了研究，以期观察是否 Bcl-2 的表达以及 mPTP 随线粒体介导的凋亡而有所改变，该研究结果显示，随着年龄增长，骨骼肌重量逐渐减少，并伴有 DNA 片段化的上调，且 Bcl-2、Bax 以及 Bid 均在 37 月龄的高龄老年大鼠的腓肠肌中显著上升，而在各年龄组大鼠腓肠肌中均未见 Bax/Bcl-2 比值的变化具有显著性差异。因而该研究得出结论：线粒体介导的 Caspase 非依赖性细胞凋亡信号通路中可能相较于 Caspase 依赖性细胞凋亡信号通路发挥着更强的主导作用。Mutlasits 等人研究了 4.5 周的抗阻运动对青年和老年大鼠胫骨前肌中的 HSP70 的影响，结果显示 HSP70 的表达有所上升，然而，该研究认为虽然衰老过程中 HSPs 可能会随氧化应激的增加而变化，但是即使 HSP70 的高表达仍然无法完全抵消老年组大鼠骨骼肌中氧化应激的提高，这可能与 HSP 家族基因表达是一个快速反应但是又在极短时间内恢复其基础值的过程有关。

总而言之，虽然线粒体介导的细胞凋亡被普遍认为在促使增龄性肌肉衰减进程中起着至关重要的作用，但是线粒体相关的细胞凋亡信号与肌肉衰减症以及促凋亡因子的释放调节过程之间的关系尚未完全阐明，因此，对肌肉衰减症关联的线粒体介导的细胞凋亡调节因子的研究有待深入。

11.6.4　小结

衰老进程中，衰老骨骼肌中 Bcl - 2/Bax 的比值均趋于上调，且多数调节基因倾向于抑制细胞凋亡；爬梯、跑台运动对青年组骨骼肌中调节基因的影响倾向于抑制凋亡，这是通过下调 Bax 的水平完成的；爬梯、跑台运动均下调了老年组骨骼肌中凋亡调节基因的表达，但由 Caspase - 3、AIF 和 Endo G 的变化情况推断整体趋势仍然表现为弱化凋亡。

12. 肌肉衰减症的人群应用研究

12.1 肌肉衰减症人群研究方法

自 EWGSOP 达成共识之后,各国学者纷纷在此共识下积极开展工作,较之前仅仅将研究的焦点集中在肌肉质量这一单一维度不同,EWGSOP 共识强调从肌肉质量、肌肉力量和身体活动能力三个维度进行综合评定。其中 Landi 不仅参与制定 EWGSOP 共识,而且从实证的角度积极开展相关研究(Landi,2012,2013)。然而,国内虽然已有研究者关注肌肉衰减症,也从不同的角度做了一定的研究工作,但同国际研究仍有一定差距。相比而言,中国的台湾和香港的研究者紧跟最新动态,按照 EWGSOP 共识重新审视肌肉衰减症,并积极参与制定亚洲共识(Lee,2013;Wu,2014;Yu,2014)。其中,Lee 等对台湾宜兰县408 位老年人从相对四肢骨骼肌质量指数(relative appendicular skeletal muscle index,RASM)、6 m 行走步速以及握力等指标入手进行研究。随后 Wu 等则就不同性别、不同年龄段以及不同程度的肌肉衰减症发生率进行了更为深入的研究。与之相比,Cheng 和 Meng 等人虽已开展了相关研究工作,也分别调查了上海市和北京市老年人肌肉衰减症的发生率,但由于并未完全基于 EWGSOP 共识进行全面研究,因而能够反映出来的相关信息较为有限。有鉴于此,本节为了探寻国际共识下我国老年人肌肉衰减症现状,以上海市老年人为研究对象,采用不同的方法综合测量与评价肌肉质量维度、肌肉力量维度以及身体活动能力等,以点看面,尽可能揭示国际共识下上海市老年人肌肉衰减症的现状。

12.1.1 研究对象

本研究就近选取上海市杨浦区五角场镇兰新社区(n=35)、国和社区(n=49)、东方名城(n=32)三个社区为研究试点,通过进入社区宣传动员、社区居委会广告招募等手段共募集到 116 名志愿者。经对招募人群年龄、性别、既往病史等特征进行初步询问了解后,初步制定纳入标准如下:一是了解实验目的,自愿参与并乐意坚持完成全部测试;二是年龄≥60周岁;三是女性;四是无重大性疾病、严重认知障碍等既往病史。本研究经上海体育学院伦理道德委员会批准。经初步筛选后有79位老年妇女纳入本研究,将79位老年人按照年龄分为两组,一组为60～69岁低龄老年组(Elderly group, E组)(n=57),另一组为70～79岁中龄老年组(Older elderly group, O组)(n=22)。此外,从上海某高校招募普通青年女志愿者10人,作为青年对照组(Control group, C组)。所有受试者自愿签署知情同意书。受试者基本特征信息及筛选过程(见图12-1和表12-1)。

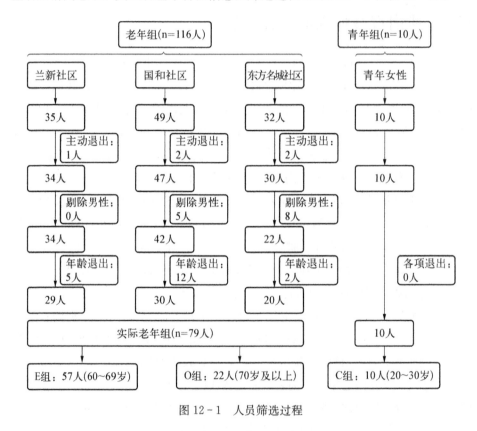

图 12-1　人员筛选过程

表 12-1　受试者基本信息

	n	年龄(岁)	身高(cm)	体重(kg)	BMI(kg/m²)
青年对照组(C)	10	24.2±2.1	160.0±3.9	53.1±6.7	20.7±2.3
60～69岁老年组(E)	57	63.4±2.8	156.6±5.2	60.5±8.2	24.7±3.0
70～79岁老年组(O)	22	73.9±2.9	151.4±6.7	62.5±9.4	27.1±2.9

12.1.2 研究方法

12.1.2.1 肌肉质量维度的测量

1）形态计量学法

采用德国产三维人体扫描仪（Body Scanner，ScanWorX 2.9）对人体自动进行扫描，经计算机处理后获得有关人体形态计量方面的数据。扫描精度：±1 mm；扫描时间：低于 10 s；人体数据采集数量：100 个。

为了保证测量结果的准确性，在测量前要求受试者身穿白色紧身衣，头戴浅色泳帽，并建议摘除手表、手镯及项链等饰物，测量时，两眼目视前方，两腿微微分开，自然站立于有足迹标志的地方，手臂微微弯曲，避免耸肩，手或胳膊不能碰触身体两侧，扫描过程中保持静止（见图 12 - 2）。测量结果中选取上臂围度、前臂围度、大腿围度、小腿围度等指标。

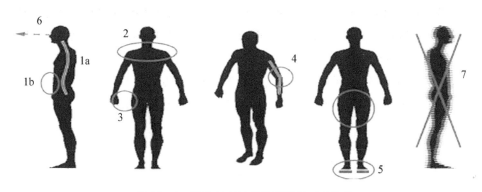

图 12 - 2　形态计量法身体测量的正确姿势

2）生物电阻抗法

采用韩国 Biospace 有限公司生产的 InBody 720 型人体成分分析仪对受试者进行生物电阻抗法测定肌肉质量。测量时要求受试者两眼目视前方，两脚自然开立，光脚站到足电极上，在前脚掌接触电极前，先将脚后跟站在环状的足电极上，双手握手电极，大拇指尽量轻轻地放在拇指电极上，不要将上肢紧贴在身体的两边，在身体躯干与上肢之间最好保持 15°左右的夹角，整个测试过程中尽量保持放松（见图 12 - 3）。测试结束后，对应将受试者的年龄、身高、性别、体重、骨骼肌质量及脂肪重等记录备用。

3）双能 X 射线吸收法

采用美国 GE 公司 Lunar Prodigy 型双能 X 射线吸收测量仪对受试者进行

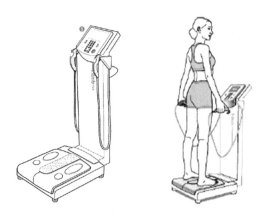

图 12 - 3　生物电阻抗法身体测量的正确姿势

DEXA 法测定肌肉质量。测量前需将佩戴的金属饰品及女性文胸等含有金属成分的物品取下，穿着浅色紧身衣，仰卧于测试平台上，双手平放于身体两侧，仪器从头部向脚部扫描。扫描大约持续 5 min 左右。应用随机配备的专业软件自动分析感兴趣区，并分别导出相应的数据，记录受试者身体不同部位（上肢、大腿、全身等）的骨密度、脂肪量、肌肉量以及全身 T -值得分、Z -值得分，X 线源：稳恒电压和铈- K 缘过滤同时产生高低双能 X 线；扫描方式为窄角扇形线束；扫描面积：长×宽＝198×60 cm；环境要求：温度 18～27℃（见图 12 - 4）。

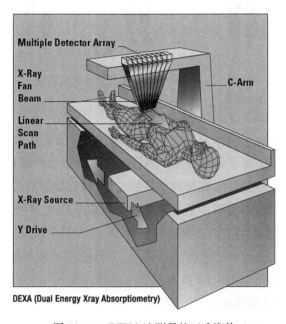

图 12 - 4　DEXA 法测量的正确姿势

12.1.2.2　肌肉力量维度的测量

1）上肢肌力测试

按照 EWGSOP 共识，握力作为反映上肢肌力的一个主要指标，在对肌肉衰减症的综合评定时可靠性较高。握力测试采用日本产 TAKEI 握力计进行，测试时，要求受试者保持直立姿势，双臂自然下垂，手握握力计把手，当听到信号后，开始瞬间发力，左右手轮流测试 3 次，以左或右手握力最大值为握力。

2）下肢肌力测试

虽然按照 EWGSOP 的观点，握力同下肢肌力之间存在着较好的相关性，但是肌肉衰减症在下肢肌肉力量维度上的变化，不仅仅体现在绝对力量方面，肌肉最大力矩、峰值功率、总功等指标往往更有利于深入了解肌肉衰减症在肌肉力量维度上的变化。因此，本研究利用瑞士产 CON - TREX 等动测量仪对研究对象的下肢肌力进行了测试。通过对受试者髋、膝、踝关节 60°/s 的等速肌力测试，观察伸肌最大力矩、屈肌最大力矩、伸肌最大功率、屈肌最大功率、伸肌最大力矩、屈肌最大力矩等指标。

12.1.2.3　身体活动能力维度的测量

身体活动能力的检测手段和方法各式各样，种类繁多。前期多数研究仅采用步速作为测量指标，且未就它与其他身体活动能力指标的相关性进行探讨。因此，本研究选取了 EWGSOP 共识推荐的步速测试、伸展性功能测试（functional reach test，FRT）、计时起立行走测试（Timed Up & Go，TUG）、Berg 平衡量表（berg balance scale，BBS）和躯体简易功能量表（short physical performance battery，SPPB）等对受试者的身体活动能力进行多指标综合评估，并就各指标之间的相关性进行分析。各指标测试方法如下。

（1）步速测试。采用 10 m 步行计时的方法计算自然步速。

（2）功能性伸展测试（FRT）。要求受试者靠墙直立，单手握拉绳，前伸时保持脚不动，拉绳前进距离记为前伸距离，测试 3 次求平均值。

（3）计时起立行走测试（TUG）。要求受试者静坐，当听到口令后起立前行，行至前方 3 m 立杆时绕杆返回，重新落座，此过程中所消耗的时间记为 TUG 成绩，测试 3 次求平均值。

（4）Berg 平衡量表（BBS）。采用国际通用的 Berg 平衡量表对受试者进行分项测试，总分 56 分，依据受试者实际表现按照标准计算总分。

（5）躯体简易功能量表（SPPB）。采用国际通用的 SPPB 量表对受试者进行分项测试，总分 12 分，依据受试者实际表现按照标准计算总分。以上测试分别于上海体育学院青少年科学馆及运动技能研究中心完成。

12.1.3 数据统计

采用 IBM SPSS 19.0 统计软件包由独立样本 t 检验、单因素方差分析（One-Way ANOVA）(LSD)对所得数据进行统计学分析，由独立样本 T 检验分析比较组间差异，采用 Pearson 相关分析检验肌肉力量维度内部指标之间以及肌肉力量维度经典指标（握力和相对握力）与身体活动能力维度各指标之间的关系。数据均采用 Mean±SD 形式表示，差异显著性水平定义为 P＜0.05，差异极显著水平定义为 P＜0.001。

12.1.4 肌肉衰减症的综合判定

本研究分别参照 EWGSOP 和 AWGS 推荐的诊断阈值对各维度进行判定，肌肉质量维度指标主要由四肢骨骼肌质量（appendicular skeletal muscle mass，ASM）经公式 $RASM = ASM/height^2$，$SMI = ASM/weight \times 100$ 计算求出相对四肢骨骼肌质量指数（relative appendicular skeletal mass，RASM）和骨骼肌指数（skeletal muscle index，SMI）。

12.2 社区低龄老年女性肌肉衰减症特征

12.2.1 肌肉质量维度

12.2.1.1 3D人体测量法

人体测量法作为一种较为简单原始的方法，主要通过测量身体环节的围度等指标结合一些经验公式来推断肌肉质量的多少。一般情况下，对于成年人而言，肌肉质量与肌肉围度间存在一定的正相关关系，但对老年人而言，肌肉围度随增龄的变化情况却较为复杂。因此，本研究选取上、下肢不同围度指标对 C 组和 E 组之间进行比较，以了解低龄老年人与青年人间是否存有显著差异（见表 12-2）。

表 12-2 形态测量法所得上下肢围度

		上臂围度	前臂围度	大腿围度	小腿围度
C组	标准化前(cm)	25.1±2.6	21.9±2.3	52.4±2.6	35.0±2.7
	标准化后(cm/m)	15.7±1.5	13.7±1.3	32.8±1.4	21.9±1.6

（续表）

		上臂围度	前臂围度	大腿围度	小腿围度
E组	标准化前(cm)	28.2±2.6**	24.3±1.8**	51.3±3.0	34.7±2.3
	标准化后(cm/m)	18.0±1.7**	15.5±1.1**	32.8±1.9	22.2±1.4

注：* 代表 E 组与 Y 组对应指标间 P＜0.05 即差异显著性，** 代表 P＜0.001 即差异极显著。

由表可知，身高标准化前后，E 组与 C 组相比上臂围度和前臂围度均显著升高（P＜0.05），而大腿围度和小腿围度未见显著变化，但上肢围度上升是否意味着肌肉质量增加，此时尚难定论。

12.2.1.2　生物电阻抗法（RIA）

尽管 CT、MRI 等方法在研究试验中常作为测量肌肉质量的金标准，但在实际临床应用中却常被 DEXA 法以其低辐射等优点所替代，而 BIA 法虽不及金标准精准，但其以测量方便快捷，测试价格低廉等特点在实际人群测试中广为应用，BIA 法测量结果见表 12－3。

表 12－3　生物电阻抗法测得的 RASM 及 SMI 值

	$ASM_总$（kg）	RASM（kg/m^2）	SMI(%)
C组	20.98±2.46	8.19±0.84	39.61±2.00
E组	21.20±2.20	8.64±0.71	35.24±2.57**

12.2.1.3　双能 X 射线法（DEXA）

表 12－4　DEXA 法测得的 RASM 及 SMI 值

	$ASM_{上肢}$（kg）	$ASM_{下肢}$（kg）	$ASM_总$（kg）	RASM（kg/m^2）	SMI(%)
C组	3.31±0.53	11.72±1.33	15.02±1.85	5.86±0.66	28.36±1.69
E组	3.83±0.49**	11.33±1.21	15.16±1.59	6.18±0.55	25.23±2.24**

由表 12－3 和表 12－4 可知，DEXA 法和 BIA 法求得的 $ASM_总$、RASM 值和 SMI 值在两组间的表现具有一致性，即 ASM 和 RASM 值均未见显著性变

化,而 E 组 SMI 值较 C 组显著性降低(P<0.05)。唯独 DEXA 法中 E 组 $ASM_{上肢}$呈现显著升高(P<0.05)。

12.2.2 肌肉力量维度

12.2.2.1 握力

表 12‐5　握力及相对握力测量结果

	握力(kg)	相对握力
C 组	26.8±3.1	0.51±0.06
E 组	23.1±3.2**	0.39±0.06**

由表 12‐5 可知,E 组的握力和相对握力两项指标均较 C 组呈现显著性降低(P<0.05)。

12.2.2.2 下肢肌力

表 12‐6　髋、膝、踝各关节肌力测量结果

		平均最大力矩 (Nm/kg)		峰值功率平均值 (W/kg)		做功平均值 (J/kg)	
		伸 肌	屈 肌	伸 肌	屈 肌	伸 肌	屈 肌
C 组	髋	1.81±0.46	−1.37±0.29	2.83±0.71	2.14±0.45	1.78±0.40	1.38±0.28
	膝	1.77±0.31	−0.85±0.18	2.78±0.49	1.34±0.27	1.91±0.32	0.98±0.21
	踝	0.27±0.04	−0.83±0.25	0.41±0.06	1.29±0.37	0.11±0.01	0.35±0.13
E 组	髋	0.84±0.41**	−0.77±0.32**	1.38±0.50**	1.27±0.30**	0.80±0.35**	0.77±0.20**
	膝	0.88±0.28**	−0.52±0.16**	1.39±0.43**	0.83±0.25**	0.93±0.31**	0.57±0.19**
	踝	0.18±0.05**	−0.40±0.22**	0.26±0.07**	0.67±0.23**	0.07±0.02**	0.16±0.08**

由表 12‐6 可知,与 C 组相比,E 组髋、膝、踝三关节无论是伸肌还是屈肌,平均最大力矩、峰值平均功率和做功平均值均显著下降(P<0.05)。

12.2.2.3 肌肉力量维度内部指标间相关性分析

表 12-7 上、下肢肌力指标间 Pearson 相关性分析结果

		平均最大力矩(Nm/kg)		峰值功率平均值(W/kg)		做功平均值(J/kg)	
		伸 肌	屈 肌	伸 肌	屈 肌	伸 肌	屈 肌
握力	髋	0.012	0.052	0.137	0.140	0.109	0.173
	膝	0.252	−0.155	0.251	0.075	0.285*	0.190
	踝	0.181	−0.113	0.188	0.318*	0.317*	0.365*
相对握力	髋	0.043	0.001	0.285*	0.445**	0.272	0.563**
	膝	0.507**	−0.541**	0.510**	0.464**	0.551**	0.584**
	踝	0.420**	−0.293*	0.414**	0.411**	0.498**	0.455**

由表 12-7 可知,上下肢肌肉力量测试指标之间,握力同下肢多数指标并未见显著相关,反而相对握力这一指标同下肢多数指标间呈现出显著相关关系($P<0.05$)。

12.2.3 身体活动能力维度

12.2.3.1 身体活动能力各指标

表 12-8 身体活动能力测量结果

	步速(m/s)	FRT(cm)	TUG(s)	BBS 得分	SPPB 量表得分
C组	1.48±0.16	31.8±4.4	6.8±0.6	56.0±0.0	12.0±0.0
E组	1.31±0.19**	24.7±6.4**	8.7±1.3**	53.9±2.5*	10.8±1.2**

由表 12-8 可知,与 C 组相比,E 组步速、FRT、Berg 平衡量表得分和 SPPB 量表得分等均显著下降($P<0.05$),TUG 显著上升,说明 E 组老年人身体活动能力整体下降显著。

12.2.3.2 肌肉力量维度同身体活动能力维度之间相关性分析

由图 12-5 可知,无论是握力还是相对握力同 SPPB 量表得分均呈现显著

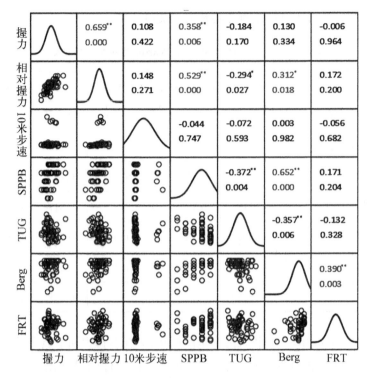

图 12 - 5　肌肉力量维度指标同身体活动能力指标之间的相关性

相关关系,其中相对握力还同 Berg 平衡量表和 TUG 测试分别呈现出显著的正相关和负相关关系。唯独身体活动能力维度的步速不仅同其他四个身体活动能力指标未呈现显著相关关系,且与握力和相对握力也均未呈现显著相关关系,而 SPPB 量表同 TUG 和 BBS 间存在显著相关关系。

12.2.4　EWGSOP 和 AWGS 共识下肌肉衰减症的检出率

EWGSOP 共识曾明确指出,当仅有肌肉质量下降时可称为肌肉衰减症早期(pre-sarcopenia);当肌肉质量和肌肉力量或身体活动能力有两者同时下降时称为肌肉衰减症中期(sarcopenia);当肌肉质量、肌肉力量和身体活动能力三者同时下降时则称为肌肉衰减症后期(sever-sarcopenia)。一般而言,步入中期以后可确认肌肉衰减症。

EWGSOP 共识中,女性三种维度各指标相应的诊断阈值为: RASM(DEXA 法)<5.5 kg/m^2, RASM(BIA 法)<6.42 kg/m^2、握力<20 kg、步速<0.8 m/s 或 SPPB 量表得分$\leqslant 8$;AWGS 共识中,女性三种维度相应指标诊断阈

值为：RASM(DEXA 法)＜5.4 kg/m²，RASM(BIA 法)＜5.7 kg/m²、握力＜
18 kg、步速＜0.8 m/s。此外，由于 EWGSOP 只给出 SMI 判定方法而未提供具
体参考绝对值，因此本研究中 BIA 法和 DEXA 法 SMI 诊断阈值暂参照 Janssen
研究结果建议的男性 SMI＜31％和女性 SMI＜22％。由此得出 EWGSOP 和
AWGS 共识下上海老年女性肌肉衰减症的检出率如下(详见表 12－9)。

表 12－9　EWGSOP 和 AWGS 共识下肌肉衰减症的检出率

		EWGSOP RASM(kg/m²)		AWGS RASM(kg/m²)		EWGSOP SMI(%)	
		BIA	DEXA	BIA	DEXA	BIA	DEXA
肌肉衰减症早期	n	0	5	0	5	26	18
	%	0%	8.8%	0%	8.8%	45.6%	31.6%
肌肉衰减症中期	n	0	2	0	0	7	7
	%	0%	3.5%	0%	0%	12.3%	12.3%
肌肉衰减症后期	n	0	0	0	0	0	0
	%	0%	0%	0%	0%	0%	0%
总　计	n	0	7	0	5	33	25
	%	0%	12.3%	0%	8.8%	57.9%	43.9%

由表 12－9 可知，按照 EWGSOP 和 AWGS 共识提出的肌肉衰减症三个维
度及三种程度的分类方法，当采用 BIA 法以 RASM 指标来判定肌肉衰减症是
否发生时，肌肉衰减症早期、中期和后期检出率均显示为 0；而采用 DEXA 法以
RASM 指标来判定时，相应的检出率则分别为 8.8％、3.5％(0％)、0％。然而，当以
SMI 指标来判定时，结果显示，采用 BIA 法肌肉衰减症早期、中期和后期检出率
分别为 45.6％、12.3％和 0％，DEXA 法对应的检出率分别为 31.6％、12.3％和 0％。

12.2.5　分析与讨论

事实上，除了 EWGSOP 和 AWGS 共识之外，还有两种共识也曾被部分研
究采用。最早于 1998 年 Baumgartner 就曾从单一的肌肉质量维度建议以
7.26 kg/m² 和 5.45 kg/m² 分别作为肌肉衰减症诊断时男女 RASM 指标的诊断
阈值。其次，2011 年国际肌肉衰减症工作组(International Working Group on
Sarcopenia，IWGS)也曾提出，当男性 RASM 值低于 7.23 kg/m²，女性 RASM

值低于 5.27 kg/m^2，且同时步速低于 1 m/s 时，即可判定肌肉衰减症。然而，鉴于已有大量研究证实老年人身体活动能力与其生活质量密切相关，如果忽略身体活动能力这一维度，难以充分揭示老年人群中肌肉衰减的真实情况，因此，本研究选择 EWGSOP 和 AWGS 共识作为诊断老年女性肌肉衰减症的权威依据。相比欧洲及美国，亚洲肌肉衰减症研究虽起步较晚，但自 2010 年以来，东亚部分国家和地区的学者积极跟进，开展了不少实证探索，并在 EWGSOP 共识的基础上，考虑到东西方之间的差异纷纷提出自身探索的诊断阈值及检出率情况。相比之下，虽然已有中国学者的研究在国际学术界崭露头角，但国内以 EWGSOP 和 AWGS 共识为前提的相关研究仍量小力微。当前中国已进入老龄化社会，加强对肌肉衰减症的研究对改善老年人健康状况与生活质量有着重要意义。

首先，上、下肢围度测量作为肌肉质量维度的评定方法之一，在 EWGSOP 共识中予以提及并得到 AWGS 的认可。2015 年 Gao 等曾采用围度测量法就我国西部某地老年人之间肌肉衰减状况进行了比较，通过对 612 名 60～91 岁之间的老年志愿者的小腿围（calf circumference，CC）、握力和 20 m 步速等指标进行测试，以 CC 值＜31 cm 作为肌肉质量维度的诊断阈值，得出老年男女中肌肉衰减症的检出率分别为 6.7％和 12.0％，其中农村检出率（13.1％）高于城市（7.0％）。当以 10 岁为年龄段跨度深入研究后发现，166 位农村老年女性人群中 60～69 岁、70～79 岁、80 岁及以上三个年龄段肌肉衰减症的检出率按序为 6.3％、18.2％和 52.9％；而 192 位城市老年女性人群中各年龄段相应检出率顺次为 3.9％、9.3％和 40.0％。这意味着肌肉衰减症随年龄段递增呈现加重的趋势，高龄老年人受其影响比例偏高。该研究作为少有的从围度角度入手的实证探索具有重要意义。然而，由于围度与 BIA 法或 DEXA 法等相关度不高，EWGSOP 对于以围度测量来评估肌肉质量衰减程度的可靠性略有质疑。尽管如此，本研究仍然借助 3D 扫描技术，尝试以人体形态测量法对健康老年女性上、下肢围度进行了测量，结果表明，与青年组相比，老年组不仅大、小腿围度未见显著性变化，而且上臂围度和前臂围度均不降反升，这似乎同肌肉衰减症的首要特征相矛盾。因此，为了揭开肌肉围度同肌肉质量之间是否存在协同变化，本文引入 BIA 法和 DEXA 法对四肢骨骼肌质量进行双重分测与评估。

不可否认，EWGSOP 和 AWGS 共识的达成对于肌肉衰减症的研究起到了规范和推动作用。自 EWGSOP 共识着重提出肌肉衰减症的三维度后，仅凭肌肉质量维度的各指标下降不足以推定老年人肌肉力量和身体活动能力这两个维度的衰退。正因为如此，本研究在引入 BIA 法和 DEXA 法对老年人肌肉质量维度进行评估的基础上,又对握力、下肢各关节肌力和多项身体活动能力进行了测试。结果显示,虽然 $ASM_{上肢}$ 显著增加,但 $ASM_{下肢}$ 和 $ASM_{总}$ 并未呈现显著变化,表明 $ASM_{上肢}$ 对于 $ASM_{总}$ 的变化并不起决定作用。BIA 法和 DEXA 法测量后仅 SMI 值显著性降低,RASM 值并未呈现显著变化;肌肉力量维度中,握力、相对握力以及髋关节和膝关节的多项力学指标均较青年组显著降低;身体活动能力维度中,老年组步速、FRT、BBS 得分和 SPPB 量表得分等也均呈现显著性下降,加之 TUG 耗时的显著上升,更加确认了老年人身体活动能力显著衰退。基于以上测试结果,本研究按照 EWGSOP 和 AWGS 共识的诊断标准进行了肌肉衰减症判定,结果显示,似乎在两种共识下,RASM 指标用于我国肌肉衰减症判定时存在方法依赖性,因为数据显示经 BIA 法以 RASM 结合其他维度指标进行判定所得肌肉衰减症检出率均为 0%,仅经 DEXA 法检出 3.5% 的老年人患有肌肉衰减症。这一结果似乎不仅同 Wen 和吴佳佳等人的研究结果构成巧合,又与 Zeng 等的研究几近一致,该研究参照 AWGS 共识建议中国男女 RASM 值(BIA 法)、握力和步速的对应阈值循序为 7.61 kg/m²、6.43 kg/m²、27 kg/16 kg、0.98 m/s、0.88 m/s,并于随后调查北京老年人群中肌肉衰减症的现患特征时发现,511 位 60 岁以上老年人群中肌肉质量下降的现患率非常低,女性仅检出 1 例(占 0.8%)。

当然,也有部分研究与上述研究结果大相径庭。例如 Han 等参照 AWGS 共识对 1 069 位天津老年人肌肉衰减症的检出率进行了探讨,结果老年男女肌肉衰减检出率总体,分别升至 6.4% 和 11.5%。李梅等采用 Baumgartner、EWGSOP 和 IWGS 三种标准对北京老年男性肌肉衰减症检出情况进行比较时,通过以 6.53 kg/m² 为 RASM(DEXA 法)诊断阈值,发现 169 名 60 岁以上老年男性检出率较高,依次分别为 36%、33.3% 和 62.9%。Meng 等参照 EWGSOP 共识以 RASM 值<6.85 kg/m² 为诊断阈值对 80 岁以上北京老年男性进行研究所得检出率更是高达 45.7%。

此外,本研究将纳入标准中的年龄段限制于 60～69 岁,是考虑到老年人肌肉衰减状况存在一定的年龄分段特点,如果不对老年人的年龄段加以区分,可能使研究结果受样本量大小和样本年龄分布差异的影响,难以提高研究结果的针对性和准确性。这一特点在不仅在 Gao 等的研究中有所显现,而且 Han 等的研究中也得到印证,即当引入年龄分段后,602 位老年女性中 60～69 岁、70～79 岁、80 岁及以上各年龄段肌肉衰减症检出率依次为 3.3%、6.0%、2.2%。王蓉等 2016 年参照 EWGSOP 国际共识发现,185 位 65～74 岁老年男性中肌肉衰减症的检出率仅为 2.7%(5 人),但 75～84 岁和 85 岁以上老年男性中这一数值分别高达 17.99％和 58.14％。

　　无独有偶，EWGSOP 共识中不仅可采用经身高标准化所得 RASM 值用来衡量肌肉质量，而且还可采用经体重标准化所得的 SMI 值进行评估。本研究结果显示，与 RASM 形成鲜明对比，两种共识下 BIA 法和 DEXA 法中 SMI 指标检测所得的肌肉衰减症检出率较为一致且均为 12.3％。SMI 指标虽然并不及 RASM 指标应用普及，但仍有部分代表性研究给出了参考。2011 年 Wen 等人对我国济南、广州、西安、成都等城市老年人肌肉衰减症发生状况进行了探讨分析，通过相对标准建立了中国内地男女 RASM 值的诊断阈值（5.85 kg/m² 和 4.23 kg/m²），得出肌肉衰减症的检出率为 0％后，推测 RASM 值可能不适用于中国人，指出相比而言 SMI 指标似乎在肌肉衰减症的筛检中表现更为稳定。这一观点不仅同本研究结果有所呼应，更与 Estrada 等认为 SMI 指标对于身体活动能力的预测具有较高的作用的观点不谋而合。尽管如此，考虑到先前可能受老年人样本量较小（男 33 人，女 39 人）以及标准单一的影响，Wen 等 2014 年又进一步将 EWGSOP、IWGS 和 AWGS 三种共识标准用来研究浙江老年人群中肌肉衰减症，结果发现在 136 位 60～88 岁男性和 150 位 60～79 岁女性中，采用不同的标准所得结果存有较大差异，对于男性而言，按检出率高低顺次为 7.4％（IWGS）＞5.9％（AWGS）＞0.8％（EWGSOP）；对于女性而言，按检出率高低按序为 4.7％（IWGS）＞0.7％（AWGS）＞0％（EWGSOP）；当改用 SMI 诊断阈值（男 61.4％，女 53.4％）时相应的检出率又分别为 2.2％和 7.5％。因此 Wen 总结提出，无论采用哪种国际共识标准，中国老年人的肌肉衰减症的检出率均介于 0％～10％之间，这一点比较符合亚洲检出率低于欧美国家的总趋势。然而，对于年龄缺少分段的结果仍需谨慎，因为 Meng 等以 28.0％为 SMI 值诊断阈值对 80 岁以上北京老年男性的研究结果显示，肌肉衰减症时检出率高达 53.2％，且 SMI 同步速呈显著正相关。

　　由于标准化参数不同，以 RASM 指标求得的肌肉衰减症的检出率往往低于 SMI 指标对应的检出率，那么在评价我国老年人群的肌肉质量维度时，到底应该选择 RASM 指标，还是 SMI 指标呢？Meng 等的研究给出了可行的建议，2015 年 Meng 等参照 EWGSOP 共识对 857 位 65 岁及以上社区老年人以身高和体重分别对骨骼肌指数进行相应标准化（h‑SMI 和 w‑SMI），再辅以肌力测试和步速、TUG、步行 6 min、单腿站立、座椅计时起立、柔韧性测试 6 种身体活动能力测试，结果发现由 h‑SMI 指标（即 RASM）结合其他参数判定的经身高标准化后的肌肉衰减症人群均表现出体重、BMI、脂肪重和绝对肌力较低的特征并伴有部分活动能力下降;相比而言,由 w‐SMI 指标判定的经体重标准化后的肌肉衰减症人群则往往呈现出体重、BMI、脂肪重较高,而相对肌力较低且伴有部分活动能力下降。然而,当将两种类型综合型肌肉衰减症人群则在 6 种身体活动能力测试中均表现较差。由此,该研究认为单独以身高或体重标准化的方法得出的肌肉衰减症结果间存在显著差异,而将 h‐SMI 和 w‐SMI 有机合并的方法更适于肌肉衰减症的判定。

由以上研究可以看出,由于 BIA 法无法准确测得四肢骨骼肌质量,因此在计算 RASM 值时主要以全身肌肉质量来代替,造成 BIA 法所得肌肉质量维度诊断阈值往往高于 DEXA 法,从而导致以 RASM 指标对肌肉质量维度进行评估时,两种国际共识下 BIA 法对肌肉衰减症筛检的灵敏度低于 DEXA 法,无法体现肌肉衰减的真实情况。此外,受等动肌力测量仪器等条件的限制,已有诸多研究中肌肉力量维度的测量缺少下肢肌肉力量的直接证据,因此本研究在有限样本量的基础上,借助多项生物力学指标首次对下肢肌肉力量以及肌肉力量维度内部指标之间的相关性进行分析,结果发现以往研究常用的握力指标同下肢髋、膝、踝关节肌力中多数指标未见显著相关关系,而相对握力指标同膝关节、踝关节肌力中多数指标之间却存在显著相关性,结合 E 组中下肢各关节相应生物力学指标较 Y 组下降显著的特点,本研究认为相对握力、膝关节和踝关节肌力这三项指标可作为老年人肌肉衰减中肌肉力量维度的代表指标。此外,在肌肉质量维度与身体活动能力维度指标之间,虽然步速指标应用广泛,但由于步速不仅同身体活动能力维度其余指标无显著相关关系,而且同肌肉力量维度的握力和相对握力指标也均无显著相关关系,反而 SPPB 量表同握力和相对握力两项指标均具有显著相关性,加之 SPPB 量表同 TUG 测试和 BBS 平衡量表之间也存在显著相关关系,因此,建议以 SPPB 量表替代步速测试作为今后身体活动能力维度的首选指标。虽然已有研究以 EWGSOP 或 AWGS 共识参照展开探讨,但由于 RASM 和 SMI 判定标准存在绝对诊断阈值与相对诊断阈值两种形式之分,何况又受人种差异、地域分布、经济状况、生活方式以及样本量大小等限制,确实难以实现一致,因此迫切需要继 EWGSOP 和 AWGS 共识之后尽快在全国范围内达成一个中国共识,形成适用于中国人的肌肉衰减症标准,只有如此才能实现肌肉衰减症早诊断早干预,最终促进老年人骨骼肌健康。

12.2.6 结论

两种国际共识下均应优先采用 DEXA 法对肌肉质量维度进行检测。此外,无论参照哪种共识研究肌肉衰减症相关检出率,对老年人进行年龄分段都具有重要意义,其中从预防和干预的角度来看,40 岁以上,尤其是 60～69 岁人群应该是今后研究和干预的重点。不仅如此,与先前 RASM 联合握力和步速测试为主的评估模式不同,今后对中国人群进行肌肉衰减症研究时,不仅应将 RASM 和 SMI 综合用于肌肉质量维度的评定,而且应将相对握力结合 SPPB 量表作为首选复合指标以准确地反映肌肉衰减的实际情况。尽管如此,只有早日建立基于大规模人群研究的中国共识,才能更好地启动对肌肉衰减症人群的运动干预研究。

12.3 社区中龄老年女性肌肉衰减症特征

虽然已有研究从肌肉质量维度量化评估肌肉衰减症取得了一定的进展,但鉴于肌肉力量与肌肉质量之间的关系并非简单线性关系,因此直到欧洲老年人肌肉衰减症工作组(European Working Group on Sarcopenia in Older People, EWGSOP)从肌肉质量、肌肉力量和身体活动能力三维度形成国际共识,方才将肌肉衰减症正式推向临床研究。

然而,迄今为止,国内学术界对于肌肉衰减症的认识研究尚处起步阶段,不仅对 Sarcopenia 一词的中文翻译尚存分歧,而且未能按照老年人年龄层次展开探讨,很大程度上阻滞了人们对 EWGSOP 共识的深入理解。那么,EWGSOP 共识及其首推的肌肉质量维度指标是否适用于中国? EWGSOP 共识推荐的三维度检测指标中,除握力和步速外,肌肉力量和身体活动能力维度间是否存在协同变化? 同一维度内部各指标间相关关系如何? 其中哪一种指标更能体现各自维度的典型特征? 以上这些问题从欧美学者的研究中难以找出答案。正因如此,本研究拟将目前较权威的 EWGSOP 共识应用于上海市 70～79 岁之间的社区老年女性的肌肉衰减症研究中,通过以点带面,层层剖析,深入解读来寻找以上问题的答案,并期待以此为契机推动国内肌肉衰减症实证研究及运动干预。

12.3.1 肌肉质量维度

12.3.1.1 四肢围度

围度是人体形态计量中一种较为常用的指标。通常对于成年人而言,在一定范围内肌肉质量与肌肉围度基本呈现正相关关系;但对老年人而言,肌肉围度随着年龄的增长的变化较为复杂。本研究选取了上、下肢四个围度指标(上臂、前臂、大腿、小腿)进行了探讨(见表 12 - 10)。

表 12 - 10　形态测量法所得上、下肢围度

	上臂围度(cm)	前臂围度(cm)	大腿围度(cm)	小腿围度(cm)
C 组	25.1±2.6	21.9±2.3	52.4±2.6	35.0±2.7
O 组	28.6±3.0**	23.7±2.3	51.7±2.8	35.1±2.9

注：* 代表 P<0.05 即差异显著性，** 代表 P<0.01 即差异非常显著。

由表可知，老年组仅上臂围度显著高于青年组(P<0.05)，但围度上升是否意味着肌肉质量增加，需要对四肢骨骼肌质量进行测量加以验证。

12.3.1.2　四肢骨骼肌质量

表 12 - 11　BIA 法和 DEXA 法测得四肢骨骼肌质量和脂肪量

/kg	ASM_B	FM_B	ASM_D	$ASM_{D上肢}$	$ASM_{D下肢}$	FM_D	$FM_{D上肢}$	$FM_{D下肢}$
C 组	20.98±2.46	14.98±3.51	15.02±1.85	3.31±0.53	11.72±1.33	7.25±1.91	1.45±0.61	5.80±1.35
O 组	20.25±2.99	25.46±5.30**	14.69±2.13	3.68±0.58	11.01±1.61	9.31±2.42*	2.55±0.77**	6.76±1.81

注：下角标 B 代表 BIA 法检测，下角标 D 代表 DEXA 法检测。

由表 12 - 11 可知，两种方法测得的结果较为一致，中龄老年组脂肪量(尤其是上肢脂肪量)较青年组呈现显著上升(P<0.05)，而四肢骨骼肌质量均未见显著变化(P>0.05)，由此可以推测老年组上臂围度的增加可能并非由骨骼肌质量增加所导致，而是脂肪量增加的结果。

12.3.1.3　RASM 值与 SMI 值

表 12 - 12　两种方法测得的 RASM 值与 SMI 值

	$RASM_B(kg/m^2)$	$SMI_B(\%)$	$RASM_D(kg/m^2)$	$SMI_D(\%)$
C 组	8.19±0.84	39.61±2.00	5.86±0.66	28.36±1.69
S 组	8.78±0.72*	32.52±2.40**	6.38±0.58*	23.63±1.98**

由表 12 - 12 可知,DEXA 法和 BIA 法求得的 RASM 值和 SMI 值的表现具有一致性,即与青年组相比,老年组 RASM 值均显著升高(P<0.05),而 SMI 值则降低均非常显著(P<0.05)。

12.3.2 肌肉力量维度

12.3.2.1 握力

表 12 - 13 握力及相对握力测量结果

	握力(kg)	相对握力
C 组	26.8±3.1	0.51±0.06
O 组	18.4±4.9	0.30±0.07

由表 12 - 13 可知,老年组的握力和相对握力两项指标均较青年组呈现显著性降低(P<0.05)。

12.3.2.2 下肢肌力

表 12 - 14 髋、膝、踝各关节肌力测量结果

		平均最大力矩（Nm/kg）		峰值功率平均值（W/kg）		做功平均值（J/kg）	
		伸 肌	屈 肌	伸 肌	屈 肌	伸 肌	屈 肌
C组	髋	1.81±0.46	−1.37±0.29	2.83±0.71	2.14±0.45	1.78±0.40	1.38±0.28
	膝	1.77±0.31	−0.85±0.18	2.78±0.49	1.34±0.27	1.91±0.32	0.98±0.21
	踝	0.27±0.04	−0.83±0.25	0.41±0.06	1.29±0.37	0.11±0.01	0.35±0.13
O组	髋	0.64±0.30	−0.69±0.20	1.01±0.47	1.08±0.31	0.54±0.30	0.64±0.22
	膝	0.64±0.23	−0.40±0.12	1.02±0.36	0.64±0.19	0.69±0.27	0.44±0.14
	踝	0.14±0.04	−0.29±0.13	0.20±0.06	0.44±0.20	0.05±0.02	0.10±0.03

由表 12 - 14 可知,与青年组相比,老年组髋、膝、踝三关节无论是伸肌还是屈肌,平均最大力矩、峰值平均功率和做功平均值均显著下降(P<0.05)。

12.3.2.3 肌肉力量维度内部指标间相关性分析

表 12 - 15　上、下肢肌力指标间 Pearson 相关性分析结果

		平均最大力矩 (Nm/kg)		峰值功率平均值 (W/kg)		做功平均值 (J/kg)	
		伸 肌	屈 肌	伸 肌	屈 肌	伸 肌	屈 肌
握力	髋	0.588	−0.390	0.584	0.394	0.540	0.320
	膝	0.205	−0.361	0.209	0.350	0.196	0.345
	踝	0.460	−0.639	0.397	0.619	0.254	0.583
相对握力	髋	0.565	−0.490	0.563	0.494	0.563	0.499
	膝	0.386	−0.572	0.392	0.559	0.372	0.549
	踝	0.630	−0.564	0.576	0.546	0.337	0.441

由表 12 - 15 可知，上下肢肌肉力量测试指标之间，握力同下肢多数指标并未见显著相关，反而相对握力这一指标同下肢多数指标间呈现出显著相关关系，尤其同髋关节各项肌力指标均呈现显著相关性（$P<0.05$）。

12.3.3　身体活动能力维度

12.3.3.1　身体活动能力各指标

表 12 - 16　身体活动能力测量结果

	步速(m/s)	FRT(cm)	TUG(s)	BBS 得分	SPPB 量表得分
C组	1.48±0.16	31.8±4.4	6.8±0.6	56.0±0.0	12.0±0.0
S组	1.15±0.18	19.1±7.1	10.8±2.4	50.7±4.3	9.6±1.1

由表 12 - 16 可知，与青年相比，老年组步速、FRT、Berg 平衡量表得分和 SPPB 量表得分等均显著下降（$P<0.05$），TUG 显著上升（$P<0.05$），说明老年组身体活动能力整体下降显著。

12.3.3.2　肌肉力量维度同身体活动能力维度之间相关性分析

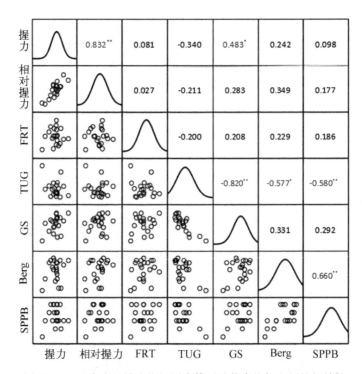

图 12-6　肌肉力量维度指标同身体活动能力指标之间的相关性

由图 12-6 可知,除握力和步速测试具有显著相关关系外,握力和相对握力同其他身体活动能力测试间均未呈现显著相关关系。在身体活动能力维度内部各指标之间,TUG 测试同步速测试、Berg 量表得分和 SPPB 量表得分具有显著负相关关系,且 SPPB 量表得分同 Berg 量表得分间也存在显著相关关系。

12.3.4　EWGSOP 共识下肌肉衰减症的检出率

EWGSOP 共识中,女性三种维度各指标相应的诊断阈值为:RASM (DEXA 法)<5.5 kg/m^2、RASM(BIA 法)<6.42 kg/m^2、握力<20 kg、步速<0.8 m/s 或 SPPB 量表得分$\leqslant 8$。此外,由于 EWGSOP 只给出 SMI 判定方法而未提供具体参考绝对值,因此本研究中 BIA 法和 DEXA 法 SMI 诊断阈值暂参照 Janssen 研究结果建议的男性 SMI$<31\%$和女性 SMI$<22\%$。由此得出 EWGSOP 共识下上海老年女性肌肉衰减症的检出率如下(见表 12-17)。

表 12 - 17　EWGSOP 共识下肌肉衰减症的检出率

肌肉衰减程度	RASM(kg/m²)		SMI(%)	
	BIA	DEXA	BIA	DEXA
早　期	0(0%)	0(0%)	6(27.3%)	6(27.3%)
中　期	0(0%)	0(0%)	12(54.5%)	9(40.9%)
后　期	0(0%)	0(0%)	2(9.1%)	1(4.5%)
肌肉衰减症（中期＋后期）	0(0%)	0(0%)	14(63.6%)	10(45.4%)

由表 12 - 17 可知,按照 EWGSOP 共识提出的肌肉衰减症三个维度及三种程度的分类方法,当采用 BIA 法和 DEXA 法以 RASM 指标来判定肌肉衰减症是否发生时,肌肉衰减症早期、中期和后期检出率均显示为 0%。当以 SMI 指标来判定时结果显示,采用 BIA 法肌肉衰减症早期、中期和后期检出率分别为 27.3%、54.5%和 9.1%,DEXA 法对应的检出率分别为 27.3%、40.9%和 4.5%。

12.3.5　分析与讨论

肌肉衰减症虽然是一种新知的老年综合征,但我国最早对其进行学术研究的却是运动科学界的学者。已有研究显示,尽管肌肉衰减症常构成糖尿病、高血压、心力衰竭、慢性阻塞性肺病甚至多种癌症等老年疾病的危险伴因,但却与骨质疏松最为密切,也需要以低于相同性别青年人对应指标的 2 倍标准差作为阈值来进行判定。

Gao 等曾采用围度测量法对我国四川老年人肌肉衰减状况进行了研究,通过对 60～91 岁之间老年人的小腿围、握力和 20 m 步速等指标进行测试,以小腿围<31 cm 作为肌肉质量维度的诊断阈值,得出老年女性肌肉衰减症的检出率为 12.0%。不仅如此,该研究还发现老年人肌肉衰减症的检出率与城乡生活、所处年龄段等有较大关系,在 192 位城市老年女性人群中,各年龄段相应检出率按序为 3.9%、9.3%和 40.0%;而在 166 位农村老年女性人群中,60～69 岁、70～79 岁、80 岁及以上三个年龄段的检出率顺次为 6.3%、18.2%和 52.9%。基于此,本研究通过三维人体扫描获得了前臂、上臂、大腿、小腿等四个围度指标数据,结果显示,70～79 岁老年女性中不仅未出现小腿围<31 cm 的现象,反倒是上臂围度呈现显著增加,而其他各围度未见显著变化,经过随后 BIA 法和 DEXA 法从体

成分角度进行双重验证得知，仅脂肪量这一指标呈现显著上升，其中尤以上肢脂肪量上升贡献显著，进而表明前臂围度的上升并非骨骼肌质量上升所致，这意味着以四肢围度测量评估肌肉质量维度变化可靠性有待商榷，但 Gao 等的研究中对老年人进行年龄分段研究的方法值得借鉴。

其次，本研究通过 BIA 法和 DEXA 法分别测得的 RASM 值和 SMI 值在老年人群中的表现也较为一致，RASM 值均显著上升，而 SMI 值均显著下降。RASM 值出现如此意想不到的结果，究其原因可能在于其计算方法与 BMI 有一定的类似度，从而使得两种检测方法下 RASM 同 BMI 的相关系数分别达到 0.724（P＜0.05）和 0.643（P＜0.05）。Wen 等曾于 2011 年和 2014 年参照 EWGSOP 共识提出的判定方法对国内部分城市的老年人群分别开展了两项实证研究，通过选取 RASM 和 SMI 用于肌肉质量维度的评估，同时以握力和步速作为肌肉力量维度和身体活动能力维度的衡量指标对老年人群中肌肉衰减状况进行评估，结果显示，经 RASM 指标推算的我国老年女性肌肉衰减症的检出率均为 0%，因此 Wen 等人认为 EWGSOP 共识中肌肉质量维度首推的 RASM 指标虽然在欧美老年人群研究中具有良好的筛检效果，但可能由于受人种、经济状况、营养水平和生活方式等因素的影响，该指标并不适用于中国人。相比之下，采用 SMI 指标时，肌肉衰减症的检出率为 7.5%，似乎该指标可以更好地反映肌肉质量维度的变化特征。这一结果与 Estrada 等认为 SMI 指标对于身体活动能力的预测具有较好作用的观点不谋而合。无独有偶，本研究中经由 RASM 指标推算的肌肉衰减症检出率同 Wen 等人的研究结果完全一致。不仅如此，当以 SMI 指标推算肌肉衰减症的检出率时，其筛检效果也同上述研究结果几近相似，只是可能由于参考人群样本量以及老年人所处年龄段不同等因素的影响，使得本研究中 70～79 岁老年女性中肌肉衰减症的检出率（BIA 法：63.6%、DEXA 法：45.4%）高于 Wen 等人对 60～79 岁老年女性研究中的结果。尽管如此，当以男女相邻年龄段进行结果比对时，又发现 Meng 等人以 SMI 指标对 80 岁以上北京老年男性的研究结果中肌肉衰减症的检出率高达 53.2%，同本研究结果不相上下。另外，虽然王蓉等 2016 年研究受试人群年龄分段范围与本研究有所不同，但也曾参照 EWGSOP 共识得出 65～74 岁、75～84 岁和 85 岁以上老年男性中肌肉衰减症的检出率分别为 2.7%、18.0% 和 58.14%。由此可见，由于肌肉衰减症随年龄段增加确实存在日益严重的趋势，所以在对老年人群进行肌肉衰减症的相关研究时，按年龄分段显得尤为必要，这一点在 Han 等人的研究中也曾得到验证。即便这样，Meng 等人还是认为今后应将 RASM 和 SMI 两种指标整合用于衡量肌肉质量维度的变化,以避免因受人群样本量、BMI 等因素的影响而导致结果偏差过大。

此外,在肌肉力量维度上,不仅代表上肢肌力的握力和相对握力指标均显著下降,而且髋、膝、踝等下肢肌力各项指标也呈现显著下降。肌肉力量维度各内部指标间相关分析结果显示,相对握力同下肢多项肌肉力量指标间呈现显著相关关系,尤其同髋关节肌力所有指标均呈现显著相关。由此推测,相比当前常用的握力测试,相对握力更能够代表上、下肢肌肉力量维度的整体变化特征,因此建议在今后对于我国老年人群进行肌肉衰减症研究时,应将相对握力纳入研究范围。在身体活动能力维度层面,虽然各项指标均呈现显著衰退的特点,但身体活动能力内部各指标间,主要在 TUG 与步速测试、Berg 量表得分和 SPPB 量表得分以及 SPPB 量表得分与 Berg 量表得分之间存在显著相关关系。然而,肌肉力量维度与身体活动能力维度之间,除握力和步速测试具有显著相关关系外,握力和相对握力同其他身体活动能力测试指标间均未呈现显著相关关系。

基于以上研究结果可以预见,与 EWGSOP 共识中首推的以 RASM、握力、步速分别依次作为肌肉质量、肌肉力量和身体活动能力三维度的典型特征指标不同,在对中国老年人群进行肌肉衰减症研究时,应以 SMI 指标和相对握力分别作为肌肉衰减症在肌肉质量维度和肌肉力量维度的典型特征指标,而身体活动能力维度的典型特征可通过 TUG、SPPB 量表或 Berg 量表等指标来予以反映。

12.3.6 小结

EWGSOP 共识作为当前肌肉衰减症研究的首要权威共识,不仅提高了公众对肌肉衰减症这一新知老年综合征的认知与了解,而且在很大程度上推动了其相关机制及干预研究的深入开展。尽管如此,在将 EWGSOP 共识用于筛检中国老年人群中的肌肉衰减症患者时,仍有许多问题需要谨慎对待,不能简单照搬。在 EWGSOP 共识首推的"RASM＋握力＋步速"模式的基础上,我国学者可适当地考虑引入"SMI＋相对握力＋TUG/SPPB 量表/Berg 量表"等新模式,以更好地了解和反映我国老年人群中肌肉衰减症的特点和趋势,进而为今后早日开展营养或运动干预建立可靠的前期基础。

12.4 我国肌肉衰减症诊断阈值及中年人群发病率研究

虽然"Sarcopenia"一词最早由 Rosenberg 教授提出,但他当时对该词的定义与解释仅局限于以描述性的语言对肌肉衰减症进行定性的探讨,并未明确指出肌肉衰减症的基本判断标准。直到 1998 年新墨西哥大学 Baumgartner 教授提出以相对四肢骨骼肌质量指数(RASM 即 ASM/height^2)低于青年对照组 2 倍SD 作为判定的诊断阈值,方才为肌肉衰减症的判定提供了一条可操作的执行标准。此后,众多研究者对其所在国家、地区范围内肌肉衰减症的发生率开展了大量的流行病学研究,强烈建议将肌肉衰减症纳入临床研究(Tichet,2008;Kim,2010;Monaco,2011;Landi,2012;Masanes,2012;Morishita,2012;Patil,2013;Hida,2013;Patel,2013)。

纵观现有文献不难发现,虽然由于种族、地域、经济、生活方式等众多因素的影响,作为对照的青年人相对四肢骨骼肌质量指数(RASM)并非一个静态常数,从表面上看,这似乎导致了不同研究的结果之间无法进行有效地比较,削弱了该方法在判定肌肉衰减症发生率时的公信力,但从深层次来讲,Baumgartner 的判定方法则恰恰由于此种"先天不足",反而体现出了肌肉衰减症判定时已将多种特异性因素纳入考虑之中,既避免了生搬硬套、盲目研究,又同时提高了肌肉衰减症判定的可行性。

近年来,日、韩等亚洲邻国纷纷采纳此法对肌肉衰减症的发生率进行了研究(Yamada,2013;Miyakoshi,2013;Hida,2012;Morishita,2012;Kim,2012),我国香港、台湾和上海、北京紧随其后积极开展工作(Lau,2005;Lin,2013;Chien,2008;Cheng,2013)。现有研究称,北京 80 岁及以上高龄老年人总体肌肉衰减症的发生率平均约为 45.7%(RASM 法)和 53.2%(SMI 法);上海70 岁及以上老年人肌肉衰减症的发生率分别为 13.2%(男性)和 4.8%(女性)(Meng,2014;Chien,2014)。虽然有关我国老年人肌肉衰减症的发生率研究并不多,但北京、上海作为我国人口老龄化较为严重的城市,肌肉衰减症的发生率还是具有较高的代表性和指向性的。然而,肌肉衰减症并非一种简单的病症,早在 2002 年,Janssen 就已提出,应该参考骨量减少、骨质疏松的先例,将肌肉衰减症按照不同程度进行分型,以便更为准确地了解肌肉衰减症的病程及现状(Janssen,2002)。不难理解,如果从了解现状的角度来讲,对 60 岁及以上老年人肌肉衰减症发生率的研究具有重要意义,但若从预防的角度看,如果能够较早地、有针对性地研究中年人群(40～60 岁)肌肉衰减症的发生率,在肌肉衰减症问题进一步凸显之前开展一定的健康促进或干预工作,对于今后防治肌肉衰减症意义更大。鉴于此,本节拟对华东某市中年人群肌肉衰减症的发生率及连带特征进行初步探索。

12.4.1 研究对象与方法

12.4.1.1 研究对象与分组

以华东地区的县(市)、区的中年人群(年龄范围 40～60 岁)为主要研究对象并按照年龄段进行分组,其中 M1 组 40～50 岁之间 1 109 人(男性 498 人,女性 611 人);M2 组 50～60 岁之间 757 人(男性 431 人,女性 326 人)。为了比较青年对照组中不同年龄上限是否会对肌肉衰减症的判定产生影响,青年对照组引入两个年龄段进行研究,其中一个年龄段选取 668 名 18～30 岁之间的青年人(男性 235 人,女性 433 人)作为 C1 组,另一个年龄段选取 1 840 名 18～40 岁之间的青年人(男性 693 人,女性 1 147 人)作为 C2 组。所有受试者在实验前均被告知实验目的及流程,并口头同意参与实验测试。

12.4.1.2 研究方法

以地方性国民体质检测中心为依托,检测仪器设备主要以国家体育科学研究所监制的国民体质监测成套设备为主,并辅以身体成分测试仪(Tanita MC 180)进行体成分检测。主要对受试者的身高、体重、握力、骨密度、体成分等指标进行测试,并分别计算 BMI、体脂百分率、肌肉质量指数(RASM 和 SMI),其中 RASM 由肌肉质量(kg)/身高的平方(m²)(ASM/ht^2)计算求得,SMI 由肌肉质量(kg)/体重(kg)×100 计算求得。肌肉衰减症的发生率分别参照 Baumgartner 和 Janssen 提出的判定标准进行,其中当 RASM 或 SMI<青年对照组 RASM 或 SMI 值 2×SD 以下时定义为 II 型肌肉衰减症,当 SMI 介于青年对照组 RASM 或 SMI 值 1×SD～2×SD 范围时定义为 I 型肌肉衰减症。

12.4.1.3 数据统计

采集所得数据录入 Excel 进行初选与核对确认,经 IBM SPSS 19.0 统计软件进行处理,数据以 Mean±SD 表示。

12.4.2 研究结果

12.4.2.1 受试者的基本特征数据

结合体质测试中身高、体重、体成分及骨密度等的测试结果,分别计算求得 BMI 值、体脂率,并由骨骼肌质量(ASM)分别计算求得相应的 RASM 值和 SMI 值。按照年龄分组归纳,各组受试者的基本特征数据见表 12 - 18。

表 12-18 受试者基本特征数据

性别	C1 组		C2 组		M1 组		M2 组	
	男	女	男	女	男	女	男	女
人数	235	433	693	1 147	498	611	431	326
年龄(岁)	25.7±2.4	25.6±2.5	31.8±5.1	31.2±5.1	44.5±2.8	44.2±3.0	54.5±2.8	53.6±2.6
身高(cm)	170.7±6.1	158.1±4.9	169.6±5.9	158.0±4.8	168.7±5.4	157.7±5.2	167.9±5.5	156.7±5.3
体重(kg)	67.5±11.2	50.5±7.3	67.5±10.3	52.2±7.1	68.6±9.0	56.2±7.7	67.4±8.2	57.8±7.7
BMI(kg/m²)	23.1±3.4	20.2±2.6	23.4±3.2	20.9±2.6	24.1±2.8	22.6±2.8	23.9±2.6	23.5±2.8
体脂率(%)	19.2±5.7	26.3±5.4	19.5±5.4	27.2±5.3	20.6±4.8	29.9±5.4	20.4±4.9	31.6±5.7
ASM(kg)	25.2±3.3	16.7±1.5	24.7±3.0	16.7±1.4	24.2±2.8	16.6±1.6	23.3±2.6	16.2±1.6
SMI$_{ASM}$(%)	37.6±2.8	33.4±2.8	36.8±2.5	32.2±2.7	35.4±2.2	29.8±2.3	34.7±2.2	28.3±2.2
RASM$_{ASM}$(kg/m²)	8.63±0.93	6.69±0.50	8.59±0.86	6.69±0.51	8.50±0.83	6.68±0.55	8.25±0.79	6.60±0.55
握力(kg)	46.9±7.9	26.1±5.2	47.2±7.6	27.1±5.3	45.3±8.5	27.2±5.4	43.8±7.9	25.0±5.4
BMD(T-score)	0.1±1.4	0.7±1.5	−0.3±1.4	0.4±1.4	−0.9±1.4	0.2±1.5	−1.0±1.3	−0.4±1.4

12.4.2.2 肌肉衰减症判定阈值的界定

由于肌肉衰减症判定方法本身存在着一定的相对性,即需要引入同性别的青年人作为对照,因此,对照组的选择就显得尤为重要。目前有关肌肉衰减症的研究中既有遵循 Baumgartner 在 1998 年研究中提出的将 40 岁作为青年对照人群年龄上限,也有些研究选择将 30 岁作为青年对照人群的年龄上限。本实验人群研究中分别对两个年龄上限定义下青年对照组肌肉质量维度计算求得的诊断阈值进行了分析,结果见表 12 - 19。

表 12 - 19　肌肉衰减症肌肉质量维度诊断阈值

	诊断阈值			
	Ⅱ　型		Ⅰ　型	
	男	女	男	女
SMI_{30}(%)	32.0	27.8	34.8	30.6
SMI_{40}(%)	31.8	26.8	34.3	29.5
$\triangle SMI_{40-30}$	−0.2(−0.6%)	−1.0(−3.7%)	−0.5(−1.5%)	−1.1(−3.7%)
$RASM_{30}$(kg/m²)	6.77	5.69	7.70	6.19
$RASM_{40}$(kg/m²)	6.87	5.67	7.73	6.18
$\triangle RASM_{40-30}$	0.1(1.5%)	−0.02(−0.4%)	0.03(0.4%)	−0.01(−0.2%)

由表 12 - 19 可知,本研究中 RASM 和 SMI 指标对于 30 岁和 40 岁作为青年组年龄上限时,除Ⅰ型和Ⅱ型中男性 $RASM_{40}$ 值略高于 $RASM_{30}$ 值外,其余指标均呈现出随年龄增长略微下降的趋势,只是变化幅度均不大(最大变化值百分比为 3.7%<5%),从数字上看,两种年龄上限似乎对于肌肉衰减症的判定阈值的影响并不大。那么按照国内外多数研究以 40 岁为青年对照组上限年龄进行分析的惯例,当以 SMI 指标进肌肉衰减症诊断时,诊断阈值分别为男性 31.8%、女性 26.8%,均略高于 Janssen 等提出的男性 31%、女性 22% 的诊断阈值;当以 RASM 指标进行肌肉衰减症诊断时,男性诊断阈值 6.87 kg/m² 低于 Baumgartner 提出的 7.26 kg/m²,女性诊断阈值 5.67 kg/m²,高于 Baumgartner 提出的 5.45 kg/m²。当与 EWGSOP 共识和 AWGS 共识中肌肉质量维度的诊断阈值相比,本研究所

得阈值均略低。以上结果表明,现有诊断阈值仅供参考,更精准的诊断阈值有赖于大规模中国人群数据的研究。

12.4.2.3 中年人群中肌肉衰减症发生率

1) Baumgartner 法(RASM)

本研究对于中年人按照年龄分段分组,分别对 40~50 岁和 50~60 岁两组参照 C2 对照组进行了肌肉衰减症发生率的计算。参考 EWGSOP 提出的肌肉衰减症严重程度的差别,分别对肌肉衰减症早期、中期进行判断,同时在肌肉衰减症中期判定时,将本研究($Sar_自$)和 EWGSOP(Sar_{EWGSOP})提供的诊断阈值分别引入判定过程[①](见表 12 - 20)。

表 12 - 20　中年人群中肌肉衰减症发生率(RASM 法)

	M1 组				M2 组			
	男 n=498		女 n=611		男 n=431		女 n=326	
肌肉衰减症早期	6	1.2%	11	1.8%	11	2.6%	13	4.0%
肌肉衰减症中期-$Sar_自$	2	0.4%	0	0	3	0.7%	0	0
肌肉衰减症中期-Sar_{EWGSOP}	2	0.4%	1	0.2%	2	0.5%	4	1.2%

由表可知,对于 RASM 指标判定肌肉衰减症发生率而言,肌肉衰减症早期的发生率高于中期,即肌肉衰减症早期征兆可在中年人群即已有所呈现;本研究($Sar_自$)和 EWGSOP(Sar_{EWGSOP})标准在判定结果方面整体表现差别不大,可以将 EWGSOP 的共识标准应用于中国人肌肉衰减症发生率的粗放检测。

2) Janssen 法(SMI)

目前,由 Janssen 提出的 SMI 法也是 EWGSOP 组织认可的诊断方法之一。由表 12 - 21 可知,两个年龄段的中年人群中处于肌肉衰减症早期的人数较 $Sar_自$ 和 Sar_{EWGSOP} 偏高;就各年龄段人群中 $Sar_自$ 和 Sar_{EWGSOP} 两者相比而言,男性人群 $Sar_自$ 和 Sar_{EWGSOP} 之间差异较小,但女性人群中 $Sar_自$ 和 Sar_{EWGSOP} 之间差异略大。

---

① 握力评判标准:Sar_{EWGSOP}: ♂:30 kg, ♀:20 kg(EWGSOP)。$Sar_自$:♂:31.1 kg(青年对照组上限年龄 30 岁),32.0 kg(青年对照组上限年龄 40 岁);♀:15.7 kg(青年对照组上限年龄 30 岁),16.5 kg(青年对照组上限年龄 40 岁)。

表 12-21　中年人群中肌肉衰减症发生率(SMI 法)

	M1 组				M2 组			
	男 n=498		女 n=611		男 n=431		女 n=326	
肌肉衰减症早期	12	2.4%	52	8.5%	29	6.7%	77	23.6%
肌肉衰减症中期-Sar$_自$	1	0.2%	1	0.2%	1	0.2%	3	0.9%
肌肉衰减症中期-Sar$_{EWGSOP}$	1	0.2%	4	0.7%	1	0.2%	12	3.7%

3) 肌肉衰减症人群中骨质疏松的发生率

鉴于肌肉衰减症与骨质疏松之间存在的较为密切的联系,本研究对肌肉衰减症人群中同时罹患骨质疏松的发生率进行了研究(见表 12-22)[①]。

表 12-22　中年肌肉衰减人群中骨质疏松所占比率

	M1 组				M2 组			
	男		女		男		女	
RASM	3	37.5%	2	18.2%	6	42.9%	1	7.7%
SMI	4	30.8%	2	3.8%	2	6.7%	5	6.3%

注:各组男女人群肌肉衰减症总人数以表 4-3 和表 4-4 中 Pre-Sarcopenia+Sar$_自$为准。

由表 12-22 可知,中年肌肉衰减症人群中均或多或少地相伴出现一定程度的骨质疏松现象。当以 RASM 法进行判定时,中年男性肌肉衰减症患者中同时患有骨质疏松的比例高于女性。

4) 肌肉衰减症人群中肥胖所占比率

肌肉衰减症往往表现出的特征之一就是肌肉质量减少,但在肌肉减少的同时体重并不一定下降,尤其随着年龄的增加,人体的脂肪量会不同比例地上升,出现一定程度的肥胖,因而日常生活中往往由于脂肪的增加掩盖了肌肉质量下降这一现象。本研究分别以体脂百分比和 BMI 这两项指标对肌肉衰减症人群中肥胖比率进行了分析[②](见表 12-23 和表 12-24)。

① OP 判断标准:T<-2.5。
② OB 判断标准:♂:Fat%>25%,♀:Fat%>30%,BMI>30 kg/m²。

（1）以体脂百分比来衡量。由表 12-23 可知，不论男女，SMI 法判定的肌肉衰减症人群中体脂百分比达到肥胖标准的人数比例明显较 RASM 法所对应的比例高，并且女性肥胖比率高于男性，这说明 SMI 法往往倾向于将那些肌肉质量减少，但脂肪相对上升的肥胖人群纳入肌肉衰减症范围，因此，在实际应用中 RASM 法较 SMI 受肥胖因素影响更小，具有相对稳定的优势。

表 12-23　中年肌肉衰减人群中肥胖所占比率（体脂％）

	M1 组				M2 组			
	男		女		男		女	
RASM	0	0％	1	9.1％	0	0％	1	7.7％
SMI	10	77.0％	52	98.1％	20	66.7％	77	96.3％

注：各组男女人群肌肉衰减症总人数以表 4-3 和表 4-4 中 Pre-Sarcopenia＋Sar$_{自}$为准。

（2）以 BMI 来衡量。由表 12-24 可知，对中年女性而言，RASM 判定的肌肉衰减症人群中 BMI 值到达肥胖的比例很低，而 SMI 法判定的肌肉衰减症人群中 BMI 达到肥胖标准的比例略高。这说明，RASM 法的计算过程已将身高的平方进行了校正，因此受 BMI 值影响较小。

表 12-24　中年肌肉衰减人群中肥胖所占比率（BMI）

	M1 组				M2 组			
	男		女		男		女	
RASM	0	0％	1	9.1％	0	0％	0	0％
SMI	1	7.7％	8	15.1％	3	10.0％	9	11.3％

注：各组男女人群肌肉衰减症总人数以表 4-3 和表 4-4 中 Pre-Sarcopenia＋Sar$_{自}$为准。

12.4.3　分析与讨论

长期以来，肌肉衰减症的发生率一直是该领域研究的一个热点。本研究在国内外同行研究的基础之上，通过 BIA 法对我国中年人群中肌肉衰减症发生率及相关问题进行了初步探索。有关青年对照组的年龄上限这一问题，存在两种主流观点：第一种认为从运动生理学的角度看，人体肌肉储备及工作能力一般在 30 岁达到顶峰,因此,应以 30 岁作为青年对照组的年龄上限;第二种认为 1998 年 Baumgartner 研究中选取 18～40 岁健康青年男女作为肌肉衰减症判定时的青年对照组,因此按部就班即可开展研究。至于为何选取 40 岁作为青年对照组的年龄上限? 18～40 岁之间的青年男女同 18～30 岁之间青年男女的骨骼肌特征是否一致? 30 岁和 40 岁分别作为青年对照组年龄上限又是否会对肌肉衰减症发生率的判定产生影响? 这类问题虽然会直接影响着判定结果,但并未引起研究者足够的重视。

首先,本研究结果显示,30 岁和 40 岁分别作为青年对照组年龄上限时,用于判定肌肉衰减症的 RASM 和 SMI 阈值基本一致。当以 30 岁为青年对照组年龄上限判定肌肉衰减症发生率时,男性对应的 SMI 阈值为 32.0%、RASM 阈值为 6.77 kg/m^2,女性 SMI 阈值为 27.8%、RASM 阈值为 5.69 kg/m^2;当以 40 岁为青年对照组年龄上限判定肌肉衰减症发生率时,男性 SMI 阈值为 31.8%、RASM 阈值为 6.87 kg/m^2,女性 SMI 阈值为 26.8%、RASM 阈值为 5.67 kg/m^2。同 Baumgartner 等研究结果相比,本研究中所得 RSAM$_男$ 阈值均低于该研究(男性阈值 7.26 kg/m^2),RASM$_女$ 阈值却高于该研究(5.45 kg/m^2)。同 Janssen 等研究结果相比,本研究所得 SMI$_男$ 和 SMI$_女$ 阈值均高于该研究(男性阈值 31.5%,女性阈值 22.1%)。即便同台湾地区相比,本研究所得的男女 RASM 和 SMI 阈值均分别高于台湾青年男女对应的阈值(RASM$_男$ 阈值 6.76 kg/m^2,RASM$_女$ 阈值 5.28 kg/m^2)(Wu,2014)。由此可见,东西方在肌肉衰减症诊断时 RASM 和 SMI 阈值存在一定的波动性。

其次,迄今为止,有关肌肉衰减症发生率已有大量研究,但稍加分析便会发现,现有研究的研究对象绝大多数是 60 岁及以上的老年人。不可否认,老年人确实是罹患肌肉衰减症的主要人群,但是如果仅停留在出现问题,了解问题的层面去看发生率,而对肌肉衰减症在不同年龄阶段发生发展的进程缺乏认识时,那么肌肉衰减症问题的解决只能是亡羊补牢。因此,如果能够加强对中年人群中肌肉衰减症的发生率的评估,将更有利于肌肉衰减症的早期诊断与预防。近一年以来,已有个别研究者循着这个思路进行了尝试性探索。Akune 等曾依托 ROAD 调查开展过一项研究,提出中年时期保持良好运动习惯对于降低肌肉衰减症的发生率能够产生积极的影响,从而提醒研究者在开展肌肉衰减症研究时应将中年人群纳入研究视野(Akune,2014)。Bijlsma 等应用不同判定标准对中年人、低龄老年人和高龄老年人等年龄分段的研究结果显示,60 岁以下中年男性群体中肌肉衰减症的发生率介于 0%～20.8% 之间,60～69 岁之间低龄老年男性和 70 岁及以上高龄老年男性中肌肉衰减症的发生率分别介于 0%～31.2% 和 0%～45.2% 之间,而年龄段由低到高,女性群体的相应发生率分别介于 0%～15.6%、0%～21.8%和 0%～25.8%之间(Bijlsma,2013)。Shimokata 等在日本对中年人和老年人进行的为期12年的纵向跟踪研究显示,由 DXA 法测量并计算的 RASM 指标评估肌肉衰减症时,从中年到老年,男性群体中随着年龄增长,骨骼肌质量显著减少,而对于女性而言 RASM 并未出现显著变化(Shimokata,2014)。Scott 等在5年跟踪研究期间,分别应用 RASM 法、SMI 法及残差法对中年与老年人肌肉衰减症发生率的变化进行研究,结果显示,除了 RASM 法外,其余两种方法判定的肌肉衰减症发生率在5年后均有所上升,且跌倒风险也明显增大。

本研究中 M1 组和 M2 组两个年龄段的中年人群肌肉衰减症的发生率结果显示,中年人群中肌肉衰减症早期比肌肉衰减症中期发生率高,随年龄增长有上升趋势。这一特征意味着在我国中年人中肌肉衰减症多以肌肉质量维度衰减为主,肌肉力量维度衰退并不显著。在 EWGSOP 未形成共识之前,Tichet 也曾经就肌肉质量维度进行过类似的研究,他将 RASM 法和 SMI 法分别应用于评估法国中年和老年人群中肌肉衰减症早期的发生率,该研究认为,在以 40 岁为年龄上限的法国青年对照人群中,男女 RASM 阈值分别为 8.60 kg/m² 和 6.20 kg/m²,SMI 阈值分别为 34.4%和 26.6%,并基于以上阈值分别求得 40～59 岁法国中年男女中肌肉衰减症的发生率为男性 1.3%(RASM 法)和 4.5%(SMI 法),女性 1.2%(RASM 法)和 6.9%(SMI 法)(Tichet,2008)。为了便于比较,本研究以 40 岁为青年对照上限年龄,所得的 40～59 岁之间中国中年男女中肌肉衰减症的平均发生率则分别为男性 1.9%(RASM 法)和 4.6%(SMI 法),女性 2.9%(RASM 法)和 16.1%(SMI 法)。比较之后不难发现,中国中年人群中肌肉衰减症早期的发生率较法国中年人群偏高。如果以此推断,姑且按照两国中年人肌肉衰减症逆转比例一致,那么中国老年人群中(60 岁及以上)肌肉衰减症早期的发生率也会高于法国,男性发生率将超过 3.6%和 12.5%,而女性发生率将超过 2.8%和 23.6%。这一点在 Cheng 和 Meng 等的研究中间接得到了辅证(Cheng,2013;Meng,2014)。

此外,为了验证在我国中年人群中肌肉衰减症与骨质疏松、肥胖等问题的关联程度,本研究还对肌肉衰减症人群中骨质疏松和肥胖的发生率进行了调查。研究结果显示,RASM 法和 SMI 法测得的肌肉衰减症人群中均存在一定程度的骨质疏松现象,且男性的骨质疏松率较女性偏高。对肌肉衰减症人群中肥胖率的研究表明,以体脂百分比和 BMI 来分别衡量肥胖时,存在较大差异,BMI 法对于肥胖的检出率较体脂百分比法低(RASM 法近乎为零),SMI 判定的肥胖比例明显高于RASM法对应的比例,表明RASM法和SMI法虽然同样被EWGSOP认可被用于评估肌肉衰减症的发生率,但两种方法所得的发生率的结果却大相径庭。推测其原因可能在于,RASM法所判定具有肌肉衰减症症状的人群往往表现出身高相近,但相对偏瘦(体重和BMI值均较低)的特点,而SMI法所判定的具有肌肉衰减症症状的人群则往往表现出身高相近,但相对偏重或偏胖的特点。有鉴于此,Janssen提出SMI法测定的结果更能够反映出身体活动能力受限乃至残疾的风险及程度(Janssen,2006)。

本研究虽然针对不同判定方法下我国中年人群中肌肉衰减症的发生率进行了研究,初步揭示了不同青年对照组年龄上限、不同判定方法(RASM法和SMI法)等因素对于中年人群中肌肉衰减症发生率的影响,提出了我国判定肌肉衰减症的几种诊断阈值,但由于主要检测手段依赖BIA法进行,只是粗略地估计四肢骨骼肌的肌肉质量,容易低估肌肉衰减症的发生率,因此,相比作为评定骨骼肌质量金标准的DXA法在精确度方面还存在着一定的局限性。尽管如此,BIA法作为一种方便又廉价的测量手段,在大量人群研究时仍然占有一定的优势。今后随着DXA测量仪器的普及、人们对肌肉衰减症的重视程度提升,建立在DXA法上的大量人群研究结果将更具说服力。

12.4.4 小结

(1) 两种年龄上限(30岁和40岁)似乎对于肌肉衰减症的诊断阈值的影响并不大,可参照Baumgartner提出的以40岁作为对照组年龄上限。

(2) 当以RASM指标进行肌肉衰减症诊断时,男性诊断阈值6.87 kg/m²,女性诊断阈值5.67 kg/m²;当以SMI指标进肌肉衰减症诊断时,诊断阈值分别为男性31.8%、女性26.8%。

(3) 对于我国中年人而言,肌肉衰减症早期比肌肉衰减症中期发生率高,多以肌肉质量维度衰减为主,肌肉力量维度衰退并不显著。

(4) 我国中年肌肉衰减症人群中均存在一定比例的骨质疏松症,且当以体脂百分比和BMI分别评估肌肉衰减症人群中肥胖发生率时,SMI法中肥胖人群的检出率均较RASM法高。

12.5　肌肉衰减症的生物力学特征

现有研究已分别对老年人与青年人、低龄老年人与中龄老年人之间在肌肉质量、肌肉力量以及身体活动能力方面的差异进行了探索,并在此基础上对老年人群中肌肉衰减症的发生率进行了评估。然而,有关肌肉衰减症老年人与健康老年人之间、肌肉衰减症中龄老年人与肌肉衰减症低龄老年人之间在不同维度上是否存在差异的研究却数量甚少。肌肉衰减症不应仅仅是与青年对照组相比纵向上的衰老,同时应该兼具与健康老年人相比横向上的退化。近年来,有研究者认为,老年人肌肉质量的减少跟肌肉力量的衰退应该区别开来(Clark,2008,2010,2012;Manini,2012;Mitchell,2012),并提出相比肌肉质量而言,肌肉力量对老年人日常生活功能的影响更为显著。为了进一步了解肌肉衰减症老年人与健康老年人在各维度上的区别,分别探索肌肉质量和肌肉力量衰减对患有肌肉衰减症的老年人的影响。本研究拟以肌肉衰减症老年人为受试对象,针对肌肉衰减症老年人在日常最基本的身体活动——行走的一些基本生物力学特征进行分析。

12.5.1　研究对象

本研究的受试对象主要为上海市五角场镇筛选出的患有肌肉衰减症的老年人和健康老年人,按照肌肉衰减症状况、年龄将老年人分为三组,60～69 岁健康老年人组(S_0组,n＝22),60～69 岁肌肉衰减症低龄老年人组(S_1组,n＝19),70 岁及以上肌肉衰减症高龄老年人组(S_2组,n＝12),共计 51 人[①]。各组基本信息见表 12－25。

表 12－25　研究对象分组及基本信息

	年龄/岁	身高/cm	体重/kg	BMI/(kg/m²)
S_0组(n＝22)	63.2±2.6	155.8±4.6	56.9±5.1	23.4±1.8
S_1组(n＝19)	63.9±3.4	157.5±4.1	67.2±8.9	27.1±3.2
S_2组(n＝12)	73.4±2.4	152.1±6.0	63.6±8.5	27.4±2.5

12.5.2　研究方法

12.5.2.1　肌肉衰减症各维度测试方法

本研究受试者的测试方法参见前文,分别就 S_0 组、S_1 组和 S_2 组老年人相

① 由于洁癖、体虚、担心摄像头有辐射等原因,各组均有部分受试者退出生物力学测试。

关的肌肉质量、肌肉力量和身体活动能力三维度按照分组筛选后再次进行分析。

12.5.2.2 生物力学测试方法

生物力学检测主要选取老年人正常行走步态作为研究动作,要求受试者以自己平时行走的速度沿着 10 m 长的步行通道行走。通道上有设置与地板平面相同高度的 2 块三维测力台。受试者在步行时确定有连续的 2 步落在测力台上。

1) 实验场地

在上海体育学院运动技能研究中心的实验大厅里设置一条长 10 m 的走道(图 12 - 7),中间埋有 2 块 Kistler 三维测力台(横向前后埋设并分别定为 1 号和 2 号);16 台 VICON 红外高速摄像镜头以测力台为中心对称架设于走道四周,所形成的拍摄范围大约为 $8 \times 2 \times 2$ m³。空间坐标原点定于 1 号测力台的 4 号角上。

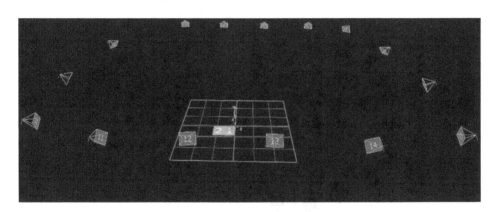

图 12 - 7　实验场地布置示意图(李海鹏,2014)

2) 实验仪器与设备

英国 Vicon Motion System 公司的红外高速运动捕捉系统和 16 台摄像头,400 万像素的数字镜头,最高采样频率可达 20 kHz,本实验所选用采样频率为 100 Hz。配套的标志点为直径 14 mm 的红外反光 Marker 球。瑞士 Kistler 公司的三维测力台 2 块(长×宽×高:$90 \times 60 \times 10$ cm),型号 9287C,内置信号放大器,最大侧向力和垂直力分别为 10 kN 和 20 kN。本研究的采样频率为1 000 Hz。测力台和 Vicon 系统通过模数转换器连接并同步(见图 12 - 8、图 12 - 9 和图 12 - 10)。

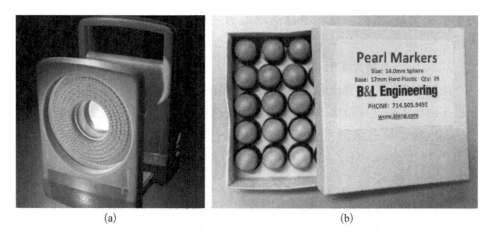

(a)   (b)

图 12 - 8   Vicon 红外高速摄像头和 14 mm 红外反光 Marker 球

（a）Vicon 红外高速摄像头   （b）14 mm 红外反光 Marker 球

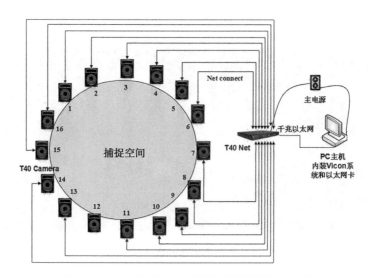

图 12 - 9   运动捕捉系统的局域联网及摄像头架设

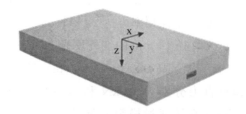

图 12 - 10   Kistler 三维测力台

3) 运动学和动力学信号采集及分析软件

根据 Visual3D 软件的建模的要求，安放 49 个与 Vicon 系统配套的直径为 14 mm 的 Marker 球（见图 12-11）。

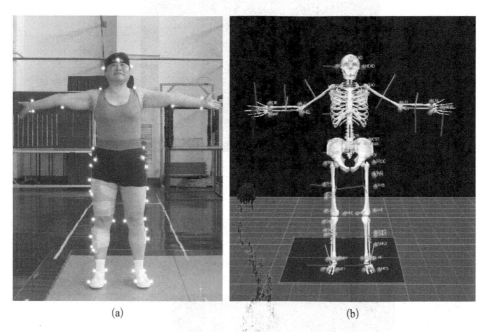

图 12-11　Marker 球的安放以及 V3D 软件里静态骨架的建立
（a）Marker 球的安放　（b）V3D 软件静态骨架的建立

从 V3D 软件中定义头、躯干、上肢、骨盆、大腿、小腿和足等 12 个环节，从而确定下肢髋关节（骨盆—大腿）、膝关节（大腿—小腿）和踝关节（小腿—足），并且在正式动作测试前拍摄静态模型数据。实验过程中采用英国 Vicon 公司开发的 Vicon Nexus 信号采集和处理软件，版本为 Nexus1.7.1.61902。可同时采集运动学和测力台的原始信号，并行 Marker 点命名、去除噪讯（ghost Marker）、删补轨迹等前期处理（见图 12-12）。本研究解析的关节角度定义如下：在矢状面上的躯干纵轴线、髋与膝关节活动中心连线、膝与踝关节活动中心连线、跟部与跖趾关节最低点连线分别为参照直线。各关节均以直立位（髋伸直、膝伸直、踝 90°屈曲）作为 0 位，逆时针方向为正，顺时针方向为负。

美国 C-Motion 公司开发的 Visual 3D 分析软件，版本号 3.79.0，对 Vicon 运动学数据和 Kistler 测力台三维力数据，进行生物力学方法的处理和逆向动力学的计算分析等（图 12-13）。

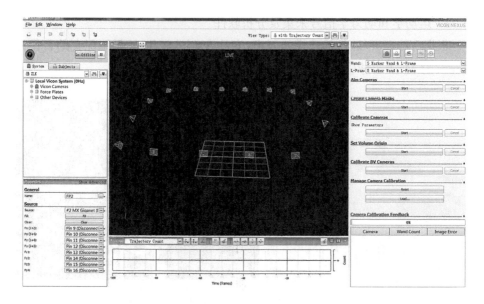

图 12 - 12　Vicon Nexus 信号采集和处理软件

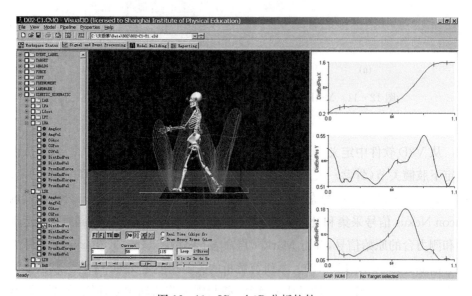

图 12 - 13　Visual 3D 分析软件

12.5.2.3　数据处理

采用 IBM SPSS 19.0 统计软件包由单因素方差分析（One-Way ANOVA）（LSD）对所得数据进行组间比较分析，数据均采用 Mean±SD 形式表示，显著性水平定义为 P＜0.05，非常显著水平定义为 P＜0.001。

12.5.3 研究结果

12.5.3.1 肌肉质量维度的比较

表 12 - 26 形态测量法所得上下肢围度

	S_0组 (n=22)	S_1组 (n=19)	S_2组 (n=12)	P 值 S_1 vs S_0	P 值 S_2 vs S_0	P 值 S_2 vs S_1
上臂围度	27.3±1.1	29.5±3.0	29.7±2.9	0.005	0.008	0.850
前臂围度	24.0±1.2	24.9±2.0	24.1±2.4	0.117	0.813	0.266
大腿围度	50.2±2.3	52.9±3.5	52.3±2.9	0.004	0.043	0.581
小腿围度	34.2±1.5	35.7±2.8	35.8±3.1	0.052	0.060	0.858
上臂围度$_{校}$	17.9±1.6	18.1±1.7	18.0±0.8	0.614	0.854	0.803
前臂围度$_{校}$	15.4±1.2	15.6±1.3	15.5±0.9	0.490	0.784	0.749
大腿围度$_{校}$	32.2±1.8	33.4±1.8	33.3±1.5	0.039	0.093	0.891
小腿围度$_{校}$	21.7±1.4	22.5±1.4	22.6±1.0	0.065	0.081	0.900

由表 12 - 26 可知,未经身高校正前,S_1组和 S_2 组老年人的上臂围度和大腿围度均较 S_0 组老年人显著升高(P<0.05),但经身高校正后,仅 S_1 组大腿围度较健康老年人有所升高,且具有显著性差异(P<0.05)。

表 12 - 27 BIA 法和 DXA 法测得的 RASM 及 SMI 值

	S_0组 (n=22)	S_1组 (n=19)	S_2组 (n=12)	P 值 S_1 vs S_0	P 值 S_2 vs S_0	P 值 S_2 vs S_1
ASM/kg	15.20±1.41	15.57±1.96	14.72±1.97	0.500	0.453	0.195
RASM(BIA)	6.26±0.47	6.27±0.67	6.35±0.65	0.939	0.669	0.725
SMI(BIA)	26.73±1.00	23.25±1.45	23.19±1.37	0.000	0.000	0.898
RASM (DXA)	11.03±0.65	9.39±0.70	10.08±1.24	0.000	0.003	0.028
SMI(DXA)	47.35±4.69	35.26±5.45	37.17±6.35	0.000	0.000	0.338
ASM$_{校}$/kg	8.59±0.62	8.81±0.85	8.81±0.78	0.350	0.415	0.999

（续表）

	S₀组 (n=22)	S₁组 (n=19)	S₂组 (n=12)	P值 S_1 vs S_0	P值 S_2 vs S_0	P值 S_2 vs S_1
RASM(BIA)校	36.72±1.49	32.70±1.87	32.21±1.62	0.000	0.000	0.433
SMI(BIA)校	26.73±1.00	23.25±1.45	23.19±1.37	0.000	0.000	0.898
RASM(DXA)校	15.15±0.91	13.20±0.93	13.97±1.27	0.000	0.002	0.044
SMI(DXA)校	65.07±6.69	49.60±7.74	51.54±7.79	0.000	0.000	0.477

由表 12-27 可知，体重校正前后，各组四肢骨骼肌质量均未见显著性差异。体重校正前，除 RASM(BIA) 外，其余三个指标在 S_1 组和 S_2 组中均较 S_0 组显著下降（P<0.05）；经体重校正后，与 S_0 组相比，S_1 组和 S_2 组四项指标均全部显著性下降（P<0.05），其中 S_2 组 RASM(DXA) 较 S_1 组对应指标有所上升，且具有显著性差异（P<0.05）。

12.5.3.2 肌肉力量维度的比较

表 12-28 上肢肌肉力量相关指标测量结果

	S₀组 (n=22)	S₁组 (n=19)	S₂组 (n=12)	P值 S_1 vs S_0	P值 S_2 vs S_0	P值 S_2 vs S_1
握力(kg)	24.0±3.0	21.9±3.5	19.9±4.4	0.070	0.002	0.123
相对握力	0.42±0.05	0.33±0.05	0.32±0.06	0.000	0.000	0.477

由表 12-28 可知，与 S_0 组相比，S_2 组绝对握力呈现显著下降（P<0.05），S_1 组和 S_2 组相对握力均显著性下降（P<0.05）。

表 12-29 下肢髋关节肌肉力量相关指标测量结果

	S₀组 (n=22)	S₁组 (n=19)	S₂组 (n=12)	P值 S_1 vs S_0	P值 S_2 vs S_0	P值 S_2 vs S_1
平均最大力矩 (伸肌)Nm/kg	0.90±0.49	0.75±0.32	0.66±0.29	0.242	0.104	0.549
平均最大力矩 (屈肌)Nm/kg	−0.82±0.44	−0.70±0.16	−0.69±0.18	0.234	0.252	0.917

(续表)

	S₀组 (n=22)	S₁组 (n=19)	S₂组 (n=12)	P值 S₁ vs S₀	P值 S₂ vs S₀	P值 S₂ vs S₁
峰值功率平均值 (伸肌)W/kg	1.53±0.47	1.18±0.50	1.04±0.46	0.023	0.006	0.437
峰值功率平均值 (屈肌)W/kg	1.42±0.26	1.10±0.26	1.08±0.28	0.000	0.001	0.871
做功平均值 (伸肌)J/kg	0.89±0.34	0.67±0.36	0.59±0.31	0.047	0.017	0.498
做功平均值 (屈肌)J/kg	0.89±0.16	0.63±0.16	0.65±0.20	0.000	0.000	0.831

由表 12-29 可知,与 S₀组相比,S₁组和 S₂组髋关节伸肌和屈肌在峰值功率平均值和做功平均值这两项指标上均显著性下降($P<0.05$),而平均最大力矩这一指标未见显著变化。然而,当在不同年龄段的老年人之间进行比较时,却并未发现 S₂组较 S₁组老年人呈现出"递进"性的显著性降低($P<0.05$)。

表 12-30　下肢膝关节肌肉力量相关指标测量结果

	S₀组 (n=22)	S₁组 (n=19)	S₂组 (n=12)	P值 S₁ vs S₀	P值 S₂ vs S₀	P值 S₂ vs S₁
平均最大力矩 (伸肌)Nm/kg	1.00±0.17	0.72±0.30	0.64±0.23	0.000	0.000	0.327
平均最大力矩 (屈肌)Nm/kg	−0.59±0.12	−0.43±0.16	−0.44±0.12	0.000	0.003	0.888
峰值功率平均值 (伸肌)W/kg	1.59±0.26	1.14±0.46	1.01±0.37	0.000	0.000	0.335
峰值功率平均值 (屈肌)W/kg	0.93±0.20	0.71±0.27	0.69±0.19	0.002	0.005	0.858
做功平均值 (伸肌)J/kg	1.06±0.21	0.74±0.31	0.69±0.27	0.000	0.000	0.520
做功平均值 (屈肌)J/kg	0.66±0.14	0.46±0.19	0.48±0.14	0.000	0.002	0.689

由表 12 - 30 可知,与 S_0 组相比, S_1 组和 S_2 组膝关节伸肌和屈肌在平均最大力矩、峰值功率平均值和做功平均值这三项指标上均显著下降($P<0.05$)。当在不同年龄段的老年人之间进行比较时,仍未发现 S_2 组较 S_1 组老年人呈现出"递进"性的显著性降低。

表 12 - 31　下肢踝关节肌肉力量相关指标测量结果

	S_0 组 (n=22)	S_1 组 (n=19)	S_2 组 (n=12)	P 值 S_1 vs S_0	P 值 S_2 vs S_0	P 值 S_2 vs S_1
平均最大力矩 (伸肌)Nm/kg	0.19±0.05	0.16±0.05	0.15±0.03	0.063	0.009	0.303
平均最大力矩 (屈肌)Nm/kg	−0.40±0.30	−0.36±0.13	−0.31±0.16	0.611	0.281	0.534
峰值功率平均值 (伸肌)W/kg	0.27±0.07	0.23±0.06	0.21±0.05	0.047	0.006	0.283
峰值功率平均值 (屈肌)W/kg	0.73±0.24	0.56±0.20	0.47±0.25	0.021	0.003	0.306
做功平均值 (伸肌)J/kg	0.07±0.02	0.05±0.02	0.05±0.02	0.024	0.003	0.273
做功平均值 (屈肌)J/kg	0.18±0.08	0.13±0.06	0.11±0.06	0.015	0.004	0.450

由表 12 - 31 可知,与 S_0 组相比, S_1 组和 S_2 组踝关节伸肌和屈肌在峰值功率平均值和做功平均值这两项指标上均显著下降($P<0.05$),平均最大力矩指标的显著性下降仅见于 S_2 组伸肌($P<0.05$)。当在不同年龄段的老年人之间进行比较时,仍未发现 S_2 组较 S_1 组老年人存在"递进"性的显著性降低。

12.5.3.3　身体活动能力的比较

表 12 - 32　身体活动能力测量结果

	S_0 组 (n=22)	S_1 组 (n=19)	S_2 组 (n=12)	P 值 S_1 vs S_0	P 值 S_2 vs S_0	P 值 S_2 vs S_1
FRT(cm)	24.8±6.7	22.6±6.7	18.8±7.4	0.290	0.017	0.141
TUG（s）	8.4±1.1	9.3±1.4	10.0±1.4	0.031	0.001	0.147

（续表）

	S₀组 (n=22)	S₁组 (n=19)	S₂组 (n=12)	P值 S₁ vs S₀	P值 S₂ vs S₀	P值 S₂ vs S₁
步速(m/s)	1.39±0.18	1.17±0.13	1.22±0.15	0.000	0.004	0.409
Berg 平衡量表 得分	54.6±1.6	52.6±3.4	51.9±2.6	0.015	0.005	0.492
SPPB 量表得分	11.1±1.1	10.3±1.4	9.8±1.1	0.031	0.006	0.328

由表 12-32 可知，与 S_0 组相比，除 S_1 组中 FRT 未见显著变化外，S_1 组和 S_2 组中 FRT、步速、Berg 平衡量表得分、SPPB 量表得分均显著下降（$P<0.05$），说明肌肉衰减症老年人较健康老年人在身体活动能力方面的差别显著。

12.5.3.4　正常行走步态及相关运动生物力学指标的比较

表 12-33　正常行走过程中步态周期相关生物力学特征

	S₀组 (n=22)	S₁组 (n=19)	S₂组 (n=12)	P值 S₁ vs S₀	P值 S₂ vs S₀	P值 S₂ vs S₁
GCT(s) 步态周期总时间	0.96±0.05	0.99±0.07	0.94±0.06	0.083	0.460	0.030
RSL(m) 右步长	0.65±0.04	0.62±0.04	0.61±0.03	0.004	0.002	0.479
LSL(m) 左步长	0.66±0.05	0.62±0.05	0.60±0.04	0.027	0.001	0.161
RST(s) 右单支撑时间	0.39±0.05	0.40±0.05	0.38±0.04	0.511	0.359	0.149
LST(s) 左单支撑时间	0.40±0.03	0.40±0.03	0.39±0.04	0.929	0.226	0.210
RFzP(BW) 右侧支撑最大垂 直力	1.23±0.06	1.17±0.10	1.17±0.06	0.006	0.021	0.905
LFzP(BW) 左侧支撑最大垂 直力	1.26±0.08	1.17±0.10	1.21±0.08	0.002	0.136	0.188

由表 12-33 可知,与 S_0 组相比,S_1 组和 S_2 组均分别在右步长、左步长、右侧支撑最大垂直力等指标上呈现显著下降($P<0.05$),且 S_1 组在左侧支撑最大垂直力指标也呈现出显著性下降($P<0.05$)。

表 12-34 正常行走过程中髋关节生物力学特征

髋	S_0组 (n=22)	S_1组 (n=19)	S_2组 (n=12)	P 值 S_1 vs S_0	P 值 S_2 vs S_0	P 值 S_2 vs S_1
ICA(deg) 着地髋关节屈角	25.70± 5.87	27.64± 7.65	27.63± 5.77	0.350	0.415	0.998
MEA(deg) 支撑期髋关节 最大伸角	−14.47± 5.78	−16.55± 15.00	−10.85± 6.42	0.518	0.327	0.136
MaxMx (N·m/kg) 最大屈髋力矩	0.89±0.13	0.85±0.21	0.80±0.19	0.525	0.139	0.361
MinMx (N·m/kg) 最大伸髋力矩	−0.73± 0.18	−0.60± 0.14	−0.63± 0.22	0.025	0.103	0.729

表 12-35 正常行走过程中膝关节生物力学特征

膝	S_0组 (n=22)	S_1组 (n=19)	S_2组 (n=12)	P 值 S_1 vs S_0	P 值 S_2 vs S_0	P 值 S_2 vs S_1
ICA(deg) 着地膝关节屈角	−1.77± 3.55	−2.67± 7.12	−5.34± 5.05	0.596	0.072	0.187
MFA(deg) 支撑期膝关节最 大缓冲屈角	−18.72± 4.62	−17.29± 6.37	−20.36± 3.11	0.374	0.371	0.107
MaxMx (N·m/kg) 最大伸膝力矩	0.68±0.16	0.60±0.19	0.60±0.15	0.161	0.208	0.974
MaxMy (N·m/kg) 最大膝外翻力矩	−0.42± 0.15	−0.36± 0.16	−0.25± 0.15	0.189	0.003	0.068
MaxMyA(deg) 最大膝外翻力矩 对应角度	2.48±2.15	2.71±4.32	1.31±6.38	0.861	0.442	0.370

表 12-36　正常行走过程中踝关节生物力学特征

踝	S_0组 (n=22)	S_1组 (n=19)	S_2组 (n=12)	P 值 S_1 vs S_0	P 值 S_2 vs S_0	P 值 S_2 vs S_1
ICA(deg) 着地踝角	−1.80± 3.96	−1.81± 5.67	−4.99± 4.07	0.994	0.063	0.071
ToeA(deg) 离地踝角	−14.45± 6.15	−12.95± 8.09	−12.05± 8.00	0.516	0.365	0.741
MDA(deg) 支撑期最大背屈角	10.88± 4.35	11.11± 4.95	9.80± 3.17	0.862	0.494	0.416
MPA(deg) 足平放跖屈最大角	−11.54± 2.80	−11.88± 5.01	−13.59± 4.05	0.784	0.158	0.251
MDM(N·m/kg) 最大背屈力矩	0.20± 0.05	0.19± 0.05	0.18± 0.05	0.293	0.315	0.933
MPM(N·m/kg) 最大跖屈力矩	−1.33± 0.94	−1.25± 0.13	−1.23± 0.11	0.019	0.018	0.753

由表 12-34、表 12-35 和表 12-36 可知,与 S_0 组相比,S_1 组最大伸髋力矩、S_2 组最大膝外翻力矩均显著降低($P < 0.05$),而 S_1 组和 S_2 组中最大跖屈力矩均显著降低($P < 0.05$)。

12.5.4　分析与讨论

虽然肌肉衰减症常常出现在老年人群中,但它并不局限于老年人群,而且近年来随着研究的深入,人们对肌肉衰减症的认识越来越客观。然而,关于哪些指标能够体现出肌肉衰减症老年人同健康老年人之间的区别并不清楚。正因为如此,本研究在前期老年人同青年人对比并筛选肌肉衰减症患者以了解其发生率的基础上,对健康老年人、肌肉衰减症低龄老年人和肌肉衰减症高龄老年人之间在肌肉质量、肌肉力量和身体活动能力三个维度上的区别展开了进一步研究,与此同时,结合老年人研究中最为普遍的正常行走过程中的步态及相关生物力学特征进行了初步探索。

首先,从肌肉质量维度层面看,经身高校正后,肌肉衰减症低龄老年人大腿围度较正常老年人有所上升,且具有显著性差异($P < 0.05$);经体重校正后,无论是经 BIA 法检测,还是 DXA 法检测,低龄和高龄肌肉衰减症老年人的 RASM

和 SMI 指标均较健康老年人显著降低（P<0.05），说明肌肉衰减症老年人的肌肉质量在各种检测手段和判定指标下均出现了显著降低。同时有趣的是，在衰老过程中，老年人的肌肉质量虽然显著下降，但是并未伴随出现四肢（尤其下肢）围度的改变，在这看似矛盾的现象背后还隐藏着另外一个问题，那就是流失的肌肉质量可能正悄悄地被脂肪所替代，因而从表面上看四肢围度不降反升，Heber 和 Roubenoff 等人将此种现象称为"Sarcopenic-Obesity"，它对于老年人正常生活的影响可能比肌肉衰减症更为突出并极有可能成为今后肌肉衰减症研究中一个新的研究热点（Roubenoff，2004）。

其次，从肌肉力量维度层面看，以往多采用的绝对握力指标在肌肉衰减症低龄老年人和肌肉衰减症高龄老年人之间表现有所不同，与健康老年人相比，仅肌肉衰减症高龄老年人握力绝对值呈现出显著下降，而肌肉衰减症低龄老年人握力绝对值却并未见显著变化。尽管如此，当以相对握力来反映上肢肌肉力量时，肌肉衰减症低龄老年人和肌肉衰减症高龄老年人均表现出相对握力的显著下降。

以等动肌力测试为代表的下肢肌肉力量研究结果显示，与未呈现出肌肉衰减症状的健康老年人相比，低龄和高龄老年人除在髋关节与踝关节的伸肌和屈肌平均最大力矩这一指标上未出现显著下降外，在膝关节伸肌和屈肌的平均最大力矩及三关节的峰值功率平均值和做功平均值等指标上均出现显著下降，由此可见，肌肉衰减症对于老年人下肢肌力及相关指标的影响较大。朱德丛等对上海市中老年运动女性踝关节肌力衰退进行的研究一定程度上支持了本研究结果，该研究结果显示中老年女性的踝关节伸、屈肌力量的衰退有其部位和年龄特点，且在程度上也表现出不一致性，50～59 岁是女性踝关节力量开始快速衰退的时期，而在 60～69 岁期间出现了伸、屈肌衰退的明显不平衡，屈肌快于伸肌（朱德丛，2008，2009）。焦伟国等人采用新型手持式测力仪（HUGO-FET3）对北京社区老年人下肢骨骼肌肌力衰变的趋势和特点进行了研究，该研究结果显示，随年龄增长，男性和女性下肢肌力均呈衰退趋势，老年女性肌力下降比同龄男性快（焦伟国，2013）。刘宇等人研究发现，老年人在静态和动态力量表现方面均有肌力流失的现象，衰老对爆发力影响远超过对肌力影响（刘宇，2007）。Mitchell 等对 75 岁及以上的老年人进行的研究显示，老年男女群体中肌肉质量的流失速度分为每年 0.80%～0.98%和 0.64%～0.70%，而对应的肌肉力量衰减的速度则分别为每年 3%～4%和 2.5%～3%，意味着老年人肌肉力量的衰减速度较肌肉质量的流失速度更快（Mitchell，2012）。

再次，从身体活动能力维度层面看，与健康老年人相比，不仅低龄或高龄肌肉衰减症老年人 TUG 测试有所升高且具有显著性差异（P<0.05），而且正常步速、FRT 测试、Berg 平衡量表得分、SPPB 量表得分等亦纷纷出现显著下降（肌肉衰减症低龄老年人 FRT 测试结果除外）。这意味着肌肉衰减症老年人的身体活动能力较健康老年人明显下降。

最后，人体的各种运动中，最基本而且又呈周期性的运动就是下肢的行走活动。下肢的三大关节（髋关节、膝关节、踝关节）能否自如地活动对正常的行走具有重要意义。因此，步态研究在人体运动中占重要地位。常言道"人老腿先老"，可见研究老年人的行走特征有利于对衰老程度进行有效说明，获取老年人行走的各种运动学和动力学数据，有助于老年人的身体机能评定，有助于了解肌肉衰减症发生机理研究以及诊断、疗效等。本研究对正常行走过程中步态及相关生物力学的测试结果显示，与健康老年人相比，虽然肌肉衰减症老年人步态周期总时间未见显著性变化，但左、右步长以及右侧支撑最大垂直力均表现出显著性降低的趋势，且肌肉衰减症低龄老年人左侧支撑最大垂直力也出现显著下降。这表明肌肉衰减症老年人在正常行走过程中步态相关的步长及支撑最大垂直力两项指标上均有显著改变。

本研究对下肢髋、膝、踝三关节相关生物力学的测试结果显示，与健康老年人相比，肌肉衰减症老年人着地髋关节屈角、支撑期髋关节最大伸角、最大屈髋力矩、着地膝关节屈角、支撑期膝关节最大缓冲屈角、最大伸膝力矩、最大膝外翻力矩对应角度、着地踝角、支撑期最大背屈角、足平放跖屈最大角、离地踝角、最大背屈力矩等指标均未见显著差异，仅在肌肉衰减症低龄老年人最大伸髋力矩、肌肉衰减症高龄老年人的最大膝外翻力矩以及低龄和高龄肌肉衰减症老年人最大跖屈力矩这三项生物力学指标上出现显著下降，由此可见，肌肉衰减症对于老年人下肢的影响在生物力学研究角度上主要体现在伸髋和跖屈过程中，尤其最大跖屈力矩似乎更能够体现肌肉衰减症老年人的典型生物力学特征。

事实上，有关肌肉衰减症的研究并非顺风顺水，它也面临着不同研究者、不同研究视角的挑战。2008 年，俄亥俄州立大学的 Clark 和 Manini 两人针对先前有关肌肉衰减症的研究中多基于"肌肉力量的流失仅仅是增龄性肌肉质量下降的一种直接后果"这一前提，对"将研究焦点放在如何保持衰老过程中骨骼肌质量以及肌肉萎缩的分子机制等方面的现状"提出质疑。他们认为"肌肉质量与肌肉力量之间并非简单的因果关系，肌肉质量的流失并不一定就伴随着肌肉力量的衰退，就老年人残疾乃至死亡而言，肌肉力量的衰退比肌肉质量的流失产生的影响更大",因此建议将随年龄增长而出现的肌肉力量的衰退定义为"dynapenia",并从肌肉收缩的实质、神经控制等角度开展肌肉力量衰减机制的研究。他们还认为,虽然肌肉质量对于全身性代谢平衡具有重要作用,但神经肌肉功能似乎对于保持老年人肌肉力量和生活独立能力更为重要。

总而言之,本研究中的肌肉衰减症老年人虽然在肌肉质量维度、肌肉力量维度和身体活动能力等方面同健康老年人之间着实存在着较大的差异,但从运动生物力学的角度对日常生活中最典型、最基本的行走这一动作的分析结果表明,肌肉衰减症老年人同健康老年人之间在运动学和动力学方面的差异并不如预想的那样明显,众多运动生物力学指标中,仅左、右步长,右侧支撑最大垂直力以及最大跖屈力矩等个别指标显示出了较好的特异性,因此,Clark 关注的肌肉力量的衰退现象其实更多的是强调最大随意收缩力,而由此引发的对老年人日常生活能力的影响并未大面积波及正常行走这一基本动作。尽管如此,dynapenia 这一概念的提出,仍然给运动生物力学研究者带来了新的课题和希望,如果能够从运动生物力学神经肌肉控制的角度开展深层次研究,相信人们对肌肉衰减症和dynapenia 的认识将更加深刻,老年人骨骼肌衰老过程中肌肉质量和肌肉力量两个维度的关系也将更加清晰。

12.5.5 小结

(1) 无论是 RASM 还是 SMI 指标,肌肉衰减症老年人较健康老年人肌肉质量均降低。

(2) 肌肉衰减症老年人较健康老年人的相对肌力明显不足,且肌肉衰减症不仅影响着老年人上肢肌力,而且对老年人下肢肌力的影响也较为普遍。

(3) 肌肉衰减症老年人身体活动能力整体较健康老年人差。

(4) 步长和右侧支撑最大垂直力是肌肉衰减症老年人正常行走步态周期中较为敏感的指标,行走过程中肌肉衰减症老年人的另一特点就是较健康老年人最大跖屈力矩减弱显著。

参考文献

［1］ 翟中和,王喜忠,丁明孝.细胞生物学[M].北京：高等教育出版社,2000.

［2］ 丁树哲.健康成本论[J].体育与科学,2004,25(4)：13-16.

［3］ 杜艳萍,朱汉民.肌少症的诊疗和防治研究[J].中华骨质疏松和骨矿盐疾病杂志,2014,7(1)：1-8.

［4］ 高爱菊,刘晓娟,吕洁,等.饮食和运动模式调整在老年肌少症患者中的效果评价[J].中国病案,2019,20(6)：107-109.

［5］ 黄颖峰,徐晓阳.恒定负荷耐力训练对大鼠骨骼肌细胞凋亡的影响实验[J].体育科学,2005,25(3)：58-61.

［6］ 季丽萍,冯照军.递增性负荷训练对不同月龄大鼠骨骼肌组织自由基代谢及其防御系统影响[J].天津体育学院学报,2005,20(1)：62-63.

［7］ 江涛,王新航,张露艺,等.中国老年人肌少症患病率的 Meta 分析[J].海南医学,2022,33(1)：116-123.

［8］ 江婉婷,王兴,江志鹏.国外肌肉衰减综合征的运动疗法研究热点与内容分析——基于科学知识图谱的可视化研究[J].体育科学,2017,37(6)：75-83.

［9］ 蒋春笋,张勇,时庆德.运动与衰老进程中线粒体氧应激介导的细胞凋亡[J].中国运动医学杂志,2001,20(2)：185-189.

［10］ 李海鹏,丁树哲,卢健,等.Sarcopenia 的健康维护成本及应对策略[J].西安体育学院学报,2008,25(6)：82-86.

［11］ 李海鹏,刘宏强,卢健,等.运动对 Sarcopenia 的细胞凋亡信号通路影响[J].山东体育学院学报,2008,24(7)：35-37.

［12］ 李海鹏,刘宇,黄灵燕,等.EWGSOP 共识在上海市 70～79 岁社区老年女性肌肉衰减症研究中的应用[J].中国运动医学杂志,2017,36(6)：506-512.

［13］ 李海鹏,刘宇,黄灵燕,等.两种肌肉衰减症的国际共识在上海社区老年女性研究中的应用[J].中国体育科技,2017,53(4)：106-113.

［14］ 李海鹏,卢健,陈彩珍.Sarcopenia 机制研究进展[J].体育科学,2007,27(11)：66-69.

［15］ 李海鹏,田鹏,璩航,等.SARC-F 量表在快速简易诊断老年人肌肉衰减症研究中的应用[J].中国体育科技,2018,54(2)：105-110.

［16］ 李海鹏,卢健.爬梯运动对 Sarcopenia 小鼠骨骼肌氧化应激状态的影响[J].体育研究与教育,2011,26(6)：108-110.

[17] 李海鹏,孙泊.运动对骨骼肌中内质网应激反应介导的细胞凋亡分子事件的影响[J].山东体育科技,2013,35(1):65-68.

[18] 李海鹏,王立丰,关尚一,等.Sarcopenia 关联的线粒体介导的细胞凋亡信号通路的增龄性变化及爬梯运动对其的影响[J].体育科学,2010,30(7):56-61.

[19] 李海鹏,杨东升,工立丰,等.跑台运动对 Sarcopenia 小鼠 Caspase 依赖与非依赖凋亡基因 mRNA 表达的影响[J].中国运动医学杂志,2011,30(7):625-629.

[20] 李海鹏,杨东升,王立丰,等.爬梯、跑台运动对小鼠骨骼肌中细胞凋亡调控基因的影响[J].西安体育学院学报,2011,28(2):197-201.

[21] 李江华.运动诱导的大鼠腓肠肌细胞凋亡与肌纤维类型百分构成关系的研究[J].中国运动医学杂志,2008,27(3):344-347.

[22] 李爽.长期有氧运动对增龄 SD 大鼠骨骼肌细胞凋亡的影响及其可能机制[D].北京:北京体育大学,2005.

[23] 李莹,林晓明.乳清蛋白营养特点与功能作用[J].中国食物与营养,2008,6:62-64.

[24] 林华,魏海燕,韩祖航.增龄预骨骼肌退变[J].中华骨科杂志,2001,21(1):53-55.

[25] 刘洪珍,郭建军,武桂新.不同有氧耐力训练对肌组织自由基代谢和抗氧化系统的影响[J].中国运动医学杂志,2000,19(1):99-100.

[26] 刘军.运动、自由基与细胞凋亡研究进展[J].南京体育学院学报(自然科学版),2007,6(2):11-14.

[27] 刘宇,彭千华,田石榴.老年人肌力流失与肌肉疲劳的肌动图研究[J].体育科学,2007,27(5):57-64.

[28] 麻春雁,曹建民,王琳,等.递增负荷运动大鼠组织自由基代谢变化及营养干预的影响研究[J].北京体育大学学报,2008,31(3):343-345.

[29] 孟思进.骨骼肌衰老的机制与干预方法研究进展[J].医学综述,2007,13(14):1085-1086.

[30] 聂伟,张永祥.快速老化小鼠——研究衰老及衰老相关疾病的动物模型[J].中国药理学通报,2000,16(2):132-137.

[31] 彭黎明,王曾礼.细胞凋亡的基础与临床[M].北京:人民卫生出版社,2000.

[32] 钱荣,杨德顺.运动对抗氧化酶活性影响的研究进展[J].山西师大体育学院学报,2005,20(1):113-115.

[33] 施新猷.医学动物试验方法[M].北京:人民卫生出版社,1980.

[34] 时庆德.线粒体在衰老及有氧运动延缓衰老中的作用机制研究[D].北京:北京体育大学,2000.

[35] 克劳斯.信号转导与调控的生物化学[M].孙超,刘景生,等,译.北京:化学工业出版社,2005.

[36] 孙建琴,张坚,常翠青,等.肌肉衰减综合征营养与运动干预中国专家共识(节录)[J].营养学报,2015,37(4):320-324.

[37] 唐量,熊正英,张英起.运动与骨骼肌细胞信号转导机制的研究进展[J].中国运动医学杂

志,2004,23(5):584-590.

[38] 田野.运动生理学高级教程[M].北京:高等教育出版社,2003.

[39] 王安利,池建,相子春,等.对有氧运动(游泳)抗衰老作用的研究——游泳对不同月龄小鼠自由基代谢的影响[J].2000,23(4):474-477.

[40] 王昌正,曹诚,马清钧.凋亡诱导因子(AIF)对细胞凋亡的调控[J].生命的化学,2005,25(6):454-456.

[41] 王凤阳,冯存敬,李红艳,等.观察多器官组织自由基代谢动态变化的对比研究[R].第六届华人运动生理与体适能学者学会年会,广州,2007.

[42] 王福彭.肌肉减少症:新认识的疾病[J].世界科学,1997,5:19-20.

[43] 王丽,马嵘,马国栋,等.抗阻训练运动处方研究进展[J].中国体育科技,2007,43(3):71-76.

[44] 温煦,王梅,许世全.骨骼肌减少症研究进展[J].中国运动医学杂志,2008,27(5):670-673.

[45] 吴琳瑾,李静欣.中国社区老年人肌少症患病率的Meta分析[J].现代预防医学,2019,46(22):4109-4112.

[46] 吴夕,方悦.强化营养联合抗阻运动对老年肌少症患者的影响[J].临床医药文献电子杂志,2019,6(98):107-108.

[47] 威廉·R.克拉克.衰老问题探密——衰老与死亡的生物学基础[M].许保孝,译.上海:复旦大学出版社,2001.

[48] 闫万军,赵斌.衰老性肌肉丢失及其训练效应[J].武汉体育学院学报,2008,42(11):96-100.

[49] 闫万军.负重跑训练改善老龄大鼠肌肉丢失的效果与机理[D].石家庄:河北师范大学,2008.

[50] 杨东丽,张宗玉,童坦君.细胞凋亡与衰老[J].生理科学进展,1996,27(1):64-66.

[51] 杨海平.低氧、运动对大鼠骨骼肌细胞凋亡及Bcl-2、Bax表达的影响[J].中国运动医学杂志,2006,25(6):706-709.

[52] 杨绍杰,孟金萍,刘云波,等.细胞凋亡信号转导通路的研究进展[J].中国比较医学杂志,2007,17(5):297-301.

[53] 杨则宜,焦颖.老年肌肉减少症的认知和研究最新进展[J].北京体育大学学报,2019,42(9):10-18.

[54] 叶牡丹,陈冀杭.运动对衰老机体抗氧化能力影响综述[J].武汉体育学院学报,2005,39(6):66-68.

[55] 张宏,徐俊,严隽陶,等.推拿对骨骼肌减少症患者伸膝速度和肌电的干预作用[J].上海中医药大学学报,2005,19(2):40-41.

[56] 张宏,严隽陶,徐俊,等.骨骼肌纤维类型增龄性变化特征及推拿手法对老龄大鼠骨骼肌纤维的影响[J].中国组织工程研究与临床康复,2007,11(36):7149-7152.

[57] 张一民.细胞凋亡在增龄大鼠中的变化及游泳运动对体细胞凋亡的影响[D].北京:北京

体育大学,2003.

[58] 中华医学会骨质疏松和骨矿盐疾病分会.肌少症共识[J].中华骨质疏松和骨矿盐疾病杂志,2016,9(3)：215-227.

[59] 中华医学会老年医学分会.肌肉衰减综合征中国专家共识(草案)[J].中华老年医学杂志,2017,37(7)：711-718.

[60] 中华医学会老年医学分会.老年人肌少症口服营养补充中国专家共识(2019)[J].中华老年医学杂志,2019,38(11)：1193-1197.

[61] 周婕,汤长发,李善妮,等.不同强度运动对大鼠骨骼肌细胞凋亡的影响[J].体育科学,2005,25(5)：55-58.

[62] 周未艾,李肃反,吕丹云.不同跑步速度训练大鼠肌肉细胞凋亡的初步实验研究[J].中国运动医学杂志,2002,21(4)：367-370.

[63] 周未艾.细胞凋亡的研究进展及在运动医学中的应用[J].体育科学,1998,19(6)：69-72.

[64] Abbatecola AM, Paolisso G, Fattoretti P, *et al.* Discovering pathways of sarcopenia in older adults: a role for insulin resistance on mitochondria dysfunction[J]. J Nutr Health Aging. 2011, 15(10): 890-895.

[65] Adams JM, Cory S. The Bcl-2 protein family: arbiters of cell survival[J]. Science, 1998, 281: 1322-1326.

[66] Akune T, Muraki S, Oka H, *et al.* Exercise habits during middle age are associated with lower prevalence of sarcopenia: the ROAD study[J]. Osteoporos Int. 2014, 25(3): 1081-1088.

[67] Albright F, Smith PH, Richardson AM. Postmenopausal osteoporosis[J]. JAMA. 1941, 116: 2465-2474.

[68] Alway SE, Siu PM, Murlasits Z, *et al.* Muscle hypertrophy models: Applications for research on aging[J]. Can. J Appl. Physiol, 2005, 30(5): 591-624.

[69] Arai H, Akishita M, Chen LK. Growing research on sarcopenia in Asia[J]. Geriatr Gerontol Int. 2014, 14 (Suppl 1): 1-7.

[70] Arango-Lopera VE, Arroyo P, Gutiérrez-Robledo LM, *et al.* Mortality as an adverse outcome of sarcopenia[J]. J Nutr Health Aging. 2013, 17(3): 259-262.

[71] Aubertin-Leheudre M, Audet M, Goulet ED, *et al.* HRT provides no additional beneficial effect on Sarcopenia in physically active postmenopausal women: a cross-sectional, observational study[J]. Maturitas, 2005, 51(2): 140-145.

[72] Aubertin-Leheudre M, Lord C, Labonté M, *et al.* Relationship between sarcopenia and fracture risks in obese postmenopausal women[J]. J Women Aging. 2008, 20(3-4): 297-308.

[73] Barbosa-silva TG, Menezes AM, Bielemann RM, *et al.* Enhancing SARC-F: Improving Sarcopenia Screening in the Clinical Practice[J]. J Am Med Dir Assoc, 2016,

17(12): 1136 - 1141.

[74] Baumgartner RN, Koehler KM, Gallagher D, et al. Epidemiology of Sarcopenia among the elderly in New Mexico[J]. Am J Epidemiol, 1998, 147(8): 755 - 763.

[75] Baumgartner RN, Waters DL, Gallagher D, et al. Predictors of skeletal muscle mass in elderly men and women[J]. Mech Aging Dev, 1999; 107: 123 - 130.

[76] Beaudart C, Biver E, Reginster JY, et al. Development of a self-administrated quality of life questionnaire for sarcopenia in elderly subjects: the SarQoL[J]. Age Ageing, 2015, 44(6): 960 - 966.

[77] Beaudart C, Biver E, Reginster JY, et al. Validation of the SarQoL®, a specific health-related quality of life questionnaire for Sarcopenia[J]. J Cachexia Sarcopenia Muscle, 2017, 8(2): 238 - 244.

[78] Beaudart C, Edwards M, Moss C, et al. English translation and validation of the SarQoL®, a quality of life questionnaire specific for sarcopenia[J]. Age Ageing, 2017, 46(2): 271 - 276.

[79] Beaudart C, Locquet M, Reginster JY, et al. Quality of life in sarcopenia measured with the SarQoL®: impact of the use of different diagnosis definitions[J]. Aging Clin Exp Res, 2018, 30(4): 307 - 313.

[80] Beaudart C, Reginster JY, Geerinck A, et al. Current review of the SarQoL®: a health-related quality of life questionnaire specific to sarcopenia[J]. Expert Rev Pharmacoecon Outcomes Res, 2017, 17(4): 335 - 341.

[81] Beaudart C, Reginster JY, Petermans J, et al. Quality of life and physical components linked to sarcopenia: The SarcoPhAge study[J]. Exp Gerontol, 2015, 69: 103 - 110.

[82] Beaudart C, Rizzoli R, Bruyère O, et al. Sarcopenia: Burden and Challenges for Public Health[J]. Arch Public Health, 2014, 72(1): 45.

[83] Beaudart C, Zaaria M, Pasleau F, et al. Health Outcomes of Sarcopenia: A Systematic Review and Meta-Analysis[J]. Plos One, 2017, 12(1): 169548.

[84] Beckwée D, Delaere A, Aelbrecht S, et al. Exercise Interventions for the Prevention and Treatment of Sarcopenia. A Systematic Umbrella Review[J]. J Nutr Health Aging, 2019, 23(6): 494 - 502.

[85] Bedford TG, Tipton CM, Wilson NC, et al. Maximum oxygen consumption of rats and its changes with various experimental procedures[J]. J Appl Physiol: Respirat. Enviro. Exercise Physiol, 1979, 47(6): 1278 - 1283.

[86] Bianchi L, Maietti E, Abete P, et al. Comparing EWGSOP2 and FNIH Sarcopenia Definitions: Agreement and Three-Year Survival Prognostic Value in Older Hospitalized Adults. The GLISTEN Study[J]. J Gerontol A Biol Sci Med Sci, 2019, DOI: 10.1093/gerona/glz249.

[87] Bijlsma AY, Meskers CG, Ling CH, et al. Defining Sarcopenia: The Impact of

Different Diagnostic Criteria On the Prevalence of Sarcopenia in a Large Middle Aged Cohort[J]. Age (Dordr), 2013, 35(3): 871 – 881.

[88] Bijlsma AY, Meskers CG, Westendorp RG, et al. Chronology of age-related disease definitions: osteoporosis and sarcopenia[J]. Ageing Res Rev. 2012, 11(2): 320 – 324.

[89] Binkley N, Krueger D, Buehring B. What's in a name revisited: should osteoporosis and sarcopenia be considered components of "dysmobility syndrome?"[J]. Osteoporos Int. 2013, 24(12): 2955 – 2959.

[90] Bruyère O, Beaudart C, Locquet M, et al. Sarcopenia as a Public Health Problem[J]. Eur Geriatr Med, 2016, 7(3): 272 – 275.

[91] Cao L, Morley JE. Sarcopenia is Recognized as an Independent Condition by an International Classification of Disease, Tenth Revision, Clinical Modification (ICD – 10 – CM) Code[J]. J Am Med Dir Assoc, 2016, 17(8): 675 – 677.

[92] Chen HT, Wu HJ, Chen YJ, et al. Effects of 8-Week Kettlebell Training On Body Composition, Muscle Strength, Pulmonary Function, and Chronic Low-Grade Inflammation in Elderly Women with Sarcopenia[J]. Exp Gerontol, 2018, 112: 112 – 118.

[93] Chen LK, Woo J, Assantachai P, et al. Asian Working Group for Sarcopenia: 2019 Consensus Update On Sarcopenia Diagnosis and Treatment[J]. J Am Med Dir Assoc, 2020, 21(3): 300 – 307.

[94] Chen L, Liu L, Woo J, et al. Sarcopenia in Asia: Consensus Report of the Asian Working Group for Sarcopenia[J]. J Am Med Dir Assoc, 2014, 15(2): 95 – 101.

[95] Chen Z, Li WY, Ho M, et al. The Prevalence of Sarcopenia in Chinese Older Adults: Meta-Analysis and Meta-Regression[J]. Nutrients, 2021, 13(5): 1441.

[96] Chien MY, Huang TY, Wu YT. Prevalence of Sarcopenia Estimated Using a Bioelectrical Impedance Analysis prediction equation in community-dwelling elderly people in Taiwan[J]. J Am Geriatr Soc, 2008, 56(9): 1710 – 1715.

[97] Choo YJ, Chang MC. Prevalence of Sarcopenia Among the Elderly in Korea: A Meta-Analysis[J]. J Prev Med Public Health, 2021, 54(2): 96 – 102.

[98] Crepaldi G, Maggi S. Sarcopenia and Osteoporosis: A Hazardous Duet[J]. J Endocrinol Invest, 2005, 28(10): 66 – 68.

[99] Cruz-jentoft AJ, Baeyens JP, Bauer JM, et al. Sarcopenia: European Consensus On Definition and Diagnosis: Report of the European Working Group On Sarcopenia in Older People[J]. Age Ageing, 2010, 39(4): 412 – 423.

[100] Cruz-jentoft AJ, Bahat G, Bauer J, et al. Sarcopenia: Revised European Consensus On Definition and Diagnosis[J]. Age Ageing, 2019, 48(1): 16 – 31.

[101] Cruz-jentoft AJ, Landi F, Schneider SM, et al. Prevalence of and Interventions for Sarcopenia in Ageing Adults: A Systematic Review. Report of the International

Sarcopenia Initiative (EWGSOP and IWGS)[J]. Age Ageing, 2014, 43(6): 748 - 759.

[102] Cruz-jentoft AJ, Sayer AA. Sarcopenia[J]. Lancet, 2019, 393(10191): 2636 - 2646.

[103] Cuerda MC, Apezetxea A, Carrillo L, et al. Development and validation of a specific questionnaire to assess health-related quality of life in patients with home enteral nutrition: NutriQoL® development[J]. Patient Preference and Adherence, 2016, 10: 2289 - 2296.

[104] Da SM, Vogt BP, Reis N, et al. Update of the European Consensus On Sarcopenia: What Has Changed in Diagnosis and Prevalence in Peritoneal Dialysis[J]. Eur J Clin Nutr, 2019, 73(8): 1209 - 1211.

[105] Damanti S, Azzolino D, Roncaglione C, et al. Efficacy of Nutritional Interventions as Stand-Alone or Synergistic Treatments with Exercise for the Management of Sarcopenia[J]. Nutrients, 2019, DOI: 10.3390/nu11091991.

[106] De Spiegeleer A, Beckwee D, Bautmans I, et al. Pharmacological Interventions to Improve Muscle Mass, Muscle Strength and Physical Performance in Older People: An Umbrella Review of Systematic Reviews and Meta-Analyses[J]. Drugs Aging, 2018, 35(8): 719 - 734.

[107] Delmonico MJ, Harris TB, Lee JS, et al. Alternative definitions of sarcopenia, lower extremity performance, and functional impairment with aging in older men and women [J]. J Am Geriatr Soc, 2007, 55(5): 769 - 774.

[108] Denison HJ, Cooper C, Sayer AA, et al. Prevention and Optimal Management of Sarcopenia: A Review of Combined Exercise and Nutrition Interventions to Improve Muscle Outcomes in Older People[J]. Clin Interv Aging, 2015, 10: 859 - 869.

[109] Derave W, Eijnde BO, Ramaekers M, et al. Soleus muscles of SAMP8 mice provide an accelerated model of skeletal muscle senescence[J]. Exp. Gerontol, 2005, 40: 562 - 572.

[110] Desagher S, Martinou JC. Mitochondria as the central control point of apoptosis[J]. Trends in Cell Biology, 2000, 10: 369 - 377.

[111] Di Monaco M, Vallero F, Di Monaco R, et al. Prevalence of sarcopenia and its association with osteoporosis in 313 older women following a hip fracture[J]. Arch Gerontol Geriatr, 2011, 52(1): 71 - 74.

[112] Dirks AJ, Hofer T, Marzetti E, et al. Mitochondrial DNA mutations, energy metabolism and apoptosis in aging muscle[J]. Aging Res Rev, 2006, 5: 179 - 195.

[113] Dirks AJ, Leeuwenburgh C. Aging and lifelong calorie restriction result in adaptations of skeletal muscle apoptosis repressor, apoptosis-inducing factor, X-linked inhibitor of apoptosis, Caspase - 3, and Caspase - 12[J]. Free Radical Biology and Medicine, 2004, 36(1): 27 - 39.

[114] Dirks AJ, Leeuwenburgh C. Apoptosis in skeletal muscle with aging[J]. Am J Physiol

Regul Integr Comp Physiol, 2002, 282: R519 - R527.

[115] Dirks AJ, Leeuwenburgh C. Tumor necrosis factor α signaling in skeletal muscle: effects of age and caloric restriction[J]. J Nutri Biochem, 2006, 17: 501 - 508.

[116] Dos Santos L, Cyrino ES, Antunes M, et al. Sarcopenia and Physical Independence in Older Adults: The Independent and Synergic Role of Muscle Mass and Muscle Function[J]. J Cachexia Sarcopenia Muscle, 2017, 8(2): 245 - 250.

[117] Dupont-Versteegden EE. Apoptosis in muscle atrophy: relevance to Sarcopenia[J]. Exp Gerontol, 2005, 40: 473 - 481.

[118] Evans W. Functional and metabolic consequences of sarcopenia[J]. J Nutr. 1997, 127 (5Suppl): 998S - 1003S.

[119] Evans WJ. What is sarcopenia? [J]. J Gerontol A Biol Sci Med Sci. 1995, 50: 5 - 8.

[120] Ferrucci L, Russo CR, Lauretani F, et al. A role for sarcopenia in late-life osteoporosis[J]. Aging Clin Exp Res. 2002, 14(1): 1 - 4.

[121] Fielding RA, Vellas B, Evans WJ, et al. Sarcopenia: an undiagnosed condition in older adults. Current consensus definition: prevalence, etiology and consequences. International working group on sarcopenia[J]. J Am Med Dir Assoc. 2011, 12(4): 249 - 256.

[122] Fulle S, Donna SD, Puglielli C, et al. Age-dependent imbalance of antioxidative system in human satellite cells[J]. Exp. Gerontol, 2005, 40: 189 - 197.

[123] Fulle S, Protasi F, Tano GD, et al. The contribution of reactive oxygen species to Sarcopenia and muscle aging[J]. Exp. Gerontol, 2004, 39: 17 - 24.

[124] Gasparick AI, Gabriela M, Beaudart C, et al. Psychometric performance of the Romanian version of the SarQoL®, a health-related quality of life questionnaire for sarcopenia[J]. Arch Osteoporos, 2017, 12(1): 103.

[125] Gasparik AI, Mihai G, Pascanu LM. Romanian Translation and Cross-Cultural Adaptation of the SarQol Questionnaire[J]. Acta Medica Marisiensis, 2016, 62(3): 384 - 385.

[126] Geerinck A, Alekna V, Beaudart C, et al. Standard error of measurement and smallest detectable change of the Sarcopenia Quality of Life (SarQoL) questionnaire: An analysis of subjects from 9 validation studies[J]. PLoSONE, 2019, 14(4): e0216065.

[127] Geerinck A, Bruyère O, Locquet M, et al. Evaluation of the Responsiveness of the SarQoL® Questionnaire, a Patient-Reported Outcome Measure Specific to Sarcopenia [J]. Adv Ther, 2018, 35(11): 1842 - 1858.

[128] Geerinck A, Scheppers A, Beaudart C, et al. Translation and validation of the Dutch SarQoL®, a quality of life questionnaire specific to sarcopenia[J]. J Musculoskelet Neuronal Interact, 2018, 18(4): 463 - 472.

[129] Hajaoui M, Locquet M, Beaudart C, et al. Sarcopenia: Performance of the SARC - F

Questionnaire According to the European Consensus Criteria, EWGSOP1 and EWGSOP2[J]. J Am Med Dir Assoc, 2019, 20(9): 1182 – 1183.

[130] Haraldstad K, Wahl A, Andenæs R, et al. A systematic review of quality of life research in medicine and health sciences[J]. Qual Life Res, 2019, doi: 10.1007/s11136 – 019 – 02214 – 9.

[131] Hassan BH, Hewitt J, Keogh JW, et al. Impact of Resistance Training On Sarcopenia in Nursing Care Facilities: A Pilot Study[J]. Geriatr Nurs, 2016, 37(2): 116 – 121.

[132] Ida S, Murata K, Nakadachi D, et al. Development of a Japanese version of the SARC – F for diabetic patients: an examination of reliability and validity[J]. Aging Clin Exp Res, 2016, doi: 10.1007/s40520 – 016 – 0668 – 5.

[133] Ida S, Nakai M, Ito S, et al. Association Between Sarcopenia and Mild Cognitive Impairment Using the Japanese Version of the SARC – F in Elderly Patients with Diabetes[J]. J Am Med Dir Assoc, 2017, doi: 10.1016/j.jamda.2017.06.012.

[134] Janssen I, Baumgartner RN, Ross R, et al. Skeletal Muscle Cut points Associated with Elevated Physical Disability Risk in Older Men and Women[J]. Am J Epidemiol, 2004, 159(4): 413 – 421.

[135] Janssen I, Heymsfield SB, Ross R. Low Relative Skeletal Muscle Mass (Sarcopenia) in Older Persons is Associated with Functional Impairment and Physical Disability[J]. J Am Geriatr Soc, 2002, 50(5): 889 – 896.

[136] Janssen I, Shepard DS, Katzmarzyk PT, et al. The Healthcare Costs of Sarcopenia in the United States[J]. J Am Geriatr Soc, 2004, 52(1): 80 – 85.

[137] Ji LL, Dillon D, Wu E. Alteration of antioxidant enzymes with aging in rat skeletal muscle and liver[J]. Am J Physiol, 1990, 258: R918 – R923.

[138] Ji LL. Antioxidant enzyme response to exercise and aging[J]. Med Sci Sports Exerc, 1993, 25: 225 – 231.

[139] Ji LL. Antioxidant signaling in skeletal muscle: a brief review[J]. Exp Gerontol, 2007, 42: 582 – 593.

[140] Jimenez J, Lopez H. Protein: its under-appreciated role in optimal-active aging[J]. Total Health, 2006, 27(6): 44 – 45.

[141] Johnston AP, De Lisio M, Parise G. Resistance training, sarcopenia, and the mitochondrial theory of aging[J]. Appl Physiol Nutr Metab, 2008, 33(1): 191 – 199.

[142] Jung WS, Kim YY, Park HY. Circuit Training Improvements in Korean Women with Sarcopenia[J]. Percept Mot Skills, 2019, 126(5): 828 – 842.

[143] Kaji H. Linkage between muscle and bone: common catabolic signals resulting in osteoporosis and sarcopenia[J]. Curr Opin Clin Nutr Metab Care. 2013, 16 (3): 272 – 277.

[144] Katzmarzyk PT, Janssen I. The economic costs associated with physical inactivity and

obesity in Canada：An update[J]. Can. J. Appl. Physiol, 2004, 29(1)：90 - 115.

[145] Kemmler W, Sieber C, Freiberger E, et al. The SARC - F Questionnaire：Diagnostic Overlap with Established Sarcopenia Definitions in Older German Men with Sarcopenia [J]. Gerontology, 2017, doi：10.1159/000477935.

[146] Kemmler W, Von Stengel S. Alternative Exercise Technologies to Fight against Sarcopenia at Old Age：A Series of Studies and Review[J]. J Aging Res, 2012, DOI：10.1155/2012/109013.

[147] Kent-braun JA. Skeletal muscle oxidative capacity in young and older women and men [J]. J Appl Physiol, 2000, 89：1072 - 1078.

[148] Kim JH, Hwak HB, Leeuwenburgh C, et al. Lifelong exercise and mild (8%) caloric restriction attenuate age-induced alterations in plantaris muscle morphology, oxidative stress and IGF - 1 in the Fischer - 344 rat[J]. Exp Gerontol, 2008, 43：317 - 329.

[149] Kim M, Won CW. Prevalence of sarcopenia in community-dwelling older adults using the definition of the European Working Group on Sarcopenia in Older People2：findings from the Korean Frailty and Aging Cohort Study[J]. Age Ageing. 2019, 48(6)：910 - 916.

[150] Lage R, Diéguez C, Vidal-Puig A, et al. AMPK：a metabolic gauge regulating whole-body energy homeostasis[J]. Cell, 2008, 14(2)：539 - 549.

[151] Landi F, Cruz-Jentoft AJ, Liperoti R, et al. Sarcopenia and mortality risk in frail older persons aged 80 years and older：results from ilSIRENTE study. Age Ageing[J]. 2013, 42(2)：203 - 209.

[152] Landi F, Liperoti R, Fusco D, et al. Prevalence and Risk Factors of Sarcopenia among Nursing Home Older Residents[J]. J Gerontol A Biol Sci Med Sci, 2012, 67(1)：48 - 55.

[153] Landi F, Liperoti R, Fusco D, et al. Sarcopenia and mortality among older nursing home residents[J]. J Am Med Dir Assoc. 2012, 13(2)：121 - 126.

[154] Landi F, Liperoti R, Russo A, et al. Association of anorexia with sarcopenia in a community-dwelling elderly population：results from the ilSIRENTE study[J]. Eur J Nutr. 2013, 52(3)：1261 - 1268.

[155] Landi F, Liperoti R, Russo A, et al. Sarcopenia as a risk factor for falls in elderly individuals：results from the ilSIRENTE study[J].Clin Nutr. 2012, 31(5)：652 - 658.

[156] Landi F, Marzetti E, Liperoti R, et al. Nonsteroidal anti-inflammatory drug (NSAID) use and sarcopenia in older people：results from the ilSIRENTE study[J]. J Am Med Dir Assoc. 2013, 14(8)：626.e9 - 13.

[157] Lannuzzi-Sucich M, Prestwood KM, Kenny AM. Prevalence of sarcopenia and predictors of skeletal muscle mass in healthy, older men and women[J]. J Gerontol Med Sci, 2002, 48：625 - 630.

[158] Lanza IR, Nair KS. Muscle mitochondrial changes with aging and exercise[J]. Am J Clin Nutr, 2009, 89(1): 467S - 471S.

[159] Lau EMC, Lynn HSH, Woo JW, et al. Prevalence of and risk factors for Sarcopenia in elderly Chinese men and women[J]. J Gerontol A Biol. Sci Med Sci, 2005, 60(2): 213 - 216.

[160] Lauretani F, Russo CR, Bandinelli S, et al. Age-Associated Changes in Skeletal Muscles and their Effect On Mobility: An Operational Diagnosis of Sarcopenia[J]. J Appl Physiol, 2003, 95(5): 1851 - 1860.

[161] Lee JSW, Auyeung TW, Kwok T, et al. Associated factors and health impact of Sarcopenia in older Chinese men and women: a cross-sectional study[J]. Gerontol, 2007, 53: 166 - 172.

[162] Lee S, Farrar RP. Resistance training induces muscle-specific changes in muscle mass and function in rat[J]. JEPonline, 2003, 6(2): 80 - 87.

[163] Lee SY, Tung HH, Liu CY, et al. Physical Activity and Sarcopenia in the Geriatric Population: A Systematic Review[J]. J Am Med Dir Assoc, 2018, 19(5): 378 - 383.

[164] Lee WJ, Liu LK, Peng LN, et al. Comparisons of Sarcopenia Defined by IWGS and EWGSOP Criteria Among Older People: Results From the I-Lan Longitudinal Aging Study[J]. J Am Med Dir Assoc, 2013, 14(7): 521 - 528.

[165] Leeuwenburgh C, Fiebig R, Chandwaney R, et al. Aging and exercise training in skeletal muscle: responses of glutathione and antioxidant enzyme systems[J]. Am J Physiol, 1994, 267: R439 - R445.

[166] Leeuwenburgh C, Gurley CM, Strotman BA, et al. Age-related differences in apoptosis with disuse atrophy in soleus muscle[J]. Am J Physiol Regul Integr Comp Physiol, 2005, 288(5): R1288 - R1296.

[167] Leeuwenburgh C. Role of apoptosis in Sarcopenia[J]. J Gerontol A Biol Sci Med Sci, 2003, 58(11): 999 - 1001.

[168] Léger B, Derave W, De Bock K, et al. Human sarcopenia reveals an increase in SOCS - 3 and myostatin and a reduced efficiency of Akt phosphorylation[J]. Rejuvenation Res, 2008, 11(1): 163 - 175B.

[169] Levit K, Smith C, Cowan C, et al. Trends in U.S. health care spending[J]. Health Aff (Millwood) 2003, 22: 154 - 164.

[170] Li LY, Luo X, Wang XD. Endonuclease G is an apoptotic DNase when released from mitochondria[J]. Nature, 2001, 412: 95 - 99.

[171] Lipinski KVW, Keul P, Lucke S, et al. Degraded collagen induces calpains-mediated apoptosis and destruction of the X-chromosome-linked inhibitor of apoptosis (XIAP) in human vascular smooth muscle cells [J]. Cardiovascular Research, 2006, 69: 697 - 705.

[172] Liu CK, Leng X, Hsu FC, et al. The Impact of Sarcopenia on a Physical Activity Intervention: The Lifestyle Interventions and Independence for Elders Pilot Study (LIFE-P)[J]. J Nutr Health Aging. 2014, 18(1): 59 - 64.

[173] Liu LK, Lee WJ, Chen LY, et al. Sarcopenia, and its association with cardiometabolic and functional characteristics in Taiwan: Results from I-Lan Longitudinal Aging Study [J]. Geriatr Gerontol Int. 2014, 14 (Suppl 1): 36 - 45.

[174] Liu LK, Lee WJ, Liu CL, et al. Age-related skeletal muscle mass loss and physical performance in Taiwan: implications to diagnostic strategy of sarcopenia in Asia[J]. Geriatr Gerontol Int. 2013, 13(4): 964 - 971.

[175] Locquet M, Beaudart C, Petermans J, et al. EWGSOP2 Versus EWGSOP1: Impact on the Prevalence of Sarcopenia and its Major Health Consequences[J]. J Am Med Dir Assoc, 2019, 20(3): 384 - 385.

[176] Locquet M, Beaudart C, Reginster J Y, et al. Comparison of the Performance of Five Screening Methods for Sarcopenia[J]. Clin Epidemiol, 2018, 10: 71 - 82.

[177] Loo GV, Schotte P, Gurp MV, et al. Endonuclease G: a mitochondrial protein released in apoptosis and involved in caspase-independent DNA degradation[J]. Cell Death and Differentiation, 2001, 8: 1136 - 1142.

[178] Luhtala TA, Roecker EB, Pugh T, et al. Dietary restriction attenuates age-related increases in rat skeletal muscle antioxidant enzyme activities[J]. J Gerontol, 1994, 49: B321 - B328.

[179] Lukasi H, ed. Assessing muscle mass. Human body composition[M]. Champaign, IL, USA: Human Kinetics, 2005.

[180] Lukaski H. Sarcopenia: assessment of muscle mass[J]. J Nutr. 1997, 127 (5 Suppl): 994S - 997S.

[181] Luo D, Lin Z, Li S, et al. Effect of Nutritional Supplement Combined with Exercise Intervention On Sarcopenia in the Elderly: A Meta-Analysis[J]. Int J Nurs Sci, 2017, 4(4): 389 - 401.

[182] Lynch GS, Schertzer JD, Ryall JG. Therapeutic approaches for muscle wasting disorders[J]. Pharmacology & Therapeutics, 2007, 113: 461 - 487.

[183] Macchi C, Molino-Lova R, Polcaro P, et al. Higher circulating levels of uric acid are prospectively associated with better muscle function in older persons[J]. Mech Ageing Dev, 2008, 129: 522 - 527.

[184] Maden-Wilkinson TM, Degens H, Jones DA, et al. Comparison of MRI and DXA to measure muscle size and age-related atrophy in thigh muscles[J]. J Musculoskelet Neuronal Interact. 2013, 13(3): 320 - 328.

[185] Makizako H, Nakai Y, Tomioka K, et al. Prevalence of sarcopenia defined using the Asia Working Group for Sarcopenia criteria in Japanese community- dwelling older

adults: A systematic review and meta-analysis[J]. Phys Ther Res, 2019, 22(2): 53 - 57.

[186] Malmstrom TK, Miller DK, Simonsick EM, et al. SARC - F: a symptom score to predict persons with sarcopenia at risk for poor functional outcomes[J]. J Cachexia Sarcopenia Muscle, 2016, 7(1): 28 - 36.

[187] Malmstrom TK, Morley JE. SARC - F: a simple questionnaire to rapidly diagnose sarcopenia[J]. J Am Med Dir Assoc, 2013, 14(8): 531 - 532.

[188] Manini TM, Clark BC. Dynapenia and aging: an update[J]. J Gerontol A Biol Sci Med Sci. 2012, 67(1): 28 - 40.

[189] Maruya K, Asakawa Y, Ishibashi H, et al. Effect of a Simple and Adherent Home Exercise Program On the Physical Function of Community Dwelling Adults Sixty Years of Age and Older with Pre-Sarcopenia or Sarcopenia[J]. J Phys Ther Sci, 2016, 28(11): 3183 - 3188.

[190] Marzetti E, Lawler JM, Hiona A, et al. Modulation of age-induced apoptotic signaling and cellular remodeling by exercise and calorie restriction in skeletal muscle[J]. Free Radical Biology & Medicine, 2008, 44(2): 160 - 168.

[191] Marzetti E, Leeuwenburgh C. Skeletal muscle apoptosis, sarcopenia and frailty at old age[J]. Exp Gerontol. 2006, 41: 1234 - 1238.

[192] Marzetti E, Wohlgemuth SE, Lees HA, et al. Age-related activation of mitochondrial caspase-independent apoptotic signaling in rat gastrocnemius muscle[J]. Mech Ageing Dev, 2008, 129: 542 - 549.

[193] Masanes F, Culla A, Navarro-Gonzalez M, et al. Prevalence of Sarcopenia in the healthy community-dwelling elderly in an urban area of Barcelona (Spain)[J]. J Nutr Health Aging, 2012, 16(2): 184 - 187.

[194] Mathias S, Nayak US, Isaacs B. Balance in elderly patients: the "get-up and go" test [J]. Arch Phys Med Rehabil 1986, 67: 387 - 389.

[195] Matthews GD, Huang CL, Sun L, et al. Translational musculoskeletal science: is sarcopenia the next clinical target after osteoporosis? [J]. Ann N Y Acad Sci. 2011, 1237: 95 - 105.

[196] McConkey DJ, Orrenius S. Signal transduction pathways in apoptosis[J]. Stem Cells, 1996, 14: 619 - 631.

[197] McCully K. Magnetic resonance as a tool to study sarcopenia[J]. Muscle Nerve Suppl. 1997, 5: S102 - 106.

[198] Mckenzie D, Bua E, Mckiernan S, et al. Mitochondrial DNA deletion mutations[J]. Eur J Biochem, 2002, 269: 2010 - 2015.

[199] Melov S, Tarnopolsky MA, Beckman K, et al. Resistance exercise reverses aging in human skeletal muscle[J]. PLoS ONE, 2007, 2(5): 465 - 473.

[200] Melton LJ, Khosla S, Crowson CS, et al. Epidemiology of Sarcopenia[J]. J Am Geriatr Soc, 2000, 48(6): 625 - 630.

[201] Meng P, Hu YX, Fan L, et al. Sarcopenia and sarcopenic obesity among men aged 80 years and older in Beijing: Prevalence and its association with functional performance [J]. Geriatr Gerontol Int. 2014, 14 Suppl 1: 29 - 35.

[202] Meng SJ, Yu LJ. Oxidative stress, molecular inflammation and sarcopenia[J]. Int J Mol Sci. 2010, 12; 11(4): 1509 - 1526.

[203] Miller RM, Heishman AD, Freitas E, et al. Comparing the Acute Effects of Intermittent and Continuous Whole-Body Vibration Exposure on Neuromuscular and Functional Measures in Sarcopenia and Nonsarcopenic Elderly Women [J]. Dose Response, 2018, DOI: 10.1177/1559325818797009.

[204] Mitchell WK, Williams J, Atherton P, et al. Sarcopenia, dynapenia, and the impact of advancing age on human skeletal muscle size and strength: a quantitative review[J]. Front Physiol. 2012, 11; 3: 260.

[205] Miyakoshi N, Hongo M, Mizutani Y, et al. Prevalence of sarcopenia in Japanese women with osteopenia and osteoporosis[J]. J Bone Miner Metab, 2013, 31(5): 556 - 561.

[206] Miyazaki R, Takeshima T, Kotani K. Exercise Intervention for Anti-Sarcopenia in Community-Dwelling Older People[J]. J Clin Med Res, 2016, 8(12): 848 - 853.

[207] Molnár A, Jónásné Sztruhár I, Csontos ÁA, et al. Special Nutrition Intervention is Required for Muscle Protective Efficacy of Physical Exercise in Elderly People at Highest Risk of Sarcopenia[J]. Physiol Int, 2016, 103(3): 368 - 376.

[208] Monaco MD, Vallero F, Monaco RD, et al. Prevalence of sarcopenia and its association with osteoporosis in 313 older women following a hip fracture[J]. Archives of Gerontology and Geriatrics, 2011, 52: 71 - 74.

[209] Montano-Loza AJ. New concepts in liver cirrhosis: clinical significance of sarcopenia in cirrhotic patients[J]. Minerva Gastroenterol Dietol. 2013, 59(2): 173 - 186.

[210] Moore SA, Hrisos N, Errington L, et al. Exercise as a Treatment for Sarcopenia: An Umbrella Review of Systematic Review Evidence [J]. Physiotherapy, 2020, 107: 189 - 201.

[211] Morishita S, Kaida K, Tanaka T, et al. Prevalence of sarcopenia and relevance of body composition physiological function, fatigue, and health-related quality of life in patients before allogeneic hematopoietic stem cell transplantation[J]. Support Care Cancer, 2012, 20: 3161 - 3168.

[212] Morley J E, Abbatecola AM, Argiles JM, et al. Sarcopenia with Limited Mobility: An International Consensus[J]. J Am Med Dir Assoc, 2011, 12(6): 403 - 409.

[213] Morley JE, Baumgartner RN, Roubenoff R, et al. Sarcopenia[J]. J Lab Clin Med,

2001, 137: 231 - 243.

[214] Morley JE. Anorexia of aging: physiologic and pathologic[J]. Am J Cli Nutr, 1997, 66: 760 - 773.

[215] Morley JE. Sarcopenia: diagnosis and treatment[J]. J Nutr Health Aging. 2008, 12: 452 - 456.

[216] Murlasits Z, Cutlip RG, Geronilla KB, et al. Resistance training increase heat shock protein levels in skeletal muscle of young and old rats[J]. Exp. Gerontol, 2006, 41: 398 - 406.

[217] Murton AJ, Constantin D, Greenhaff PL. The involvement of the ubiquitin proteasome system in human skeletal muscle remodeling and atrophy[J]. Biochimica & Biophysica Acta, 2008, 1782: 730 - 743.

[218] Muscaritoli M, Anker SD, Argiles J, et al. Consensus definition of sarcopenia, cachexia and pre-cachexia: joint document elaborated by Special Interest Groups (SIG) "cachexia-anorexia in chronic wasting diseases" and "nutrition in geriatrics"[J]. Clin Nutr. 2010, 29: 154 - 159.

[219] Nalapareddy K, Jiang H, Guachalla LM, et al. Determining the influence of telomere dysfunction and DNA damage on stem and progenitor cell aging — what markers can we use? [J]. Exp. Gerontl, 2008, 43: 998 - 1004.

[220] Newman AB, Kupelian V, Visser M, et al. Sarcopenia: alternative definitions and associations with lower extremity function[J]. J Am Geriatr Soc. 2003, 51: 1602 - 1609.

[221] Newman AB, Lee JS, Visser M, et al. Weight change and the conservation of lean mass in old age: the Health, Aging and Body Composition Study[J]. Am J Clin Nutr. 2005, 82(4): 872 - 878.

[222] Niu K, Guo H, Guo Y, et al. Royal jelly prevents the progression of sarcopenia in aged mice in vivo and in vitro[J]. J Gerontol A Biol Sci Med Sci. 2013, 68(12): 1482 - 1492.

[223] Nordin BE. The definition and diagnosis of osteoporosis[J]. Salud Publica Mex. 2009, 51 (Suppl. 1): S132 - S133.

[224] Offord EA, Karagounis LG, Vidal K, et al. Nutrition and the biology of human ageing: bone health and osteoporosis/sarcopenia/immune deficiency[J]. J Nutr Health Aging. 2013, 17(8): 712 - 716.

[225] Pacifico J, Geerlings MAJ, Reijnierse EM, et al. Prevalence of Sarcopenia as a Comorbid Disease: A Systematic Review and Meta-Analysis[J]. Exp Gerontol, 2020, doi: 10.1016/j.exger.2019.110801.

[226] Paddon-Jones D, Sheffield-Moore M, Katsanos C, et al. Differential stimulation of muscle protein synthesis in elderly humans following isocaloric ingestion of amino acids or whey protein[J]. Exp Gerontol, 2006, 41: 215 - 219.

[227] Paddon-Jones D, Short KR, Campbell WW, et al. Role of dietary protein in the sarcopenia of aging[J]. Am J Clin Nutr, 2008, 87(5): 1562S - 1566S.

[228] Pahor M, Manini T, Cesari M. Sarcopenia: clinical evaluation, biological markers and other evaluation tools[J]. J Nutr Health Aging. 2009, 13(8): 724 - 728.

[229] Pak JW, Herbst A, Bua E, et al. Mitochondrial DNA mutations as a fundamental mechanism in physiological declines associated with aging[J]. Aging Cell, 2003, 2: 1 - 7.

[230] Pansarasa O, Flati V, Corsetti G, et al. Oral amino acid supplementation counteracts age-induced Sarcopenia in elderly rats[J]. Am J Cardio, 2008, 101: 35E - 41E.

[231] Papadopoulou, SK, Tsintavis, P, Potsaki, G, et al. Differences in the Prevalence of Sarcopenia in Community-Dwelling, Nursing Home and Hospitalized Individuals. A Systematic Review and Meta-Analysis[J]. J Nutr Health Aging, 2020, 24: 83 - 90.

[232] Papalia R, Zampogna B, Torre G, et al. Sarcopenia and its relationship with osteoarthritis: risk factor or direct consequence? [J]. Musculoskelet Surg. 2014.

[233] Pariat M, Carillo S, Molinari M, et al. Proteolysis by Calpains: a possible contribution to degradation of p53[J]. Molecular and Cellular Biology, 1997, 17(5): 2806 - 2815.

[234] Parise G, Brose AN, Tarnopolsky MA. Resistance exercise training decresease oxidative damage to DNA and incresease cytochrome oxidase activity in older adults[J]. Exp Gerontol, 2005, 40: 173 - 180.

[235] Parra-rodríguez L, Szlejf C, García-gonzález AI, et al. Cross-Cultural Adaptation and Validation of the Spanish-Language Version of the SARC - F to Assess Sarcopenia in Mexican Community-Dwelling Older Adults[J]. J Am Med Dir Assoc, 2016, 17(12): 1142 - 1146.

[236] Patel HP, Syddall HE, Jameson K, et al. Prevalence of sarcopenia in community-dwelling older people in the UK using the European Working Group on Sarcopenia in Older People (EWGSOP) definition: findings from the Hertfordshire Cohort Study (HCS)[J]. Age and Ageing, 2013, 42(3): 378 - 384.

[237] Patil R, Uusi-Rasi K, Pasanen M, et al. Sarcopenia and osteopenia among 70-80-year-old home-dwelling Finnish women: prevalence and association with functional performance[J]. Osteoporos Int, 2013, 24(3): 787 - 796.

[238] Petermann-Rocha F, Balntzi V, Gray SR, et al. Global prevalence of sarcopenia and severe sarcopenia: a systematic review and meta-analysis[J]. J Cachexia Sarcopenia Muscle, 2022, 13(1): 86 - 99.

[239] Petermann-Rocha F, Chen M, Gray SR, et al. New Versus Old Guidelines for Sarcopenia Classification: What is the Impact On Prevalence and Health Outcomes[J]. Age Ageing, 2020, 49(2): 300 - 304.

[240] Phillips T, Leeuwenburgh C. Muscle fiber-specific apoptosis and TNF-alpha signaling

in Sarcopenia are attenuated by life-long calorie restriction[J]. FASEB J, 2005, 19: 668 - 670.

[241] Phu S, Boersma D, Duque G. Exercise and Sarcopenia[J]. J Clin Densitom, 2015, 18 (4): 488 - 492.

[242] Piastra G, Perasso L, Lucarini S, et al. Effects of Two Types of 9-Month Adapted Physical Activity Program on Muscle Mass, Muscle Strength, and Balance in Moderate Sarcopenic Older Women[J]. Biomed Res Int, 2018, doi: 10.1155/2018/5095673.

[243] Pistilli EE, Always SE. Systemic elevation of interleukin-15 in vivo promotes apoptosis in skeletal muscles of young adult and aged rats[J]. Biochemical & Biophysical Research Communications, 2008, 373: 20 - 24.

[244] Pistilli EE, Jackson JR, Always SE. Death receptor-associated pro-apoptotic signaling in aged skeletal muscle[J]. Apoptosis, 2006, 11: 2115 - 2126.

[245] Pistilli EE, Siu PM, Alway SE. Molecular regulation of apoptosis in fast plantaris muscles of aged rats[J]. J Gerontol A Biol Sci Med Sci, 2006, 61(3): 245 - 255.

[246] Poehlman ET, Toth MJ, Fishman PS, et al. Sarcopenia in aging humans: the impact of menopause and disease[J]. J Gerontol A Biol Sci Med Sci. 1995, 50: 73 - 77.

[247] Pollack M, Leeuwenburgh C. Apoptosis and aging: role of mitochondria[J]. J Gerontol A Biol Sci Med Sci, 2001, 56(11): B475 - B482.

[248] Reiss J, Iglseder B, Alzner R, et al. Consequences of Applying the New EWGSOP2 Guideline Instead of the Former EWGSOP Guideline for Sarcopenia Case Finding in Older Patients[J]. Age Ageing, 2019, 48(5): 719 - 724.

[249] Rice KM, Blough ER. Sarcopenia related apoptosis is regulated differently in fast- and slow-twich muscles of the aging F344/N × BN rat model [J]. Mech Aging Development, 2006, 127: 670 - 677.

[250] Rice KM, Linderman JK, Kinnnard RS, et al. The Fischer 344/NNiahSd X Brown Norway/BiNia is a better model of Sarcopenia than the Fischer 344/NNiaHSd: a comparative analysis of muscle mass and contractile properties in aging male rat models [J]. Biogerontology, 2005, 6: 335 - 343.

[251] Roche AF. The significance of sarcopenia in relation to health[J]. Asia Pac J Clin Nutr. 1995, 4(1): 129 - 132.

[252] Rolland YM, Perry HM 3rd, Patrick P, et al. Loss of appendicular muscle mass and loss of muscle strength in young postmenopausal women[J]. J Gerontol A Biol Sci Med Sci. 2007, 62(3): 330 - 335.

[253] Rosenberg IH. Sarcopenia: Origins and Clinical Relevance. Clin Geriatr Med, 2011, 27: 337 - 339.

[254] Rosenberg IH, Roubenoff R. Stalking sarcopenia[J]. Ann Intern Med. 1995, 123(9): 727 - 728.

[255] Rosenberg IH. Sarcopenia: origins and clinical relevance[J]. J Nutr. 1997, 127 (5 Suppl): 990S - 991S.

[256] Rosenberg IH. Summary comments[J]. Am J Clin Nutr 1989; 50: 1231 - 1233.

[257] Rossi AP, Fantin F, Micciolo R, et al. Identifying Sarcopenia in Acute Care Setting Patients[J]. J Am Med Dir Assoc. 2014, doi: 10.1016/j.jamda.2013.11.018.

[258] Roubenoff R, Castaneda C. Sarcopenia-Understanding the Dynamics of Aging Muscle [J]. JAMA, 2001, 286(10): 1230 - 1231.

[259] Roubenoff R, Hughes VA. Sarcopenia — Current concepts[J]. J Gerontol A Biol Sci Med Sci, 2000, 55: M716 - M724.

[260] Roubenoff R, Rall LC, Veldhuis JD, et al. The relationship between growth hormone kinetics and Sarcopenia in postmenopausal women: the role of fat mass and leptin[J]. J Clinical Endocrinology and Metabolism, 1998, 83(5): 1502 - 1506.

[261] Roubenoff R. Origins and clinical relevance of Sarcopenia[J]. Can J Appl Physiol, 2001, 26 (1): 78 - 89.

[262] Roubenoff R. Sarcopenia: a major modifiable cause of frailty in the elderly[J]. J Nutr Health Aging, 2000, 4(3): 140 - 142.

[263] Roubenoff R. Sarcopenic obesity: does muscle loss cause fat gain? Lessons from rheumatoid arthritis and osteoarthritis[J]. Ann N Y Acad Sci. 2000, 904: 553 - 557.

[264] Roubenoff R. Sarcopenic obesity: the confluence of two epidemics. Obes Res. 2004, 12 (6): 887 - 888.

[265] Rudin CM, Thompson CB. Apoptosis and disease: regulation and clinical relevance of programmed cell death[J]. Annu Rev Med, 1997, 48: 278 - 281.

[266] Saeki C, Takano K, Oikawa T, et al. Comparative Assessment of Sarcopenia Using the JSH, AWGS, and EWGSOP2 Criteria and the Relationship Between Sarcopenia, Osteoporosis, and Osteosarcopenia in Patients with Liver Cirrhosis [J]. BMC Musculoskel Dis, 2019.

[267] Sanna MG, da Silva CJ, Ducrey O, et al. IAP suppression of apoptosis involves distinct mechanisms: the TAK1/JNK1 signaling cascade and caspase inhibition[J]. Mol Cell Biol, 2002, 22: 1754 - 1766.

[268] Sanna MG, da Silva CJ, Luo Y, et al. ILPIP, a novel anti-apoptotic protein that enhances XIAP-mediated activation of JNK1 and protection against apoptosis[J]. 2002, 277: 30454 - 30462.

[269] Sayer A A. Sarcopenia[J]. BMJ, 2010, 341: 4097.

[270] Scaglioni G, Ferri A, Minetti AE, et al. Plantar flexor activation capacity and H reflex in older adults: adaptations to strength training[J]. J Appl Physiol, 2002, 92: 2292 - 2302.

[271] Schaap LA, Pluijm SMF, Deeg DJH, et al. Inflammatory markers and loss of muscle

mass (Sarcopenia) and strength[J]. Am J Med, 2006, 119: 526e9 - 526e17.

[272] Scherbakov N, Von Haehling S, Anker SD, et al. Stroke induced Sarcopenia: muscle wasting and disability after stroke[J]. Int J Cardiol. 2013, 170(2): 89 - 94.

[273] Schneider SM, Al-Jaouni R, Filippi J, et al. Sarcopenia is prevalent in patients with Crohn's disease in clinical remission[J]. Inflamm Bowel Dis. 2008, 14(11): 1562 - 1568.

[274] Schwartz RS. Sarcopenia and physical performance in old age: introduction[J]. Muscle Nerve Suppl. 1997, 5: S10 - 12.

[275] Scott D, Hayes A, Sanders KM, et al. Operational definitions of sarcopenia and their associations with 5-year changes in falls risk in community-dwelling middle-aged and older adults[J]. Osteoporos Int. 2014, 25(1): 187 - 193.

[276] Seguin R, Nelson ME. The benefits of strength training for older adults[J]. Am J Prev Med, 2003, 25: 141 - 149.

[277] Semba RD, Lauretani F, Ferrucci L. Carotenoids as protection against Sarcopenia in older adults[J]. Arch of Biochem Biophys, 2007, 458: 141 - 145.

[278] Sgrò P, Sansone M, Sansone A, et al. Physical Exercise, Nutrition and Hormones: Three Pillars to Fight Sarcopenia[J]. Aging Male, 2019, 22(2): 75 - 88.

[279] Shafiee G, Keshtkar A, Soltani A, et al. Prevalence of sarcopenia in the world: a systematic review and meta-analysis of general population studies[J]. J Diabetes Metab Disord, 2017, 16: 21.

[280] Sirola J, Kröger H. Similarities in acquired factors related to postmenopausal osteoporosis and sarcopenia[J]. J Osteoporos. 2011, 2011: 536735.

[281] Siu PM, Alway E. Age-related apoptotic responses to stretch-induced hypertrophy in quail slow-tonic skeletal muscle[J]. Am J Physiol Cell Physiol, 2005, 289: C1105 - C1113.

[282] Siu PM, Alway SE. Aging alters the reduction of pro-apoptotic signaling in response to loading-induced hypertrophy[J]. Exp Gerontol, 2006, 41: 175 - 188.

[283] Siu PM, Bryner RW, Martyn JK, et al. Apoptotic adaptations from exercise training in skeletal and cardiac muscles[J]. FASEB J, 2004, 18(10): 1150 - 1152.

[284] Siu PM, Bryner RW, Murlasits Z, et al. Response of XIAP, ARC and FLIP apoptotic suppressors to 8 wk of treadmill running in rat heart and skeletal muscle[J]. J Appl Physiol, 2005, 99: 204 - 209.

[285] Siu PM, Pistilli EE, Alway SE. Apoptotic responses to hind limb suspension in gastrocnemius muscles from young adult and aged rats[J]. Am J Physiol Regul Intergr Comp Physiol, 2005, 289: R1015 - R1026.

[286] Siu PM, Pistilli EE, Butler DC, et al. Aging influences cellular and molecular responses of apoptosis to skeletal muscle unloading[J]. Am. J. Physiol. Cell Physiol, 2005, 288: C338 - C349.

[287] Siu PM, Pistilli EE, Ryan MJ, et al. Aging sustains the hypertrophy-associated elevation of apoptotic suppressor X-linked inhibitor of apoptosis protein (XIAP) in skeletal muscle during unloading[J]. J Gerontol A Biol Sci Med Sci, 2005, 60: 976 - 983.

[288] Sjöblom S, Suuronen J, Rikkonen T, et al. Relationship between postmenopausal osteoporosis and the components of clinical sarcopenia[J]. Maturitas, 2013, 75(2): 175 - 180.

[289] Solerte SB, Gazzaruso C, Bonacasa R, et al. Nutritional supplements with oral amino acid mixtures increases whole-body lean mass and insulin sensitivity in elderly subjects with Sarcopenia[J]. Am J Cardio, 2008, 101: 69E - 77E.

[290] Song W, Kwak HB, Lawler JM. Exercise training attenuates age-induced changes in apoptotic signaling in rat skeletal muscle[J]. Antioxid Redox Signal, 2006, 8(3 - 4): 517 - 528.

[291] Soubannier V, Mcbride HM. Positioning mitochondrial plasticity within cellular signaling cascades[J]. Biochimica & Biophysica Acta, 2009, 1793: 154 - 170.

[292] Sousa N, Mendes R, Abrantes C, et al. Is Once-Weekly Resistance Training Enough to Prevent Sarcopenia[J]. J Am Geriatr Soc, 2013, 61(8): 1423 - 1424.

[293] Steffl M, Bohannon RW, Sontakova L, et al. Relationship Between Sarcopenia and Physical Activity in Older People: A Systematic Review and Meta-Analysis[J]. Clin Interv Aging, 2017, 12: 835 - 845.

[294] Stephen WC. Age-related changes in weight and body composition: implications for health in the elderly[D]. Thesis for the degree of Master of Queen's University, Kingston, Ontario, Canada, 2008.

[295] Studenski S. Update On Definitions of Sarcopenia[J]. J Frailty Aging, 2015, 4(4): 173 - 174.

[296] Studenski S, Peters KW, Alley DE, et al. The FNIH Sarcopenia Project: Rationale, Study Description, Conference Recommendations, and Final Estimates[J]. J Gerontol A Biol Sci Med Sci, 2014, 69(5): 547 - 558.

[297] Takeda T. Senescence-accelerated mouse (SAM): a biogerontological resource in aging research[J]. Neurobiology of Aging, 1999, 20: 105 - 110.

[298] Tan LJ, Liu SL, Lei SF, et al. Molecular genetic studies of gene identification for sarcopenia[J]. Hum Genet. 2012, 131(1): 1 - 31.

[299] Tankó L, Movsesyan L, Mouritzen U, et al. Appendicular Lean Tissue Mass and the Prevalence of Sarcopenia Among Healthy Women[J]. Metabolism, 2002, 51(1): 69 - 74.

[300] Tarantino U, Baldi J, Celi M, et al. Osteoporosis and sarcopenia: the connections[J]. Aging Clin Exp Res. 2013, 25 (Suppl 1): S93 - S95.

［301］Thopmson LV. Age-related muscle dysfunction［J］. Exp. Gerontol，2009，44：116 - 111.

［302］Tian SL，Liu Y，Li L，et al. Mechanomyography is more sensitive than EMG in detecting age-related sarcopenia［J］. J Biomech. 2010，43(3)：551 - 556.

［303］Tichet J，Vol S，Goxe D，et al. Prevalence of sarcopenia in the French senior population［J］. J Nutr Health Aging，2008，12(3)：202 - 206.

［304］Treviño-Aguirre E，López-Teros T，Gutiérrez-Robledo L，et al. Availability and use of dual energy X-ray absorptiometry（DXA）and bio-impedance analysis（BIA）for the evaluation of sarcopenia by Belgian and Latin American geriatricians［J］. J Cachexia Sarcopenia Muscle，2014.

［305］Tsekoura M，Billis E，Gliatis J，et al. Cross cultural adaptation of the Greek sarcopenia quality of life（SarQoL）questionnaire［J］. Disabil Rehabil，2018，doi：10. 1080/09638288.2018.1514076.

［306］Tsekoura M，Billis E，Tsepis E，et al. The Effects of Group and Home-Based Exercise Programs in Elderly with Sarcopenia：A Randomized Controlled Trial［J］. J Clin Med，2018，doi：10.3390/jcm7120480.

［307］Tsekoura M，Kastrinis A，Katsoulaki M，et al. Sarcopenia and Its Impact on Quality of Life［J］. Adv Exp Med Biol，2017，987：213 - 218.

［308］Tulle E. Acting your age? Sport science and the ageing body［J］. Journal of Aging Studies，2008，22：340 - 347.

［309］Van der Bij AK，Laurant MG，Wensing M. Effectiveness of physical activity interventions for older adults：a review［J］. Am J Prev Med，2002，22：120 - 133.

［310］Vikberg S，Sorlen N，Branden L，et al. Effects of Resistance Training on Functional Strength and Muscle Mass in 70-Year-Old Individuals with Pre-Sarcopenia：A Randomized Controlled Trial［J］. J Am Med Dir Assoc，2019，20(1)：28 - 34.

［311］Vlietstra L，Hendrickx W，Waters DL. Exercise Interventions in Healthy Older Adults with Sarcopenia：A Systematic Review and Meta-Analysis［J］. Australas J Ageing，2018，37(3)：169 - 183.

［312］Volpato S，Bianchi L，Cherubini A，et al. Prevalence and Clinical Correlates of Sarcopenia in Community-Dwelling Older People：Application of the EWGSOP Definition and Diagnostic Algorithm［J］. J Gerontol A Biol Sci Med Sci. 2013，doi：10. 1093/gerona/glt149.

［313］Walsh MC，Hunter GR，Livingstone MB. Sarcopenia in premenopausal and postmenopausal women with osteopenia，osteoporosis and normal bone mineral density ［J］. Osteoporos Int，2006，17(1)：61 - 67.

［314］Wang C，Bai L. Sarcopenia in the elderly：basic and clinical issues［J］. Geriatr Gerontol Int，2012，12(3)：388 - 396.

[315] Warner HR, Sierra F. Models of accelerated ageing can be informative about the molecular mechanisms of ageing and/or age-related pathology[J]. Mech Ageing Dev, 2003, 124: 581 - 587.

[316] Warner HR. Apoptosis: a two-edged sword in aging[J]. Ann NY Acad Sci, 1999, 887: 1 - 11.

[317] Waters DL, Brooks WM, Qualls CR, et al. Skeletal muscle mitochondrial function and lean body mass in healthy exercising elderly[J]. Mech Ageing Dev, 2003, 124: 301 - 309.

[318] Watts NB. The Fracture Risk Assessment Tool (FRAX®): applications in clinical practice[J]. J Womens Health (Larchmt). 2011, 20(4): 525 - 531.

[319] Wen X, Wang M, Jiang CM, et al. Are current definitions of sarcopenia applicable for older Chinese adults? [J]. J Nutr Health Aging. 2011, 15(10): 847 - 851.

[320] Wen X, An P, Chen WC, et al. Comparisons of sarcopenia prevalence based on different diagnostic criteria in Chinese older adults[J]. J Nutr Health Aging, 2015, 19 (2): 342 - 347.

[321] Woo J, Leung J, Morley JE. Validating the SARC - F: a suitable community screening tool for sarcopenia[J]. J Am Med Dir Assoc, 2014, 15(9): 630 - 634.

[322] Woo J, Leung J, Sham A, et al. Defining sarcopenia in terms of risk of physical limitations: a 5-year follow-up study of 3153 chinese men and women[J]. J Am Geriatr Soc. 2009, 57(12): 2224 - 2231.

[323] World Health Organization. Ageing and life course[EB/OL]. Available from: http: // www.who.int/ageing/en/, 2009 - 2015

[324] World Health Organization. Assessment of fracture risk and its application to screening for postmenopausal osteoporosis. report of a WHO study group. WHO Technical Report Series[C], 843 ed. Geneva: World Health Organization, 1994.

[325] Wu CH, Chen KT, Hou MT, et al. Prevalence and associated factors of sarcopenia and severe sarcopenia in older Taiwanese living in rural community: The Tianliao Old People study[J]. Geriatr Gerontol Int. 2014, 14 (Suppl 1): 69 - 75.

[326] Wu IC, Lin CC, Hsiung CA, et al. Epidemiology of sarcopenia among community-dwelling older adults in Taiwan: A pooled analysis for a broader adoption of sarcopenia assessments[J]. Geriatr Gerontol Int. 2014, 14 (Suppl 1): 52 - 60.

[327] Wu TY, Liaw CK, Chen FC, et al. Sarcopenia Screened With SARC - F Questionnaire Is Associated With Quality of Life and 4-Year Mortality[J]. J Am Med Dir Assoc, 2016, 17(12): 1129 - 1135.

[328] Wylie CD. Setting a standard for a silent disease: defining osteoporosis in the 1980 and 1990[J]. Stud Hist Philos Biol Biomed Sci. 2010, 41: 376 - 385.

[329] Xin C, Sun X, Lu L, et al. Prevalence of sarcopenia in older Chinese adults: a

systematic review and meta-analysis. BMJ Open, 2021, 11(8): e041879. doi: 10.1136/bmjopen-2020-041879.

[330] Yakabe M, Hosoi T, Akishita M, et al. Updated Concept of Sarcopenia Based On Muscle-Bone Relationship[J]. J Bone Miner Metab, 2020, 38(1): 7-13.

[331] Yamada M, Kimura Y, Ishiyama D, et al. Synergistic Effect of Bodyweight Resistance Exercise and Protein Supplementation On Skeletal Muscle in Sarcopenic or Dynapenic Older Adults[J]. Geriatr Gerontol Int, 2019, 19(5): 429-437.

[332] Yamada Y, Ikenaga M, Takeda N, et al. Estimation of thigh muscle cross-sectional area by single- and multifrequency segmental bioelectrical impedance analysis in the elderly[J]. J Appl Physiol. 2014, 116(2): 176-182.

[333] Yang L, Yao XM, Shen J, et al. Comparison of revised EWGSOP criteria and four other diagnostic criteria of sarcopenia in Chinese community-dwelling elderly residents [J].Exp Gerontol, 2020, doi: 10.1016/j.exger.2019.110798.

[334] Yarasheski KE. Managing Sarcopenia with progressive resistance exercise training[J]. J Nutr Health Aging 2002, 6: 349-356.

[335] Yoshida D, Shimada H, Park H, et al. Development of an equation for estimating appendicular skeletal muscle mass in Japanese older adults using bioelectrical impedance analysis[J]. Geriatr Gerontol Int. 2014, doi: 10.1111/ggi.12177.

[336] Yoshida D, Suzuki T, Shimada H, et al. Using two different algorithms to determine the prevalence of sarcopenia. Geriatr Gerontol Int. 2014, 14 (Suppl 1): 46-51.

[337] Yu R, Wong M, Leung J, et al. Incidence, reversibility, risk factors and the protective effect of high body mass index against sarcopenia in community-dwelling older Chinese adults[J]. Geriatr Gerontol Int. 2014, 14 (Suppl 1): 15-28.

[338] Zacker RJ. Health-related implications and management of sarcopenia[J]. JAAPA, 2006, 19(10): 24-29.

[339] Zamboni M, Mazzali G, Fantin F, et al. Sarcopenic obesity: a new category of obesity in the elderly [J]. Nutrition, Metabolism & Cardiovascular Diseases, 2008, 18: 388-395.

[340] Zamzami N, Kroemer G. The mitochondrion in apoptosis: how Pandora's box opens [J]. Molecular Cell Biology, 2001, 2: 67-71.

[341] Zdzieblik D, Oesser S, Baumstark MW, et al. Collagen Peptide Supplementation in Combination with Resistance Training Improves Body Composition and Increases Muscle Strength in Elderly Sarcopenic Men: A Randomised Controlled Trial[J]. Br J Nutr, 2015, 114(8): 1237-1245.

[342] Zeng Y, Hu X, Xie L, et al. The Prevalence of Sarcopenia in Chinese Elderly Nursing Home Residents: A Comparison of 4 Diagnostic Criteria[J]. J Am Med Dir Assoc, 2018, 19(8): 690-695.

[343] Zhu LY, Chan R, Kwok T, et al. Effects of Exercise and Nutrition Supplementation in Community-Dwelling Older Chinese People with Sarcopenia: A Randomized Controlled Trial[J]. Age Ageing, 2019, 48(2): 220 - 228.

[344] Zhuang C, Shen X, Zou H, et al. EWGSOP2 Versus EWGSOP1 for Sarcopenia to Predict Prognosis in Patients with Gastric Cancer After Radical Gastrectomy: Analysis from a Large-Scale Prospective Study[J]. Clin Nutr, 2019, doi: 10.1016/j.clnu.2019. 10.024.

后　记

一、动物实验小结

老年 SAMP8 小鼠腓肠肌可作为肌肉衰减症研究的模型。随着衰老进程的持续,骨骼肌抗氧化能力有所下调,骨骼肌中凋亡调节基因多倾向于保护衰老骨骼肌。尽管如此,在氧化应激胁迫下,凋亡仍可能成为骨骼肌的主流趋势,并最终经凋亡效应基因 Caspase-3 上调来促成凋亡。与线粒体介导的 Caspase 非依赖性凋亡途径相比,线粒体介导的 Csapase 依赖性凋亡途径在肌肉衰减进程中发挥着更重要的作用。至于最终细胞凋亡的走向(诱导凋亡或抑制凋亡)与程度有赖于两条途径之间的潜能对抗以及凋亡调控基因的调控选择。

对于青年组 SAMP8 小鼠而言,爬梯运动可能通过 Caspase 依赖性细胞凋亡途径弱化腓肠肌细胞凋亡的趋势,而跑台运动倾向于上调 AIF 而经 Caspase 非依赖性细胞凋亡途径促进腓肠肌趋向凋亡。对于老年组 SAMP8 小鼠而言,爬梯运动能够在一定程度上弱化衰老骨骼肌中的凋亡潜能,避免其更大范围地进入凋亡程序而加剧肌肉衰减症,对"脆弱"的骨骼肌起到一定的保护作用。跑台运动一定程度上也能够弱化衰老骨骼肌 Caspase 依赖性凋亡通路的促凋亡基因 mRNA 的表达,但对 AIF 诱导的 Caspase 非依赖性凋亡基因 mRNA 表达却呈现上调作用。多个凋亡调控基因在拮抗或弱化骨骼肌凋亡潜能过程中发挥了重要作用。

本实验是国内较早提出并紧密围绕肌肉衰减症进行纵深研究的实验之一。与国内外众多研究不同之处在于:第一,将 SAMP8 这一快速老化模型动物应用于肌肉衰减症的研究中;第二,将小鼠负重爬梯的运动干预手段应用于肌肉衰减症相关的模型动物的研究中,主要是基于爬梯模型的应用比 Murlasits 等人的电刺激以促使抗阻运动的模型相比,较多依赖动物的自主性抗阻运动,避免或减少了电刺激所带来的无法估计的干扰;第三,采用 Real-timePCR 的研究手段,围绕肌肉衰减症关联的线粒体介导的细胞凋亡信号通路中各关键基因以及调节基因进行的比较全面的探索研究。

然而"金无足赤",本研究中还是存在不少不足之处:第一,鉴于SAMP8小鼠成本过高,未敢轻易待老年组SAMP8小鼠步入11月龄以后进行研究;第二,由于本研究涉及的基因数量较多,加之Western blotting实验中抗体成本较为昂贵,也未敢贸然进行各基因蛋白水平上的研究,也因而使得本研究留有一丝遗憾;第三,由于本研究的主体设计围绕细胞水平和分子水平的检测而展开,从而省略了形态学上的佐证(如TUNEL检测等);第四,本研究仅从运动方式上进行了干预,未能够对运动强度、运动量进行更为准确的定量;第五,本研究虽然对线粒体介导的细胞凋亡信号通路进行了研究,但是细胞凋亡的信号通路包含线粒体介导的细胞凋亡信号通路、内质网介导的细胞凋亡信号通路和死亡受体信号通路三条通路,另外两条凋亡信号通路在不同运动干预下变化情况如何,研究中并未展开测试,使得本研究的结果在完整解释肌肉衰减症发生发展过程中细胞凋亡的细节变化方面留有遗憾。相信今后随着研究者对肌肉衰减症的广泛关注以及相关研究的逐步深入,肌肉衰减症的发生发展机制必将进一步阐明。

二、人群研究小结

本书的人群研究紧密围绕EWGSOP共识,通过BIA法以RASM和SMI两种评定指标对我国中老年人群中肌肉衰减症的诊断阈值进行了探索,并计算出了不同类型肌肉衰减症的发生率;随后又以上海市杨浦区五角场镇老年人为例,从肌肉质量、肌肉力量和身体活动能力三个维度开展了进一步的研究,并在此基础上筛选了若干肌肉衰减症老年人完成后续的与健康老年人在三个维度以及正常行走步态和相关生物力学指标之间的比较,初步形成以下结论:

当以生物电阻法为主要检测手段时,对大样本量的中老年人群进行肌肉衰减症发生率研究时,RASM和SMI两种判定方法均具有较好的检出率,两种判定方法所得结果均显示我国中老年人群中早期肌肉衰减症较为普遍,且肌肉衰减症人群中均伴有一定比例的骨质疏松或肥胖现象。当以EWGSOP共识定义的肌肉质量、肌肉力量以及身体活动能力三个维度在青年人和老年人之间进行比较时,老年人普遍表现出肌肉质量减少、肌肉力量衰退、身体活动能力下降的趋势,在判定肌肉衰减症时RASM法检出率为零,SMI法检出率相对较高,上海老年妇女早期肌肉衰减症的发生率分别为31.6%(60～69岁)和27.3%(70岁及以上),肌肉衰减症的发生率分别为12.3%(60～69岁)和45.5%(70岁及以上)。与健康老年妇女相比,肌肉衰减症老年妇女不仅在EWGSOP共识提及的肌肉质量、肌肉力量以及身体活动能力三个维度存在显著衰减,且正常行走的步态及相关运动生物力学指标中左、右步长、右侧支撑最大垂直力、踝关节最大跖屈力矩等也出现显著下降。总体而言,我国肌肉衰减症不仅在老年人群中发生率较高,而且在中年人群中发生率也较高,中老年时期多表现为早期肌肉衰减症,而老年人群中则表现为早期和中期肌肉衰减症兼有的特征,SMI 在评定我国老年人肌肉衰减症发生率时具有较高的检出率。

虽然本研究积极遵循 EWGSOP 共识的规范,开展了我国中老年人群中肌肉衰减症方面的研究,但由于研究认识、研究手段等限制还是不可避免地存在着一定的局限性。首先,原计划在 BIA 法进行肌肉衰减症发生率研究中期望能够纳入一定数量的老年人,但由于实际运行中募集到的老年人人数相对较少,使得研究未能实现从中年到老年的全年龄段覆盖,一定程度上限制了我们对大样本量老年人群中肌肉衰减症发生率的了解;其次,在上海市杨浦区五角场镇老年人的募集过程中,报名参与的志愿者多半为老年女性,老年男性可能由于各种各样的原因,仅仅有为数很少的志愿者参与本研究,因而使得本研究缺乏对 EWGSOP 共识下老年男性肌肉衰减症现状的了解;最后,由于考虑到运动生物力学后续处理的复杂性及测试成本,纳入青年对照组的人数相对有限,有可能同真实结果之间存在着一定的偏差。

不管怎样,正如前文曾提到的与骨质疏松研究类似,从肌肉衰减症的百家之言到欧洲共识的达成可以说是肌肉衰减症的相关研究向着规范化更进一步,但肌肉衰减症的发生率毕竟仅仅只是相关研究的一小部分,如果能够从发生机制、预防干预等方面积极开展工作,同时努力提高公众对骨骼肌健康的认识,那么肌肉衰减症的临床化将会更为普及。与此同时,本研究也真诚地建议国内对肌肉衰减症感兴趣的各行各业研究者求同存异,早日就肌肉衰减症的运动干预达成中国运动专家共识,并积极在升级后的新共识下努力开展后续科研工作,为更好地促进老年人骨骼肌健康做出努力。

三、展望

每个人都希望自己健康长寿,古人为我们描绘的"上寿一百二十年,中寿百岁,下寿八十"的美好蓝图,更是当今人类追求的最高理想。但是由于种种原因,真正能够实现这一理想者实在是寥若晨星,少之又少。实事求是地说,长生不老是不可能的,但是健康地走向衰老却是完全可以办得到的。随着人类对自身生命奥秘的认知,人的寿命像跳高运动员前面的横竿,不断往上提升。"九十不稀奇,七十正当年,六十只是小弟弟",现代中国人正把"人生七十古来稀"的感叹送进历史博物馆。如今人们认识到虽然人体的衰老不可避免,但推迟衰老的发生,延缓衰老的进程和预防早衰,却是可以通过主观努力办到的。

现实生活中,人们普遍存在一种误解,认为"延缓衰老"是中老年人的事,与青年人无关。其实延缓衰老必须从青年时期做起。毕竟长寿未必健康,没有生活质量的长寿实际上是一种痛苦的长寿,没有实际意义的长寿,所以现代人追求的是一种健康基础上的长寿,有较高生活质量的长寿,从这个意义上讲,健康比长寿更应受到重视。正是如此,对肌肉衰减症研究中的每一点进展,都是人类在维护和保持骨骼肌健康衰老层面上迈出的一大步。

Sarcopenia 一词自 Rosenberg 于 1989 年提出以来至今已三十余年,对于任何事物乃至现象的发生发展来说都可谓一个短暂的瞬间。众所周知,对衰老的探究是人类长期以来的课题,早在 13 世纪培根出版了《延年益寿与保持青春》一书,1909 年 Nascher 提出老年医学(Geriatrics)概念,1942 年美国创立了世界上第一个老年医学学会,在我国中华医学会于 1981 年成立了老年医学学会。近年来,随着人口老龄化日益加剧、老年退行性疾病年轻化趋势日益凸显,积极应对人口老龄化已成为国家战略。然而目前国内老年医学研究者对肌肉衰减症的研究还有待规范。鉴于肌肉衰减症本身属于老年医学研究的范畴,加之目前国内肌肉活检的研究手段未能普遍应用于肌肉衰减症的研究,这就势必需要研究者在实验动物模型的建立过程中付出长时间、高强度的劳动。

目前,由肌肉衰减症衍生出的肌肉衰减性肥胖(sarcopenic-obesity)、肌力流失(dynapenia)等新方向也备受关注。因此,从这个意义上讲,肌肉衰减症的相关研究还有很长的路要走,如果说动物实验是肌肉衰减症基础研究的冰山一角,那么人群研究则为应用研究打开一扇窗。对肌肉衰减症的认识都一直处于变化之中,研究者需要站在时间的视角关注肌肉衰减症的历时演进才能更好地动态理解其内涵和外延,与此同时,站在空间的维度探索肌肉衰减症的共时阐释才能更全面深入地揭示其机制和影响。不管怎样,肌肉衰减症并不可怕,通过科学合理的运动是能够在一定程度上延缓肌肉衰减症的发生发展的。